Behinderung, Soziologie und gesellschaftliche Erfahrung

Jörg Michael Kastl • Kai Felkendorff
(Hrsg.)

Behinderung, Soziologie und gesellschaftliche Erfahrung

Im Gespräch mit Günther Cloerkes

Springer VS

Herausgeber
Jörg Michael Kastl
Pädagogische Hochschule Ludwigsburg
Deutschland

Kai Felkendorff
Pädagogische Hochschule Zürich
Schweiz

ISBN 978-3-658-05017-7
ISBN 978-3-658-05018-4 (eBook)
DOI 10.1007/978-3-658-05018-4

Die Deutsche Nationalbibliothek verzeichnet diese Publikation in der Deutschen Nationalbibliografie; detaillierte bibliografische Daten sind im Internet über http://dnb.d-nb.de abrufbar.

Springer VS

Springer VS ist eine Marke von Springer DE. Springer DE ist Teil der Fachverlagsgruppe Springer Science+Business Media
www.springer-vs.de

Inhaltsverzeichnis

Günther Cloerkes zum 70. Geburtstag gewidmet

1 Einleitung

Kai Felkendorff und Jörg Michael Kastl

I wish to say that it does not follow that because we have on the one side experience which is individual, ..., and have on the other a common world, that we have two separate levels of existence or reality. ... A great deal that appears simply as the experience of an individual, as his own sensation or perception, becomes public later. Every discovery as such begins with experiences which have to be stated in terms of the biography of the discoverer. There is a close relationship between these two fields of the psychical and the physical, the private and the public. ... It is the work of the discoverer through his observations and through his hypotheses and experiments to be continually transforming what is his own private experience into a universal form.
G. H. Mead: Mind, Self and Society from the Standpoint of a Social Behaviorist (Edited by Charles W. Morris). Chicago: University of Chicago Press (1934): 41

Nur ein Individuum kann Erfahrungen machen. Sie „gehören" ihm auf eine gewisse Weise, es hat einen privilegierten Zugang zu ihnen. Dennoch sind die Inhalte von Erfahrungen niemals rein privat und exklusiv. Das anzunehmen, wäre, so formuliert es John Dewey, wie „wenn man aus der Tatsache, dass Häuser gewöhnlich jemandem zu eigen sind, ... schließen wollte, dass diese Eigentumsbeziehung die Eigenschaft, ein Haus zu sein, derart durchdringt, dass über das letztere nichts Sinn-

K. Felkendorff (✉)
Zürich, Schweiz
E-Mail: kai.felkendorff@phzh.ch

J. M. Kastl
Reutlingen, Deutschland
E-Mail: kastl@ph-ludwigsburg.de

J. M. Kastl, K. Felkendorff (Hrsg.), *Behinderung, Soziologie und gesellschaftliche Erfahrung,* DOI 10.1007/978-3-658-05018-4_1, volles mehr gesagt werden kann.... Die Qualität, jemandem zu gehören, ist kein alles verzehrender Schlund, in dem unabhängige Eigenschaften und Relationen verschwinden, um in der Ichheit verdaut zu werden." (Dewey 1995, S. 226). Auch für die wissenschaftliche und speziell die soziologische Erfahrung gilt: sie muss durch das Nadelöhr individueller Erfahrung und transzendiert sie doch zugleich, mit der zusätzlichen Anforderung, dass dies methodisch kontrolliert zu geschehen habe.

Eine ganz besondere Brisanz hat dieses Spannungsverhältnis in dem Forschungsfeld, um das es in diesem Buch geht, der Soziologie der Behinderten und der Behinderung. Diese „spezielle" Soziologie hat das scheinbar „Privateste", das wir uns vorstellen können, zum Thema, nämlich unseren Körper, „unser Mittel überhaupt, eine Welt zu haben" (Merleau-Ponty 1966, S. 176). Zugleich ist aber unser Körper das „Öffentlichste", weil er den Blicken, den Erfahrungen, Deutungen und Reaktionen der *Anderen* auf eine ebenso radikale Weise *zugänglich* und ausgesetzt ist. Diese Ausgesetztheit des menschlichen Körpers gegenüber den Reaktionen der Anderen ist das zentrale wissenschaftliche Thema des Autors, dem dieses Buch gewidmet ist, dem deutschen Behindertensoziologen Günther Cloerkes.

Die „Soziologie der Behinderten" begann sich im deutschsprachigen Raum in den 1960er Jahren institutionell auszudifferenzieren, eng verbunden mit dem Bedarf der mit Behinderung befassten wissenschaftlichen Disziplinen und Professionen – der Sonder-, Heil-, Sozial und Behindertenpädagogik sowie der Rehabilitationswissenschaft. Erstmals nach außen sichtbar wurde sie durch die Veröffentlichung eines 1972 von Walter Thimm herausgegebenen Sammelbandes mit dem Titel: „Soziologie der Behinderten" (Thimm 1972). In diesem Band wurde die Formel von Behinderung als einem Problem „gesellschaftlicher Teilhabe" von Christian von Ferber geprägt (ebd.: 31). Sie benötigte gut drei Jahrzehnte, um sich im gesellschaftlichen und sozialpolitischen Diskurs durchzusetzen. So sehr die Soziologie der Behinderten bzw. der Behinderung in ihrem „Stammfach", der Soziologie, bislang ein eher randständiges Dasein genießt, so wichtig ist ihre Rolle im Gefüge der Disziplinen, die sich fachlich und professionell mit Behinderungen auseinandersetzen. Die Soziologie der Behinderten hat dabei eine seltsamerweise wenig registrierte Erfolgsgeschichte hinter sich gebracht. Sie hat nicht nur zu einer seltenen Verbreitung soziologischer Denkweisen in den Nachbardisziplinen beigetragen, sondern auch die sozialpolitische und sozialrechtliche Diskussion erheblich beeinflusst. Die Rede von Behinderung als einem Phänomen „gesellschaftlicher Teilhabe" ist 2001 im deutschen Sozialrecht (Sozialgesetzbuch) verankert worden.

Wichtigster systematischer Anknüpfungspunkt der jungen Disziplin in den 1960er Jahren waren ganz sicher die Arbeiten von Erving Goffman, der sich als einer der ganz wenigen soziologischen Klassiker mit Fragen der Behinderung auseinandersetzte. Hier wiederum hervorzuheben ist natürlich das im Jahr 1963 erstmals erschienene Werk „Stigma". Generell spielte damit der Bezugsrahmen von interaktionistischen, devianz- und etikettierungstheoretischen Ansätzen eine wichtige Rolle. Daran knüpft Günther Cloerkes wie zuvor schon Walter Thimm, Jürgen Hohmeier und andere Autoren an. Sein spezielles Verdienst liegt aber darin, dass er einer eher paradigmatischen Orientierung den soliden Boden einer umfassenden Rezeption und Synthese der umfangreichen *empirischen* soziologischen und sozialpsychologischen Forschung in den Vereinigten Staaten verschaffte und u. a. auch die wichtigen Synthesen zweier Autorinnen der amerikanischen Szene für den deutschsprachigen Raum erschloss: Beatrice A. Wright (1960, auf sie berief sich bereits Erving Goffman in „Stigma") und Constantina Safilios-Rothschild (1970).

Cloerkes' 1979 veröffentlichte Dissertationsschrift mit dem Titel „Einstellung und Verhalten gegenüber Körperbehinderten" wurde so zum entscheidenden Ausgangspunkt einer disziplinären und systematischen Gestalt der Soziologie der Behinderten, bis dahin eher Programm, denn etablierte spezielle Soziologie. Dazu trugen insbesondere auch die Anforderungen seiner Professur für „Soziologie der Behinderten" an der Pädagogischen Hochschule in Heidelberg bei, die er 1981 als Nachfolger von Walter Thimm antrat. Seitdem hat Günther Cloerkes Generation um Generation von Studierenden der Sonderpädagogik systematisch mit einer soziologischen Perspektive auf Phänomene der Behinderung vertraut gemacht. Mitte der 1990er Jahre konnte er diesen langjährigen Lehrerfahrungen die Form eines Lehrbuches geben (Cloerkes 1997), das sehr rasch *das* Standardwerk zum Thema geworden und bis heute geblieben ist. Ähnliches gilt für einen schmalen, aber gehaltvollen, gemeinsam mit Dieter Neubert verfassten Band zu kulturanthropologischen und ethnologischen Aspekten von Behinderung, der schon 1987 zum ersten Mal erschien (Neubert und Cloerkes 1987).

Äußerer Anlass des Erscheinens des vorliegenden Bandes ist der siebzigste Geburtstag Günther Cloerkes' im Frühjahr 2014. Dennoch will er keine Festschrift in klassischem Sinne sein, sondern der im Titel und im Motto dieser Einleitung ausgelegten Spur folgen, nämlich die Frage nach dem historischen und gesellschaftlichen Erfahrungsgehalt der Soziologie der Behinderten und Behinderung und eines ihrer wichtigsten Vertreter zu stellen. Er wählt dazu eine vielleicht etwas ungewöhnliche Form: Er kombiniert Aufzeichnungen von Interviews und Gesprächen mit drei Aufsätzen, die an dort anklingende historischen Bezüge und Sachfragen anknüpfen und sie vertiefen.

Die Entstehungsgeschichte dieses Buches ist schnell umrissen: Im Rahmen eines langjährigen regelmäßigen Austausch es über soziologische Fragen der Behinderung und der Situation behinderter Menschen zwischen Günther Cloerkes, Kai Felkendorff und Jörg Michael Kastl entstand die Idee, einige dieser Gespräche aufzunehmen, zu dokumentieren und Ausschnitte daraus in kondensierter Form zugänglich zu machen. Für die Herausgeber, Angehörige der nächstjüngeren, sozusagen dritten Generation, jeweils auf ihre Weise mit dem Thema Soziologie der Behinderten und der Behinderung in Kontakt gekommen, war es besonders lehrreich, etwas über den individuellen und zugleich gesellschaftlichen Hintergrund zu „erfahren" (!), der Günther Cloerkes in den 1970er Jahren dazu bewogen hatte, sich auf das Projekt der Ausarbeitung einer Soziologie der Behinderten einzulassen. Die Gespräche und die darin angesprochenen Themen haben sie und auf eine gewisse Weise auch Günther Cloerkes selbst davon überzeugt, dass sich selbst da, wo scheinbar kontingente biographische Umstände thematisch werden, zugleich historische, gesellschaftliche und wissenschaftliche Erfahrungen artikulieren, die eine gemeinsame und im Sinne Meads „öffentliche" Bedeutung haben. Sie sagen seiner Generation etwas und sie haben den nächsten Generationen etwas zu sagen.

Günther Cloerkes identifiziert sich in den vorliegenden Gesprächen auch als Person, deren Lebenslauf und Biographie entscheidend geprägt wurden durch eigene, gesellschaftlich bedingte und verkörperte Erfahrungen von Behinderung, der Behinderung anderer, aber auch der eigenen

Cloerkes wählt, um seine persönlichen Erfahrungen zur Sprache zu bringen, ungeahnt drastische Bilder und Worte: Geboren „mit einer Missbildung, einer Variante, die halt immer mal wieder vorkommt", wächst er als Flüchtlingskind in einem Nachkriegsdeutschland auf, dessen Trümmerlandschaft zum Schauplatz einer Szene fast ultimativer Verweigerung eines medizinischen Eingriffs durch den elfjährigen Günther Cloerkes werden wird. Früh ist er konfrontiert mit höchst penetranten medizinischen Urteilen über seinen eigenen Körper und seine gesamte Existenz. Ein „Gewinn" von dreißig Lebensjahren wird ihm da einmal versprochen, und zugleich empfindet der Junge, er werde behandelt als „ein Mensch zweiter Klasse".

Dass Cloerkes weder dem medizinischen Blick, noch einem von ihm vielfach als reduktionistisch kritisierten, weiteren „medizinischen Paradigma" etwas abgewinnen kann, ist hinreichend bekannt. Womöglich genau aus dieser theoretisch begründeten und eben auch erfahrungsgesättigten Haltung heraus kann Cloerkes im biographischen Rückblick ein für manche Vertreter/innen einer radikalen Medizinkritik vielleicht überraschendes, ambivalentes Urteil abgeben zu einer frühen biographischen Schlüsselszene: Noch in Cloerkes' Kleinkindalter entschied seine Mutter, als sie sah, wie da „lauter kleine Kinder lagen, die [Franz Schede] operiert hatte", „die waren alle eingegipst", dass sie „das" nicht übers Herz bringe. „Sie hat mich wieder mitgenommen. Für meine spätere Zukunft", so Cloerkes, „ist das natürlich ein Riesenfehler gewesen" (Abschn. 4.3 in diesem Band).

Das „Lesen und Schreiben", hält Cloerkes fest, hat ihm „die Oma beigebracht" – während er zuhause in einem Gipsbett fixiert und vom Schulbesuch ausgeschlossen war. Das Lehrpersonal der öffentlichen Schulen, welche er nur mit Verspätung, mit diversen Unterbrechungen und Klassenwiederholungen besuchen kann, ist bevölkert von „Nachkriegslehrern [. . .], die fast alle Alt-Nazis waren“ und die, so Cloerkes, angesichts seiner Prothese eine klare Meinung hatten: „Muss der denn unbedingt aufs Gymnasium?“ „Riesenprobleme“ und demütigende Szenen bereitet die große Bedeutung des Sportunterrichts und des Ideals der Sportlichkeit an sich. Blicke der Erwachsenen, Kinder, die fragen „Was hat der Junge denn?“ Da, so Cloerkes, „musste ich durch“ (ebd.).

Im Zuge langer Zwangsaufenthalte im Krankenhaus lernt der Junge, mit Alleinsein umzugehen, aber er erfährt auch Solidarität von und unter den „Anderen im Zimmer“, die „teilweise richtige Karrieren hinter sich hatten mit allen möglichen Operationen.“ Er bekommt „so ein bisschen pubertäre Auflehnung“ mit – gegenüber dem medizinischen Betrieb ebenso wie gegenüber den vielen ihm noch bevorstehenden Zumutungen, deren Bewältigung er selbstironisch ausdeutet: „Eigentlich bin ich bekloppt gewesen! Das muss Selbstüberschätzung gewesen sein“ (Abschn. 4.1 in diesem Band).

In die Oberstufe des Gymnasiums tritt er nur aufgrund einer massiven Intervention seitens seines Stiefvaters ein. Dieser geht, obwohl nicht erziehungsberechtigt, „zum Direktor und kam mit der Auskunft zurück, es gäbe eine Chance, dass ich nach dem Wiederholen der 10. Klasse Tritt fasse, auch ohne Nachhilfestunden, denn dafür war kein Geld da“ (Abschn. 4.3).

Es folgen, unterbrochen von Phasen, in denen er „wegen gesundheitlicher Einbrüche gar nicht richtig arbeiten konnte“, Studienjahre in Köln und Münster, die Cloerkes 1972 mit einem Diplom in Soziologie abschließt. Von akademischen Lehrern zur Promotion in Soziologie ermutigt, wird er im September 1972 Doktorand bei Heinz Hartmann. Kurz zuvor jedoch, durch eine kurzzeitige Mitarbeit in einem von dem Humangenetiker Widukind Lenz geleiteten Projekt, in dem Cloerkes als Hilfskraft an Wochenenden Akten zum Contergankomplex auszuwerten hat, kommt er „zu einem – ich muss eigentlich sagen: dem – Thema“ seines Lebens. „Ich hab’s nicht gesucht, das kam von außen her. Durch diesen Zufall“ (Abschn. 4.1).

Der Einblick in die Akten, in denen sich eine für Cloerkes inakzeptable Art der Gutachtenerstellung und des Umgangs mit den Betroffenen und deren Familien offenbart, sowie weitere Erfahrungen mit der Haltung der beteiligten Mediziner rufen Cloerkes’ Widerspruch und Widerstand hervor, und es kommt sehr bald zum Bruch. Widukind Lenz lässt Cloerkes, nachdem dieser in einer Besprechung mit einem beherzten „Dann mache ich hier nicht mehr mit!“ seinen Austritt aus dem Projekt erklärt hat, später persönlich ausrichten, „dass er mich nie wieder da sehen will.“

Unter dem Arbeitstitel „Probleme sozialer Rehabilitation Körperbehinderter, dargestellt am Beispiel thalidomidgeschädigter Kinder in der Bundesrepublik

Deutschland" beginnt Cloerkes mit der Arbeit an einer Dissertation. Eine entscheidende Erfahrung werden für ihn ausführliche Gespräche und Interviews mit betroffenen Familien, die ihm insbesondere von erschütternden aversiven Reaktionen der sozialen Umwelt auf die Schädigungen der Kinder berichten. Das wird zum Ausgangspunkt einer wissenschaftlichen Orientierung, die die Frage nach den Ursachen und Bedingungsfaktoren sozialer Reaktionen auf Behinderung in den Mittelpunkt einer soziologischen Analyse von Behinderung stellen wird. Der Weg, den Cloerkes mit der Arbeit an seinem Dissertationsprojekt nimmt, führt über prekäre Beschäftigungsverhältnisse und Arbeitslosigkeit, verschiedene Betreuer, methodische und theoretische Suchbewegungen und Brüche schließlich an die Universität Bielefeld, wo er 1979 bei Günter Albrecht mit Bestnote promoviert wird.

Zunächst arbeitet Cloerkes wiederum in einem medizinisch dominierten Forschungsprojekt, am „Zentralinstitut für seelische Gesundheit" in Mannheim. Er hat Leitfadeninterviews mit Familien durchzuführen, reibt sich jedoch an methodischen Prämissen und Vorgaben zur Datenerhebung.

An der benachbarten Pädagogischen Hochschule in Heidelberg wird zu dieser Zeit eine Stelle an der von Walther Thimm aufgebauten Professur für „Soziologie der Behinderten" frei, mit dem Weggang von Thimm auch die Professur selbst. Cloerkes übernimmt diese 1981 in Vertretung. Später setzt er sich in einem Berufungsverfahren durch und kann, aufbauend auf seinen bereits geleisteten Arbeiten und im Rahmen einer wissenschaftlichen Freiheit, die er sich im vorausgehenden Jahrzehnt nur um den Preis erheblicher Prekarität erkaufen konnte, die „Soziologie der Behinderten" als Fach entwickeln und prägen.

Der vorliegende Band versucht dem Spannungsverhältnis zwischen individuell-biographischer, gesellschaftlicher und disziplinär-wissenschaftlicher Erfahrung exemplarisch an der Arbeit und Person Günther Cloerkes und der Soziologie der Behinderten und der Behinderung zur Sprache zu verhelfen. Dies geschieht, auch wo es die äußere Form des wissenschaftlichen Aufsatzes annimmt, durchweg im Gespräch mit Günther Cloerkes:

- Jörg Michael Kastl geht in seinem einleitenden Aufsatz „Behinderung in Deutschland. Recherchen über eine Erinnerung von Günther Cloerkes" der Rolle der deutschen Rassenhygiene für den gesellschaftlichen Umgang mit Behinderung vom Anfang des 20. Jahrhunderts bis in die 1970er Jahre hinein nach und bestimmt vor diesem Hintergrund die gesellschaftliche Bedeutung der Intervention der Soziologie der Behinderten und der Behinderung.
- Günther Cloerkes, Kai Felkendorff und Jörg Michael Kastl versuchen unter einem Titel, der so etwas wie ein wissenschaftsbiographisches Leitmotiv Günther Cloerkes' darstellt („Nicht in der Spur"), in vier Gesprächen den bereits

angesprochenen vielfältigen Zusammenhängen zwischen biographischer, gesellschaftlicher und wissenschaftlicher Erfahrung nachzugehen. Dies erfolgt im Medium biographischer Erzählung ebenso wie dem einer engagierten fachlichen Diskussion (nach wie vor aktueller?) *alter* und (scheinbar?) *neuer* Fragen der Soziologie der Behinderten und Behinderung.

- Günther Cloerkes' mittlerweile in seiner Ursprungsfassung von 1984 schwer zugänglich gewordener Aufsatz „Die Problematik widersprüchlicher Normen in der sozialen Reaktion auf Behinderte" verdeutlicht in kondensierter Form eine für seine Arbeit sehr wichtige Denkfigur. Sie hat nach wie vor eine hohe Erklärungskraft für die Ambivalenzen des gesellschaftlichen Umgangs mit Behinderung und mit behinderten Menschen. Für die freundliche Genehmigung zum Wiederabdruck gilt unser Dank den Herausgebern und der Redaktion der *Vierteljahresschrift für Heilpädagogik und ihre Nachbargebiete (VHN).*
- In seinem abschließenden Aufsatz „Behinderung, soziale Reaktion und gesellschaftliche Erfahrung – zur Aktualität interaktionistischer und pragmatistischer Perspektiven" greift Jörg Michael Kastl nochmals das Verhältnis (nach wie vor aktueller?) alter und (scheinbar?) neuer Fragen der Soziologie der Behinderung auf und versucht eine Standortbestimmung in der aktuellen Kontroverse über das soziologische Verständnis von Behinderung.

Literatur

Cloerkes, G. (1979). *Einstellung und Verhalten gegenüber Körperbehinderten.* Berlin: Marhold.

Cloerkes, G. (1997). *Soziologie der Behinderten. Eine Einführung.* Heidelberg: Winter.

Dewey, J. (1995). *Erfahrung und Natur.* Frankfurt a. M.: Suhrkamp.

Goffman, E. *Stigma. Über Techniken der Bewältigung beschädigter Identität.* Frankfurt a. M.: Suhrkamp.

Mead, G. H. (1934). *Mind, Self and Society from the Standpoint of a Social Behaviorist.* Chicago: University of Chicago Press.

Merleau-Ponty, M. (1966). *Phänomenologie der Wahrnehmung.* Berlin: de Gruyter.

Neubert, D., & Cloerkes, G. (1987). *Behinderung und Behinderte in verschiedenen Kulturen. Eine vergleichende Analyse ethnologischer Studien.* Heidelberg: Winter.

Safilios-Rothschild, C. (1970). *The sociology and social psychology of disability and rehabilitation.* New York: Random House.

Thimm, W. (Hrsg.). (1972). *Soziologie der Behinderten.* Neuburgweier: Schindele.

Wright, B. A. (1960). *Physical disability – a psychological approach.* New York: Harper & Row.

Behinderung in Deutschland. Recherchen über eine Erinnerung von Günther Cloerkes

2

Jörg Michael Kastl

2.1 Eine wissenschaftsbiographische „Urszene"? Günther Cloerkes, Widukind Lenz und das Institut für Humangenetik in Münster

Die Frage, wie es zu seinem Interesse für das Thema Behinderung gekommen sei, beantwortet Günther Cloerkes mit einer Reminiszenz an das Jahr 1972. Damals schloss Cloerkes in Münster sein Soziologie-Diplom ab. Seine Frau ist in dieser Zeit im Institut für Humangenetik der Universität Münster als Grafikerin beschäftigt. Er holt sie gelegentlich von ihrem Arbeitsplatz ab. Der Weg dahin führt durch die Gänge des Instituts, vorbei an einer medizinischen Sammlung mit „Schaukästen, wie man sie aus der Nazizeit kennt. Da waren die schrecklichsten Dinge drin. Die haben also alles, was da von Föten bis ... Kinder. Meistens Fehlgeburten, Föten. Eingelegt in Gläsern. Und ich bin damals durch diese Gänge gegangen und ich weiß es ganz genau, ich konnte nicht hingucken, ich wollte es nicht sehen, es war fast eine Art körperliches Entsetzen."

Leiter des Münsteraner Instituts ist zu dieser Zeit der Kinderarzt und Humangenetiker Widukind Lenz. Dieser war 1961 durch seine Entdeckung der Ursache damals auftretender schwerer körperlicher Schädigungen Neugeborener berühmt geworden. Die Mütter hatten während der Schwangerschaft das Thalidomid-Präparat Contergan eingenommen, ein damals gängiges Schlafmittel. Das Institut in Münster wurde Anfang der 1970er Jahre mit der Begutachtung für die Entschädigungszahlungen der Conterganbetroffenen beauftragt. Dafür müssen Akten gesichert und Befunde dokumentiert werden. Der achtundzwanzigjährige Günther Cloerkes

J. M. Kastl (✉)
Reutlingen, Deutschland
E-Mail: kastl@ph-ludwigsburg.de

J. M. Kastl, K. Felkendorff (Hrsg.), *Behinderung, Soziologie und gesellschaftliche Erfahrung*, DOI 10.1007/978-3-658-05018-4_2,

wird mit anderen Studierenden als wissenschaftliche Hilfskraft eingestellt. Bei einer gemeinsamen Sitzung aller Mitarbeiter und des Leiters Widukind Lenz wird festgestellt, dass eine große Zahl betroffener Familien trotz schriftlicher Aufforderung keine Anträge auf Entschädigungszahlungen gestellt hat. Widukind Lenz bemerkt dazu in der Erinnerung Cloerkes': „Wer sich nicht gemeldet hat, der will eben kein Geld haben." Günther Cloerkes meldet sich darauf zu Wort. Die Eltern könnten ganz einfach in einer schwierigen sozialen Situation sein, gibt er zu bedenken und schlägt vor, sich nochmals um sie zu bemühen. Daraufhin sei er „auf üble Weise heruntergeputzt worden." „Es kam so eine Haltung zum Ausdruck: ‚Wer nicht selbst für sich sorgen kann, der kann auch untergehen.' ", so Günther Cloerkes. Er verlässt daraufhin den Raum mit den Worten: „Dann mache ich hier nicht mehr mit."

Die drei Monate der Mitarbeit hatten allerdings genügt, um sein Interesse an der Situation der „Contergan-Familien" zu wecken. Er fasst erste Promotionspläne, der vorläufige Arbeitstitel der geplanten Dissertation lautet: „Probleme sozialer Rehabilitation Körperbehinderter, dargestellt am Beispiel thalidomidgeschädigter Kinder in der Bundesrepublik Deutschland." Er gewinnt zunehmend den Eindruck, mit Fragebögen „nicht an die Menschen ranzukommen" und gibt den Plan einer repräsentativen Studie auf. Cloerkes führt zwischen 1973 und 1975 mit zehn Familien ausführliche Gespräche. Darin werden viele aversive und ablehnende Reaktionen der sozialen Umwelt auf die Schädigung der Kinder berichtet. Diese Berichte werden in die 1978 fertig gestellte Dissertationsschrift eingehen. Deren Thema ist sehr viel weiter gefasst als ursprünglich geplant. Der Titel lautet: „Einstellung und Verhalten gegenüber Körperbehinderten". Sie enthält eine umfassende Aufarbeitung und Synthese der amerikanischen sozialpsychologischen und soziologischen Literatur und wird zum Ausgangspunkt der Ausarbeitung einer Lehrgestalt der Soziologie der Behinderten in Deutschland, die die Impulse von Christian von Ferber und Walter Thimm weiter entwickelt.

*

Günther Cloerkes war mit beklemmenden Assoziationen in den Gängen des Münsteraner Instituts nicht alleine. Benno Müller-Hill, Professor für Humangenetik, besuchte Anfang der 1980er Jahre seinen Kollegen Widukind Lenz, um ein Gespräch für sein Buch „Mörderische Wissenschaft" zu führen. Er war vor allem befremdet über die Zusammenstellung der Bildergalerie im Korridor vor Lenz' Zimmer. Neben den Bildern amerikanischer Genetiker, zum Teil scharfen Kritikern der deutschen Rassenhygiene, hingen Bilder von deren führenden Vertretern in der Weimarer und der NS-Zeit: Eugen Fischer, Fritz Lenz und Otmar von Verschuer (Müller-Hill 1988, S. 110).

Diese drei Personen waren freilich mit dem Münsteraner Institut und mit Widukind Lenz eng verbunden. Otmar von Verschuer war von 1951–1968 der *erste*

Leiter des neu gegründeten Münsteraner Instituts, damit der Vorgänger von Widukind Lenz. Zugleich war er der *letzte Leiter* des Kaiser-Wilhelm-Instituts (KWI) für Anthropologie, menschliche Erblehre und Eugenik in Berlin, zentraler Ort der Institutionalisierung der Rassenhygiene und Eugenik im NS-Staat. Verschuer hatte 1945 in den letzten Kriegswochen einen erheblichen Teil des Inventars des Berliner Instituts in sein Familiengut nach Hessen schaffen lassen. Mit seinem Stellenantritt in Münster wurde dieser Nachlass dorthin verbracht. „Das Münsteraner Institut", so schreibt der unter Verschuer in Münster arbeitende Genetiker und Neuro-Psychiater Gerhard Koch in seinen Lebenserinnerungen, „ist mit dem aus dem Kriege geretteten Institutsmobiliar und der Bibliothek des KWI eingerichtet worden" (Koch 1993, S. 284). Auch Kröner stellt in seiner Arbeit „Von der Rassenhygiene zur Humangenetik" fest: „Das Inventar des alten KWI [bildete] den Grundstock für das Institut für Humangenetik der Universität Münster, das in diesem materiellen Sinne der eigentliche Nachfolger des Kaiser-Wilhelm-Instituts war." (Kröner 1998, S. 234). Cloerkes' eher intuitive Assoziation „Nazizeit" hätte sich durchaus auf diese Hintergründe berufen können.

Die Verflechtungen reichen aber weiter. Fritz Lenz (1887–1976) war der Vater von Widukind Lenz. Die Familie Lenz pflegte enge persönliche und berufliche Bindungen zur Familie des Ahnherren der deutschen Eugenik und Rassenhygiene, Alfred Ploetz. Dieser unterhält zu Fritz Lenz eine „väterliche Freundschaft" (Lenz 2002, S. 9). Fritz Lenz wird später sein Mitarbeiter. Er wird auch beteiligt an der Gründung der Geheimorganisationen „Ring der Norda" (1907) bzw. „Nordischer Ring" (1910), die der „Rettung der nordischen Rasse" und der Ausarbeitung einer nordisch-germanischen Rassenhygiene" dienen sollen (Weingart et al. 1992, S. 93, 195 f.). Der jüngste Sohn von Alfred Ploetz, Wilfrid, ist aufs Engste befreundet mit Hanfried Lenz, dem älteren Bruder von Widukind (Lenz 2002, S. 12 ff.).

Fritz Lenz ist auch Schüler von Eugen Fischer (1874–1967). Mit ihm und Erwin Baur (1875–1933) verfasst er *das* Standardwerk der deutschen Rassenhygiene: „Grundriss der menschlichen Erblichkeitslehre und Rassenhygiene" (Erstauflage 1921), „Baur Fischer Lenz" oder kurz „BFL" genannt. Sowohl Lenz wie Fischer sind maßgebliche Förderer der Karriere Otmar von Verschuers seit den 1920er Jahren. Dieser ist durch seine zweite Ehe sogar weitläufig mit Fritz Lenz verschwägert (Schmuhl 2005, S. 197). Lenz und Fischer verhelfen Verschuer 1951 zu dem Münsteraner Lehrstuhl (Dicke 2004, S. 142; Lösch 1997, S. 462). Otmar von Verschuer wiederum setzt sich dafür ein, dass Widukind Lenz als sein Nachfolger in Münster installiert wird.[1] Solche Querverbindungen legen es nahe von einem „ras-

[1] Im folgenden wird Fritz Lenz als Autor nur mit „Lenz", Hanfried und Widukind Lenz dagegen mit „H." bzw. „W. Lenz" zitiert.

senhygienischen Milieu“ zu sprechen. Darunter verstehe ich im Folgenden einen generationenübergreifenden sozialen Zusammenhang, ein Netzwerk von Personen, das enge persönliche, familiäre und berufliche Bindungen pflegt, das Werte, Lebensstilformen und politische Positionen teilt und als maßgebliche Trägergruppe für die Ausarbeitung, Verbreitung, Institutionalisierung, Legitimierung und Konsolidierung einer spezifischen Form des gesellschaftlichen Wissensvorrats (Schütz) fungiert: eben die (pseudo-) wissenschaftliche Ideologie der sogenannten „Rassenhygiene“. Die historische Kontinuität dieses Milieus reicht über mindestens drei Generationen hinweg von den 1890er-Jahren des Kaiserreichs bis in die ersten Jahrzehnte der Bundesrepublik.[2] Günther Cloerkes stößt in Gestalt von Widukind Lenz auf einen seiner späten Protagonisten.

Die rassenhygienische Ideologie und seine Trägergruppe ist für das Verständnis der bis in die Bundesrepublik fortwirkenden soziohistorischen Konstruktionen von Behinderung als (erblicher) „Minderwertigkeit“ von erheblicher Bedeutung. Sie bildet zugleich den Hintergrund für die Gegenentwürfe, die sich spätestens seit den 1960er Jahren durchzusetzen beginnen, darunter auch die von der Soziologie inspirierten Deutungen von Behinderung ab den 1970er Jahren, die die Frage der gesellschaftlichen Reaktion und Partizipation („Teilhabe“) in den Mittelpunkt eines neuen Verständnisses von Behinderung stellen und für die wesentlich auch der Name Günther Cloerkes’ steht. Der „Contergan-Komplex“ steht für ein Spannungsfeld, in dem sich beide Deutungen in der gesellschaftlichen Erfahrung historisch überschneiden. Dieses Spannungsverhältnis lässt sich schon allein an der Person Widukind Lenz’ verdeutlichen. Er ist dem rassenhygienischen Milieu in familiärer und beruflicher Hinsicht und durch ideologische Loyalitäten verbunden. Zugleich deckt Widukind Lenz die Ursache der Schädigung der Conterganbetroffenen auf und setzt sich für deren Belange ein. Die Auseinandersetzung mit dem Contergankomplex und die Emanzipationsbewegung der Betroffenen werden auch zu einem wichtigen Medium der Ausarbeitung eines *neuen gesellschaftlichen* Verständnisses von Behinderung (Poore 2007, S. 182 f.).

Ich möchte im Folgenden die zentralen Stichworte der Erzählung Günther Cloerkes’ aufnehmen: „Nazizeit“, „Institut für Humangenetik in Münster“, „Widukind Lenz“, „Contergan“. Zu zeigen sein wird, dass sich in Cloerkes’ damals eher beiläufiger Assoziation „Nazizeit“, in seiner ambivalenten Erfahrung der Person

---

[2] Ihm gehören natürlich noch weit mehr Vertreter der rassenhygienischen Intelligenzia an als die hier im Fokus stehenden, so etwa August Forel, Alfred Grotjahn, Erwin Baur, Ernst Rüdin, Heinrich Schade, Hans Nachtsheim, um nur einige bekannte Namen zu nennen (vgl. Weingart et al. 1992, S. 192; Lösch 1997, S. 95 sowie generell die Arbeiten von Schmuhl, Kröner, Klee, die Autobiographien von Hanfried Lenz (2002), Gerhard Koch et al.).

Widukind Lenz', in der Betroffenheit über Reaktionen auf die so genannten „Contergankinder" gesellschaftliche Erfahrungsgehalte verdichten. Die biographischen Assoziationen Günther Cloerkes' sind mit der Dynamik der deutschen „Disability History", der Geschichte der gesellschaftlichen Deutung und des Umgangs mit behinderten Menschen und Behinderung, eng verknüpft. Das Institut für Humangenetik in Münster ist ein Ort, an dem es zu einer Interferenz der damit verbundenen Spannungsverhältnisse kommt.

Zunächst sollen durch einen exemplarischen Einblick in das Hauptwerk des Vaters von Widukind Lenz einige Grundzüge der rassenhygienischen Deutungsmuster in Erinnerung gerufen werden. Fritz Lenz wird dabei als maßgeblicher Exponent der rassenhygienischen Bewegung betrachtet. In den von ihm vertretenen Argumentationen tradieren sich Denkmuster, Diskurse und Semantiken, die in seinem sozialen Milieu längst selbstverständliche Geltung gewonnen hatten. Ihre „Grammatik" ist, wie sich zeigen wird, mit der Struktur und Dynamik der deutschen Gesellschaft seit dem Deutschen Kaiserreich aufs Engste verknüpft. Die Personen realisieren und mit den Personen realisiert sich eine strukturelle gesellschaftliche Dynamik, die man durchaus als Aufstieg und Niedergang eines „Behinderungs-Dispositivs" im Sinne von Michel Foucault interpretieren könnte, „als eine die Abweichung produzierende Machtstruktur, die auf wissenschaftlichen Disziplinen ebenso beruht wie auf operativen Kontrollprogrammen der Disziplinierung und Normierung" (Waldschmidt 2011, S. 95 f.).

2.2 Rassenhygienische Konstrukte von Behinderung – das Beispiel Fritz Lenz

> Die Entstehung von Idioten, Krüppeln und Verbrechern der göttlichen Vorsehung zuzuschieben, ist ein Mißbrauch des Namens Gottes. Wir wollen die Verantwortung dafür nicht auf die göttliche Vorsehung abwälzen, sondern unsere eigene Verantwortung erkennen und Sorge tragen, dass in Zukunft immer weniger untüchtige Menschen und immer mehr wohlgeratene geboren werden (Lenz 1921/1931, S. 559).

Fritz Lenz gibt zusammen mit Erwin Baur und Eugen Fischer 1921 die Erstauflage des Lehrbuchs „*Grundriss der menschlichen Erblichkeitslehre und Rassenhygiene*" heraus. Lenz zeichnet insbesondere für dessen zweiten Band „Menschliche Auslese und Rassenhygiene (Eugenik)" verantwortlich. Adolf Hitler verfügte über ein Exemplar und soll Aussagen des Lehrbuchs in „Mein Kampf" übernommen haben. Auf diesen Umstand weist Fritz Lenz 1931 selbst in einer Rezension von Hitlers Buch in der Fachzeitschrift „Archiv für Rassen- und Gesellschaftsbiologie“ hin. Er beansprucht damit, so Schmuhl, „die geistige Urheberschaft für die rassenhygienischen Elemente in Hitlers Weltanschauung.“ (Schmuhl 2005, S. 200).[3]

In der Tat gibt es kaum ein Element der späteren NS-Rassen- und Erbgesundheits-Propaganda, für das sich nicht ein Ansatzpunkt in Argumentationen von Fritz Lenz hätte finden lassen. Fritz Lenz war ein dezidierter Vertreter einer auf die Überlegenheit der „nordischen Rasse“ abstellenden Rassenlehre. Andere „Rassen“ sieht er prinzipiell als zivilisatorisch unterlegen an. Zum Beispiel weisen „Neger“ in seiner Sicht angeborene Intelligenzdefizite auf (Lenz 1921/1931, S. 106). Auch Juden sind in seinen Augen wie für einen großen Teil des damaligen konservativ-nationalen Lagers *eine Rasse.* Was sie sind und nicht sind, verdanken sie ihren „Rasseanlagen“ (ebd., S. 132). Er warnt vor den Folgen von „Rassenmischungen“, spricht sich für Eheverbote zwischen Schwarzen und Weißen aus und gegen Mischehen zwischen „Juden“ und „Germanen“ (Lenz 1921/1931, S. 503 f.).

Lenz prägt in den 1920er Jahren aber vor allem die im NS-Staat auf tödliche Weise politisch wirksame Kategorie „Erbkranke“ bzw. „Minderwertige“ mit. Hintergrund dieser Begrifflichkeit ist ein schon im 19. Jahrhundert tradiertes Konzept der „Entartung“ als einer „Neuentstehung und Ausbreitung eigentlich krankhafter Erbanlagen“ und ganz allgemein „unerwünschter [Erbanlagen], wie etwa mangelnder Kulturbegabung“. Hinweise auf eine solche „Entartung“ können in Lenz’ Sicht körperliche Schwächen und Gebrechen, aber auch einfach sozial unerwünschte oder abgelehnte Verhaltensformen sein wie etwa Kriminalität, Sucht, Homosexualität. Ursache der Entartung ist für Lenz die sogenannte „Gegenauslese“. Es erhalten dann nicht, wie bei der „natürlichen Auslese“, die „Tüchtigen“ die besten Chancen sich fortzupflanzen, sondern aufgrund bestimmter soziokultureller Gegebenheiten findet eine Auslese der „Untüchtigen“ statt. Kriterium ist dafür die Anzahl der Nachkommen (Lenz 1921/1931, S. 11).

Den Begriff „Behinderung“ benützt Lenz nicht. Dieser wird, wie Schmuhl (2010) schlüssig darlegt, zwar ebenfalls in den 1920er Jahren von Autoren ins Spiel gebracht, die bewusst um eine nicht abwertende Ausdrucksweise bemüht sind.[4] Fritz Lenz gehört ersichtlich nicht dazu. In seiner Taxonomie steht an der Stelle des Begriffs Behinderung (der die Kategorien körperlicher, geistiger oder psychischer Behinderung umfasst), der Begriff der „Minderwertigkeit“ („Untüchtige“, „Minderwertige“), semantisch ähnlich zu dem Fremdwort „Invalidität“ konstruiert. Darunter subsumiert Lenz eine ganze Reihe von in hohem Maße pejorativen

[3] Auch Eugen Fischer bestätigt, „der Führer“ habe ihm 1933 erzählt „wie er während seiner Gefangenschaft den “Baur Fischer Lenz“’ studierte“ (Lösch 1997, S. 421; Klee 2010, S. 28).

[4] Eine erste Karriere erfährt der Behinderungsbegriff genau aus diesem Grund ausgerechnet ab 1933. Er dient zu einer Abgrenzung rehabilitationsfähiger, nicht „erbkranker“, sondern gleichsam „legitim“, etwa durch Kriegs- oder Arbeitseinsatz behinderter Menschen von denen, die bereits Lenz als „Minderwertige“ bezeichnet (dazu Schmuhl 2010, Kap. 6).

Einzelkategorien: „(körperlich) Schwache und Schwächliche", „Krüppel", „Kranke", „Asoziale", „Psychopathen", „Geisteskranke", „Schwachsinnige", „Idioten" und „Vollidioten". Ihre Gemeinsamkeit liegt in ihrem „schlechten" Erbgut.

Bemerkenswert ist, dass Lenz' die sozialdarwinistischen, eugenischen und rassetheoretischen Bestandstücke seiner Argumentation konsequent mit einer biologistischen Deutung sozialer Klassenunterschiede verknüpft. Die „nordische Rasse" sieht Lenz qua genetischer Überlegenheit in der Position der Oberschichten: „Wo Angehörige verschiedener Sprachnationen in einem Lande zusammenleben, finden sich die Angehörige jener Nationen, die den stärkeren Einschlag nordischen Blutes enthalten, in der Regel in den oberen Ständen." (Lenz 1921/1931, S. 126). Angehörige der Oberschichten zeichnen sich angeblich durch höherwertige geistige und kulturelle Eigenschaften aus. Die Oberschichten weisen in den Augen Lenz' zudem auch eine genetisch bedingte bessere körperliche Beschaffenheit auf, sozusagen einen angeborenen Adel des Leibes:

> Die beträchtlichere Kopfgröße ist übrigens durchaus nicht das einzige körperliche Merkmal, durch welches sich die oberen Klassen von den unteren unterscheiden. Auch sonst zeichnen sich die Angehörigen der oberen Klassen im Durchschnitt durch feinere (schmälere, stärker profilierte) Gesichter, größere, stärker vorspringende, dabei aber schmälere Nasen, schlankere, feiner gegliederte Gestalten, schmälere Hände und Füße, freiere Bewegungen aus. Das Extrem bilden die sogenannten aristokratischen Formen. (sic! Lenz 1921/1931, S. 98)

Im Gegensatz dazu zeigen die Angehörigen der „unteren sozialen Schichten" nach Auffassung Lenz' alle Anzeichen der biologischen Degeneration. Minderwertige würden, so Lenz, „in der Regel auch Minderwertige heiraten, weil sie keine normalen Ehegatten bekommen". Daher komme es zu einer „Anhäufung geistiger und körperlicher Minderwertigkeiten". Im „Bodensatz der Bevölkerung", „in den verkommensten Schichten" ließen sich sogenannte „Entartungszeichen" beobachten: „körperliche Anomalien", „körperliche Mißbildungen und Schwächezustände", „geistige Minderwertigkeit", „Psychopathismus" (Lenz 1921/1931, S. 125). An dieser Stelle bringt Lenz auch das sozialdarwinistische Argument ins Spiel, das später in der eugenischen und rassistischen NS-Propaganda unablässig zelebriert wird. Die Gesellschaft pflege und hege „Minderwertige" und „Kranke", statt sie einer natürlichen Auslese zu überlassen.

Lenz warnt vor der Entlassung von „Geisteskranken" aus Anstalten, weil dadurch ihre Fortpflanzung in erhöhtem Maße ermöglicht werde (Lenz 1921/1931, S. 30). Die gefährlichste Gruppe sind für ihn die „geistig" oder „körperlich Schwachen" oder „Schwächlichen". Weil diese in der Regel nicht in Anstalten untergebracht und leidlich arbeitsfähig seien, hätten gerade sie eine sehr hohe Chance zur

Fortpflanzung. Positiv vermerkt Lenz, es gäbe angeblich biologische Hemmungen der Gesunden, sich mit „Minderwertigen" einzulassen:

> Immerhin werden Mißbildungen bei der Ehewahl von dem gesunden Instinkt zurückgewiesen. Störungen des Ganges, z. B. infolge erblicher Hüftverrenkung, und Verbiegungen der Wirbelsäule hindern oft, dass sich die Liebe auf ein solches Individuum richtet. (Lenz 1921/1931, S. 30)

Dennoch kommt es nach Auffassung von Lenz zu einer bedrohlichen Vermehrung der von ihm so bezeichneten „minderwertigen" Schichten der Bevölkerung. Dazu tragen vor allem die erheblich niedrigeren Geburtenraten unter den Akademikern und Oberschichten bei, ein Umstand, den Lenz sehr dramatisiert und damit der späteren NS-Propaganda eine weitere Vorlage liefert. Aus diesem „soziobiologischen" Gesamttableau leitet Lenz das Postulat einer bewussten „Züchtung" besserer Menschen ab:

> Die Gegner der Rassenhygiene, welche gegen die Menschenzüchtung eifern, sind sich offenbar nicht klar darüber, dass auch gegenwärtig eine Züchtung in großem Umfange tatsächlich stattfindet, nur eine Züchtung im Sinne der Gegenauslese, eine Herabzüchtung, die zur Entartung führt. Der gegenwärtige Zustand unserer Bevölkerung ist doch wirklich schon kläglich genug. Die Zahl der Entarteten, der erblich Kranken, Schwachen und Häßlichen geht in die Millionen. Ja, die allermeisten Menschen in unserer Bevölkerung haben irgendwelche erblichen Mängel. Gerade die rassenhygienische Einsicht zeigt nun, dass das nicht ein unabänderliches Verhängnis ist; gerade sie zeigt den Weg zu Schönheit und Würde des Menschen. Es sind heute nur wenige Menschen, die an Gesundheit, Kraft und Schönheit, an geistiger Begabung, Charakter und Gemüt wirklich bejahenswert sind. Ihr Dasein aber zeigt uns, dass solche Menschen möglich sind und dass es möglich sein muss, die ganze Menschheit nach ihrem Bilde zu gestalten. Es spricht auch nichts dagegen, dass es möglich wäre, die Menschheit auf die Höhe des ‚Übermenschen' im Sinne Nietzsches zu heben, zwar nicht auf dem Wege einer Vererbung erworbener Eigenschaften, wie er sich das vorstellte, wohl aber auf dem der Zuchtwahl. (Lenz 1921/1931, S. 321, vgl. auch 137)

Hier wird das bevölkerungspolitische Anliegen der *„positiven* Rassenhygiene" deutlich. Lenz plädiert dafür, „hochgeartete junge Menschen unmittelbar in der Fortpflanzung zu fördern", Maßnahmen zur „Erhaltung der hochbegabten Familien" zu treffen, jungen Akademikerfamilien zu helfen.

Unter *„negativer* Rassenhygiene" werden Maßnahmen der aktiven Verhinderung der Verbreitung „unerwünschter Anlagen" verstanden. Lenz tritt nicht offen wie sein Lehrer Alfred Ploetz für „Euthanasie" ein. Die dafür in Betracht kommenden (!) Individuen, sagt er, würden ohnehin keine Chance zur Fortpflanzung haben, zudem widerspreche dies dem moralischen Bewusstsein des Abendlandes (ebd., S. 306 f.). Hier wahrt Lenz zwar einen Schein bürgerlicher Humanität. Allerdings drängt er an verschiedenen Stellen immer wieder die Überlegung auf, es gebe so etwas wie eine *höhere* Humanität insbesondere der Tötung behinderter Kinder:

> Immerhin kommt rassenhygienisch als Argument zugunsten der schmerzlosen Tötung schwer missratener Kinder der Umstand in Betracht, dass die Eltern an Stelle eines derartigen unglücklichen Kindes ein besser geratenes aufziehen könnten. Die Zahl der Kinder, welche eine Familie sich leisten kann, hat heutzutage ja leider meist enge Grenzen; und das Vorhandensein eines idiotischen oder eines mißbildeten Kindes stellt zweifellos in vielen Fällen der Geburt eines oder mehrerer weiterer Kinder, die sehr wohl gesund sein könnten, im Wege. Auch die Berufs- und Heiratsaussichten anderer, schon vorhandener Geschwister können ernstlich dadurch beeinträchtigt werden. (Lenz 1921/1931, S. 307)

> Man darf auch nicht übersehen, dass unsere ‚humane' Sitte, welche verlangt, dass auch alle schwachen und missratenen Kinder nach Möglichkeit am Leben erhalten werden und welche die Fortpflanzung auch der unmenschlichsten Eltern begünstigt, in den Folgen viel inhumaner ist als die chinesische Sitte. Natürlich braucht die moderne Rassenhygiene nicht auf die Methode der Kindstötung zurückzugreifen; aber ist es nicht eigentlich entsetzlich, dass die Wirkung unserer individualistischen Kultur im Grunde schlimmer ist als die jener barbarischen Sitte? (Lenz 1921/1931, S. 17)

Dagegen hält Lenz Sterilisationen für ein angemessenes Mittel eines gleichsam biologischen Klassenkampfes. In Anlehnung an die Vorschläge des „Sozialhygienikers" Alfred Grotjahn (1869–1931) empfiehlt er kurzerhand, das untere Drittel der Gesellschaft zu sterilisieren: „Die Beschränkung der Sterilisierung auf Geisteskranke ist meines Erachtens viel zu eng. Vielmehr liegt es im Interesse der Gesamtheit, dass alle Personen, die dem untüchtigsten Drittel der Bevölkerung angehören, sich nicht fortpflanzen." (Lenz 1921/1931, S. 277).

Wiederholt schreibt er, Zwangssterilisierungen lägen durchaus im „öffentlichen Interesse" oder er formuliert: „An sich wäre es zwar erwünscht, dass es auch eine gesetzliche Möglichkeit zur zwangsweisen Sterilisierung unsozialer Individuen gäbe." Aber auch hier folgt ein scheinbar von einer bürgerlichen Mäßigung getragenes Argument auf dem Fuß. Inhaltlich trägt es freilich nicht weit: „Mit Rücksicht auf die noch fehlende biologische Einsicht unserer Regierungen und Volksvertretungen sowie der öffentlichen Meinung überhaupt glaube ich aber die gesetzliche Einführung zwangsmäßiger Sterilisierung einstweilen widerraten zu müssen." (Lenz 1921/1931, S. 278).

Einstweilen. Bis dahin setzt Lenz auf „Freiwilligkeit" im Zusammenspiel mit der Überzeugungskraft „verantwortungsvoller" Ärzte und sonstiger Bezugspersonen im Umfeld der Betroffenen:

> Voraussichtlich würden sich viele Minderwertige zur Sterilisierung geradezu drängen, weil ihnen die Aussicht, Kinder zu bekommen und Alimente zu zahlen, meist sehr unangenehm ist. Die Aussicht, folgenlosen Geschlechtsverkehr pflegen zu können, würde den Entschluss zur Sterilisierung oft erleichtern. (Lenz 1921/1931, S. 290).

Dezidiert spricht sich Lenz für die Sterilisation von behinderten, kranken, „geistig nicht vollwertigen", „körperlich schwachen oder siechen" Menschen aus, von „Hilfsschülern" und „Zöglingen von Fürsorgeerziehungsanstalten" (Lenz 1921/1931, S. 279).[5] Sterilisierung kommt für Lenz wie bei der Züchtung von Haustieren aber auch bei einfach beim Vorliegen unerwünschter Eigenschaften ohne jeden Krankheitswert in Betracht:

> Wenn keine günstigen Erbanlagen die Erhaltung eines Stammes als wünschenswert erscheinen lassen, so halte ich es für zulässig, dass auch wegen ungünstiger Eigenschaften, die für gewöhnlich als nebensächlich angesehen werden, die Sterilisierung ausgeführt werde. Ich sehe also auch körperliche Schwächlichkeit und Kränklichkeit als ausreichenden Grund zur Sterilisierung an, vorausgesetzt, dass die körperliche Schwäche nicht durch hohe geistige Begabung aufgewogen wird. Sogar ausgesprochene Hässlichkeit scheint mir eine genügende Indikation zu sein. Mir ist der Fall eines sehr hässlichen Mädchens berichtet worden, das sich dahin geäußert hat, man solle häßliche Kinder, besonders häßliche Mädchen, bald nach der Geburt beseitigen, weil sie im späteren Leben gar zu sehr unter ihrer Hässlichkeit zu leiden hätten. Gegen die Tötung schon vorhandener Kinder bestehen nun allerdings gewichtige sittliche Bedenken. Da aber Hässlichkeit ausgesprochen erblich ist, könnte durch die Sterilisierung häßlicher Menschen, wenn ihre Hässlichkeit nicht durch andere Gaben aufgewogen wird, viel Leid in der Welt vermieden werden. (sic! Lenz 1921/1931, S. 289 f.)

Auch als probates Mittel der „Armenfürsorge", als sozialpolitisches Instrument, empfiehlt Lenz die Sterilisierung. Die Gewährung von sozialstaatlichen Unterstützungen könne sogar an die Bedingung der Sterilisation geknüpft werden, schlägt er vor. Das ermögliche es, wie er feinsinnig unterscheidet, „einen gewissen Druck" in Richtung Einwilligung zu bewirken, ohne aber „direkten Zwang" auszuüben (Lenz 1921/1931, S. 281, vgl. auch 330 f.).

Soweit ein kurzer exemplarischer Einblick in die Denkstrukturen des Vaters von Widukind Lenz und damit auch in die des rassenhygienischen Milieus. So oder so ähnlich lassen sie sich bei allen Vertretern der deutschen Eugenik und Rassenhygiene mit nur wenigen Nuancen finden. Die Bedeutung von Fritz Lenz, Erwin Baur

[5] „Die im schulpflichtigen Alter stehenden geistig Minderwertigen kommen fast alle in die Hilfsschulen, soweit sie nicht wegen schwerer Minderwertigkeit in Anstalten untergebracht werden. Die Fortpflanzung der allermeisten Hilfsschüler aber liegt nicht im sozialen Interesse. Durch ihre Sterilisierung könnten die künftigen Generationen von einer Unsumme von Schwachsinn und anderer geistiger Minderwertigkeit entlastet werden." (Lenz 1921/1931, S. 279).

und Eugen Fischer für dieses Milieu liegt vor allem in der Systematisierung dieser Ideologeme und ihrer Überführung in einen lehrbuchfähigen Kanon. Menschen, die in unserem heutigen Sinne als „behindert“ oder „sozial benachteiligt“ gelten, unterliegen in diesem Kanon allesamt einem doppelten Stigma und einer doppelten Deklassierung. Sie sind sozial wie auch biologisch „minderwertig“. Darüber hinaus können sie als tendenziell gefährlich dargestellt werden, weil sie die Gesundheit des zukünftigen „Volkskörpers“ beschädigen. Lenz' „Entartungszeichen“ sind nichts anderes als „Stigmata“ im Sinne Goffmans. Goffman fasst Stigmata als Merkmale auf, die – unter Anwendung eines bestimmten Interpretationsschemas (hier des eugenischen Diskurses) – zum Zeichen des Diskreditiertseins einer Person als Person werden, auf eine grundsätzliche (unterstellte) Fraglichkeit ihres „Menschseins“ hindeuten (Goffman 1975, S. 10 ff.). Die von den Stigmatisierungen der Rassenhygiene betroffenen Menschen werden in der unerbittlichen Semantik dieser Ideologie zu „Minderwertigen“. So lautet der stehende Ausdruck bei Lenz und später bei den Nationalsozialisten. Die von Günther Cloerkes betonte Differenz zwischen der Bewertung von Behinderung und der Bewertung des davon betroffenen Menschen ist eliminiert, ein negativ bewertetes Einzelmerkmal überträgt sich auf die ganze Person (Cloerkes 2007, S. 128).

2.3 Konstitution und Aufstieg des „rassenhygienischen Milieus“, mit Norbert Elias

Die Ausdrücklichkeit, in der im Gewand der „Rassenhygiene“ ein Klassenkampf mit „biologischen Waffen“ geführt wird, legt die Frage nach der sozialen und historischen Verortung ihrer Trägergruppen nahe. Wer waren die Anhänger dieser Vorstellungen und wie ist, insbesondere im Deutschland der 1920er und 1930er-Jahre, deren gesellschaftliche Resonanz erklärbar? Was unmittelbar ins Auge sticht, ist der Umstand, dass die Protagonisten der rassenhygienischen Bewegung überwiegend einem national bis nationalliberal orientierten Lager des Bildungsbürgertums zugerechnet werden müssen und sich mit zunehmender Verwissenschaftlichung ihrer Doktrin „auf eine breite Trägergruppe aus dem gehobenen Bildungsbürgertum stützen“ konnten (Schmuhl 2011, S. 28). Schon von daher legen sich Zweifel an der These nahe, die „gebildeten Schichten“ hätten rassenhygienische Ideen anfangs „nicht ernst genommen“ und seien erst später ihrer eigenen Verführbarkeit durch die von den Nazis geschaffenen politischen und ideologischen Tatsachen erlegen (so etwa Plessner 1974, S. 22).[6]

[6] Auch Massin betont, dass „Rassenhygiene“ von den 1920er-Jahren bis in die 1940er in Deutschland, aber auch in anderen Ländern als ein legitimes wissenschaftliches Forschungs-

In diesem Zusammenhang möchte ich einen soziologischen Autor ins Spiel bringen, der sich selbst als einen „Augenzeugen" bezeichnet (Elias 1992, S. 7). Norbert Elias (1897–1990), dessen Kindheit und Jugend noch in das deutschen Kaiserreich fällt, hat unter dem Sammeltitel „Schriften über die Deutschen" bislang noch wenig rezipierte Überlegungen zur Genese des deutschen Nationalhabitus angestellt. Insbesondere seine Analyse zur spezifisch deutschen Gebrochenheit des bürgerlichen Milieus in der „satisfaktionsfähigen Gesellschaft" des ausgehenden 19. und einsetzenden 20. Jahrhunderts kann meines Erachtens einiges zum Verständnis der Trägerschichten der „Rassenhygiene" beitragen.

Historischer Ausgangspunkt ist für Elias eine spezifisch deutsche Komplikation bürgerlicher Positioniertheit. Während in anderen europäischen Ländern die Bildung eines Nationalstaates aus dem Aufstieg des „Dritten Standes", eben des Bürgertums, dessen humanistischem Wertekodex und dem gemeinsamen politischen Vorgehen gegen das autokratische und aristokratische Establishment erwächst, misslingt diese Form der Begründung einer nationalstaatlichen und sich als bürgerlich formierenden Gesellschaft in Deutschland. Die Ursachen dafür sind bekanntermaßen komplex, sie haben u. a. mit der Zersplitterung von Deutschland in zahllose Herrschaftsgebiete zu tun.

Mit der „verspäteten" Bildung eines Nationalstaats geht historisch eine besondere „Sandwichlage" des deutschen Bürgertums in der Mitte des 19. Jahrhunderts einher:

> Die deutschen Mittelklassen sahen sich damals schon zwischen zwei Fronten eingeklemmt. Ihre Auflehnung gegen die traditionellen Adels- und Beamteneliten wurde konterkariert durch die Furcht vor den aufsteigenden Arbeitermassen und deren Eliten. Wahrhaft in der ‚Mitte' stehend, waren sie unfähig zu einem entschlossenen Handeln gegen die herrschende Ordnung. (Elias 1992, S. 439)

Die Einigung Deutschlands und die Begründung eines Nationalstaats im Jahr 1871 sind nicht das Werk einer bürgerlichen Trägerschicht, sondern werden von den alten feudalen Eliten mit den klassisch aristokratischen Mitteln der militärischen Kriegsführung, der außenpolitischen Geheimdiplomatie und der Verständigung unter Autokraten erzielt. Als Folge diagnostiziert Elias eine tiefgreifende Schwächung und Krise des humanistischen Bildungsbürgertums, dessen Werte in der wilhelminischen Gesellschaft zunehmend durch die Orientierung an einem „aristokratisch-dynastischen Kodex" ersetzt werden.

Elias interpretiert die kulturellen Orientierungen des Adels im Kern als einen „Kriegerkanon", für den die sozial geregelte und ritualisierte Inanspruchnahme

---

feld wahrgenommen wurde (Massin 2003, S. 190 f.), also durchaus nicht pauschal als eine „bis 1933 von den Gebildeten nicht ernst genommene Ideologie" (Plessner 1974, S. 22) anzusehen ist.

von Gewalt eine Selbstverständlichkeit ist und für den daher Werte wie Mut, Unerschrockenheit, Gehorsam, Ehre, Disziplin, Treue, Kampf, Macht, Herrschaft und Stärke eine große Rolle spielen. Das lässt sich natürlich aus der historischen Genese des Adels als einer Kriegerkaste begründen. Auch wenn sich dessen Funktionen historisch ausgeweitet und differenziert haben, bleibt doch die Tatsache bemerkenswert, dass im 19. Jahrhundert im Wesentlichen der Adel die führenden Positionen im Militär und zugleich in Diplomatie und Außenpolitik besetzte. Das dynastische Element beinhaltet die Vorstellung, dass soziale, ökonomische und politische Privilegien, Macht-Haben und -Wahrnehmen durch ein askriptives biologisches Merkmal der Geburt legitimiert ist: Familienzugehörigkeit, adliges „Blut". Einem klassischen bürgerlich-humanistischen Verständnis von Macht entspräche deren Zweckbindung an universalistische Standards, etwa der Herstellung des größtmöglichen Glücks aller und der Realisierung einer gerechten Gesellschaft und der Menschenrechte. Ihre Ausübung darf ihre Ziele nicht diskreditieren. Dem entgegengesetzt ist ein „machiavellistisch-dynastischer Normenkanon" (Elias 1992, S. 221), in dem sich die Ausübung politischer Macht aus der Zugehörigkeit zu einem Familiengeschlecht, dem „adligen Blut" rechtfertigt und in dem auch ein Handeln nach dem Prinzip „Der Zweck heiligt die Mittel" legitimierbar ist, wenn es der Erhaltung dieser Macht dient.

Elias' These ist es nun, dass sich maßgebliche Teile des deutschen Bürgertums in einer Art „Identifikation mit dem Aggressor" Versatzstücke einer aristokratischen Kriegerideologie aneignen, denunziatorisch gegen das humanistische Erbe ausspielen und mit nationalistischen Orientierungen amalgamieren. Die Krise bürgerlichen Bewusstseins reicht dabei in die Tiefen und Höhen bürgerlicher Bildung. Mit Händen zu greifen ist sie in trivialisierter, alltagskultureller Form in der Genese des nationalen Stereotyps des deutschen Spießbürgers, dessen Umgangs- und Kommunikationsformen von der Wertschätzung des Militärs und des Militärischen künden. Die entscheidende Frage (in Zuckmayers Hauptmann von Köpenick parodiert) lautet: „Ham Se jedient?" Das ist verbunden mit jenem spezifischen Habitus der „Schneidigkeit", „Zackigkeit" und „Obrigkeitshörigkeit", den auch Heinrich Mann in seinem Roman „Der Untertan" beschrieben hat.

Die kompensative Assimilation bestimmter Fraktionen des deutschen Bürgertums an aristokratische Werteorientierungen hat, so betont Elias, etwas zwangsläufig Unauthentisches, Gewaltsames an sich. Die Bürger wollen „etwas sein, was sie nie werden konnten, jedenfalls nie in einer Generation, nämlich Adelige" (Elias 1992, S. 237). Was bei der klassischen Aristokratie „fragloses Herkommen", den Charakter eines „traditionsgebundenen" und „dementsprechend wenig reflektierten Verhaltensmusters" (Elias 1992, S. 236) hat, erhält durch die Aneignung der Oberschichten des deutschen Bürgertums den Charakter einer „durch Reflexion erhärteten und explizit formulierten Doktrin" (ebd.):

> Selten zuvor ist so viel zum Lob der Macht, selbst der gewalttätigen, gesprochen und geschrieben worden. (Elias 1992, S. 236). Im Vokabular der Zeit tauchen Ausdrücke auf, die Mitgefühl mit anderen stigmatisieren. Man kann solche humanen Regungen einfach dadurch als schädlich abweisen, dass man sie als ‚Gefühlsduselei' bezeichnet. Wo ‚eiserner Wille' vorherrscht, ‚Schneid' und ‚zackiges Verhalten' gefordert ist, da ist ‚falsche Sentimentalität' nicht am rechten Platze. Auch ‚Moral' ist verdächtig... Entsprechend dem Umschlag von der staatlichen Schwäche zur staatlichen Stärke schlägt so auch der humanistisch-moralisch-zivilisatorische Kanon in einen Gegenkanon mit starken anti-humanistischen, anti-moralischen und anti-zivilisatorischen Tendenzen um. (Elias 1992, S. 273)

Es kommt auch auf den Ebenen der „gepflegten" kulturellen Semantiken, in den Diskursen der Philosophie, der Literatur und der Kunst zu einer überanstrengten Glorifizierung von Stärke, Krieg und Gewalt. Humanistische Werte werden als Ideologie der Schwäche denunziert, Moral wird zur Moral des Stärkeren, und Zivilisation wird als Verfallsprozess, Degeneration, „décadence" konstruiert. Dabei spielen zunächst verdeckt, dann zunehmend offener auf Natur und Biologie bezogene Semantiken eine Rolle. Nicht erst mit der mythischen Formel der „blonden Bestie" ist dabei Friedrich Nietzsche der entscheidende philosophische Protagonist dieser Entbürgerlichung des Wertekanons (Elias 1992, S. 157). Er entfaltet auf seine Weise einen Aristokratismus der Stärke („Herrenmoral"), der Verherrlichung von Macht und Machtausübung, der Entfesselung vermeintlich natürlicher Instinkte und der Entlarvung, ja Perhorreszierung humanistisch-christlicher Werte. Auch bei Nietzsche finden sich bereits Konzepte von „Rasse" und „Züchtung".

Die von Elias beschriebene Kriegerideologie der Idealisierung von Unerbittlichkeit, Grausamkeit und Härte erfährt ihre Zuspitzung und Apotheose z. B. im literarischen Schaffen Ernst Jüngers, der die Gewaltexzesse des ersten Weltkriegs schildert und eigentümlich verklärt. Für den Wert der „Härte" steht die Metaphorik des „Metalls". „*Eisern* ist ein anderes Schlüsselwort dieser Periode", schreibt Elias (ebd., S. 273). „In *Stahl*gewittern" ist der Titel von Jüngers Schlüsselwerk. „Der Krieg", sagt Jünger „hat uns gehämmert, gemeißelt und gehärtet" (Jünger 1922, S. 3). Er spricht von den Soldaten des ersten Weltkriegs als „Stahlgestalten":

> eine ganz neue Rasse, verkörperte Energie und mit höchster Wucht geladen [...] Sie waren Überwinder, Stahlnaturen, eingestellt auf den Kampf in seiner grässlichsten Form [...] Jongleure des Todes, Meister des Sprengstoffes und der Flamme, prächtige Raubtiere, federten sie durch die Gräben. Im Augenblick der Begegnung waren sie der Inbegriff des Kampfhaftesten, was die Welt tragen konnte, schärfste Versammlung des Körpers, der Intelligenz, des Willens und der Sinne. (Jünger 1922, S. 32, vgl. 70)

Jünger zeichnet offensichtlich einen Typus modernen Rittertums. Dessen Insignien finden sich wiederum in der gesamten militaristischen (Gedenk-) Ikonik des ausgehenden 19. und der ersten drei Jahrzehnte des 20. Jahrhunderts (Helme,

Rüstungen, Schilder, Schwerter). Eng verbunden ist damit eine aus einer monumentalisierten Antike abgeleitete Ästhetik. In deren Zentrum steht die Imago des gestählten, muskulösen und sehnigen Krieger- und Heldenkörpers. Sie ist in einer Vielzahl von (Kriegs-)Denkmälern, Abbildungen, Dekorationen wirksam und erfährt noch einmal eine monumentale Zuspitzung in den Skulpturen eines Arno Brekers. Dieses normativ wirksame soziohistorische Körperschema bildet zugleich die entscheidende Vorgabe für die Wahrnehmung ihres Gegenbildes, des „schwachen", „degenerierten", „behinderten" Körpers. Sie bestimmt noch den Sportunterricht der deutschen Schulen in den 1950er und 1960er Jahren, wie Günther Cloerkes berichtet.

Die deutsche rassenhygienische Bewegung könnte man als eine bildungsbürgerliche und auf das bürgerlich-zivile Leben ausgerichtete ideologische Variante des von Elias analysierten Musters interpretieren. Ihr Ursprung lässt sich spätestens in die 1890er Jahre datieren. Alfred Ploetz betreibt mit zunehmender Energie ihre ideologische, soziale und organisatorische Formierung. 1895 erscheint seine Gründungsschrift der deutschen Rassenhygiene, in der er diesen Begriff anstelle der sozialdarwinistischen Kategorie der „Eugenik" einführt: *Grundlinien einer Rassenhygiene. I. Theil: Die Tüchtigkeit unserer Rasse und der Schutz der Schwachen* (1895). Er propagiert darin beispielsweise unverhohlen die „Ausmerzung" schwächlicher oder missgestalteter Kinder (Ploetz 1895, S. 244). Seine Forderungen sind teilweise direkter und brutaler als die seines Schülers und Freundes Fritz Lenz; aber die Stoßrichtung ist die gleiche.

> Armen-Unterstützung darf nur minimal sein und nur an Leute verabfolgt werden, die keinen Einfluss mehr auf die Brutpflege haben. Solche und andere ‚humane Gefühlsduseleien' wie Pflege der Kranken, der Blinden, der Taubstummen, überhaupt aller Schwachen, hindern oder verzögern nur die Wirksamkeit der natürlichen Zuchtwahl. Besonders für Dinge wie Krankheits- und Arbeitslosenversicherung, wie die Hülfe des Arztes, hauptsächlich des Geburtshelfers wird der strenge Rassenhygieniker nur ein mißbilligendes Achselzucken haben. Der Kampf ums Dasein muss in seiner vollen Schärfe erhalten bleiben. (Ploetz 1895, S. 146 f.)

Dagegen ist bereits Ploetz der Auffassung, dass der „moderne Krieg" mit seinen Fernwaffen nicht mehr wie früher eine Funktion einer „Ausjätung" minderwertiger gesellschaftlicher Elemente einnehme (Ploetz 1895, S. 63 f.). Auch Lenz und andere Rassenhygieniker haben die „Auslese"-Effekte des Krieges vor dem Hintergrund der Verluste des 1. Weltkriegs negativ beurteilt: „Die wahre Wirkung des Krieges als Züchter ist in der Gegenwart die Züchtung auf Feigheit und Ehrlosigkeit. Die Feigen bleiben übrig und die, (....) welche sich drücken." (Lenz 1921/1931, S. 83). Die bürgerlichen Rassenhygieniker wenden die Ethik der Härte, der Unerbittlichkeit und des Kampfes vorwiegend auf das zivile, „bürgerliche" Leben an, übertragen sie in ein entsprechendes gesellschafts-, bildungs- und sozialpolitisches Programm. Auch die Rassenhygiene kündigt auf ihre Weise humanistische Werte auf. Am deutlichsten wird das in ihrer Stellung zur Bildung. Diese wird selbst zum Feld des Kampfes. Im klassischen bürgerlichen Kanon ist es gerade die durch persönliche Leistung erworbene Bildung, die den besonderen „Adel" der Bürger gegenüber dem Geburtsadel der Aristokratie ausmacht. Für die Rassenhygieniker gilt: Erziehbarkeit und Bildungsfähigkeit sind selbst angeboren, Bildung muss vor allem der sozialen Auslese dienen (Lenz 1921/1931, S. 420 ff.).

Die Rassenhygiene kann insgesamt an alle Aspekte der von Elias beschriebenen Entbürgerlichung der Werte anknüpfen und ihnen die weiter reichende Legitimation und Würde einer vermeintlich wissenschaftlichen Erkenntnis verleihen. Ihre endgültige Kodifizierung erfährt sie in Gestalt des Lehrbuchs von Baur, Fischer und Lenz, das 1921 erstmals erschien, aber die bereits vor dem ersten Weltkrieg entstandenen Kategorien und Konzepte bündelt und systematisiert. Die gesellschaftlich-politische Resonanz dieses Lehrbuchs verdankt sich mit Sicherheit auch der gesellschaftlich-politischen Krisenkonstellation der Weimarer Republik im Gefolge des 1. Weltkriegs. Dazu gehört abermals eine nachdrückliche Erschütterung des nationalen und des bürgerlichen Selbstverständnisses durch den Ausgang des ersten Weltkriegs. Diesmal ist aber im Unterschied zu den 1870er Jahren auch die historische Rolle der aristokratischen Eliten und ihre dynastischen Werte durch die politischen Umwälzungen des Jahres 1918 nachdrücklich in Frage gestellt. Es gibt eine Omnipräsenz von Kriegsbehinderten in den Straßen der deutschen Städte. Es kommt im Gefolge der zyklischen Wirtschaftskrisen zu Inflation und Massenarbeitslosigkeit. Der Sozialstaat, im Kaiserreich Teil einer obrigkeitlichen Befriedigungspolitik, gerät durch die Kriegsfolgen und die Arbeitslosenheere im Gefolge der ökonomischen Krisen der Weimarer Republik an seine Grenzen. Weder die Orientierung an der „Nation", noch eine am „machiavellistisch-dynastischen Wertekanon" des Adels (Elias), noch eine Rückkehr zu einem bürgerlichen Humanitätsverständnis kann mehr gesellschaftliche Überzeugungskraft gewinnen.

Auf diese Problemlagen, denen zugleich ein zugespitztes Krisenbewusstsein des bürgerlichen Bewusstseins korrespondiert, scheint die Rassenhygiene verführerische Antworten parat zu haben. Die rassenhygienische Bewegung, in keinem anderen Land so ideologisiert wie in Deutschland, könnte man verstehen als eine zweite Welle jener von Elias beschriebenen Krisenstrategie des deutschen Bürgertums: der Assimilation an letztlich feudalistische Wertstrukturen und der Selbstaristokratisierung. Das erfolgt den Verhältnissen des neuen Jahrhunderts entsprechend im Gewand einer vorgeblichen Naturwissenschaft.

An die Stelle des diskreditierten Konzepts der „Nation" setzt die Rassenhygiene das Konzept der (nordischen) „Rasse". Das Rassenkonzept unterhält zwar noch einen Bezug zur Nationalstaatlichkeit, sprengt aber deren nun willkürlich erscheinende territoriale Beschränktheit. Für den nationalsozialistischen Herrschaftsanspruch und dessen Leitmotiv des „Lebensraums im Osten“ spielen die Nationalstaaten des 19. Jahrhunderts denn auch keine Rolle mehr. Gegenüber dem an Familiengeschlechtern orientierten dynastischen Prinzip vollzieht das Rassenkonzept eine Ausweitung, man könnte sagen eine „partielle Universalisierung“. Alle in die nordische Rassengemeinschaft Einbezogenen können nun beanspruchen, von „edlem Blut“ zu sein und zur Ausübung von Herrschaft prädestiniert. Aber dieses Kriterium selbst, das „Blut“, die „Geburt“, bleibt, wie im aristokratischen Kanon, askriptiv. Es wurzelt in einem naturalisierten biologischen Prinzip. Die Rassenhygiene konstruiert eine neue Art von „Adel“, den sie aus der Hochwertigkeit der Erbanlagen ableitet. Damit erhält das von Elias für das wilhelminische Zeitalter festgehaltene Problem, wie ein Bürger ein Aristokrat werden könne, eine verblüffend simple Lösung. Er ist es schon. Aus der dynastischen Aristokratie wird die Aristokratie der Rasse.

Von der engen Orientierung an den alten Obrigkeiten, den dynastisch-traditionalen Werten des Kaiserreichs löst sich die Rassenhygiene. Allerdings kann sie die Insignien des deutsch-nationalen Gehabes: Kult der Stärke, das Schneidige, die Glorifizierung des Militärischen aufnehmen und zivilgesellschaftlich transformieren. An die neofeudalistischen Wertorientierungen des Wilhelminismus und den ihnen korrespondierenden Stilisierungs- und Habitusformen, wie sie Elias beschreibt, kann auch im neuen Bezugssystem angeknüpft werden. Die „ehernen“ Naturgesetze der Auslese treten an die Stelle der Gesetze der Zivilisation. Der „Prozess der Zivilisation“ (Elias) wird als ein Prozess der Gegenauslese und der Degeneration denunziert. Die „Ausmerzung“, „Ausjätung“ (Ploetz) von allem Schwachen und Minderwertigen erscheint als eine höhere Form von Humanität im Dienste der zukünftigen Rassengemeinschaft. Alle antihumanen, antizivilisatorischen und antimoralischen Wertorientierungen wilhelminischer Bürgerlichkeit können so nahtlos weitergeführt werden, aber in einer scheinbar den Bedürfnissen des 20. Jahrhunderts genügenden naturwissenschaftlichen Sprache.

Für die sozialen und sozialpolitischen Probleme der Weimarer Republik hält die Rassenhygiene einen probaten Lösungsvorschlag bereit. Er besteht in der langfristigen Eliminierung derer, die diese Probleme angeblich verursachen, mit den Instrumenten der Sterilisation, der Stärkung der „Auslese“ und damit der Bekämpfung der „Gegenauslese“. Nur so können die sozialen und ökonomischen Kosten, die die „Minderwertigen“ verursachen, im Rahmen gehalten werden (Weingart et al. 1992, S. 259), Sterilisation ist billiger als Asylierung, sie löst soziale Probleme langfristig. Auch das kommt den Interessen des (Bildungs-) Bürgertums entgegen, wie natürlich alle Maßnahmen der „positiven“ Eugenik bzw. Rassenhygiene (Förderung der Akademikerfamilien usw.).

Zugleich liefert die Rassenhygiene scheinbar schlagende Argumente für die Legitimation des Führungsanspruchs des Bürgertums. Das rassenhygienische Milieu kann sich selbst als gesellschaftlich-politische Avantgarde definieren. Es tritt bereits in der Weimarer Republik und erst recht mit der Machtergreifung der Nationalsozialisten mit einem szientokratischen Sendungsbewusstsein auf, ein Anspruch allerdings, dessen Durchsetzung sich gerade unter den Nationalsozialisten als illusionär erweisen sollte (Weingart et al., S. 142 ff.).

Es wäre so gesehen durchaus die Frage aufzuwerfen, ob man das rassenhygienische Milieu nicht eher als eine Art bürgerliche Fraktion des nationalsozialistischen Lagers verstehen will, denn als Ausdruck der „politischen Verführbarkeit bürgerlichen Geistes" (Plessner). Diese Formel liegt sehr nahe an apologetischen Selbstbeschreibungen dieses Milieus nach 1945: eigentlich den Nationalsozialisten distanziert gegenüber stehend, erliegt es allenfalls für kurze Zeit und aus den Zeitumständen heraus deren Verführungskraft. Angesichts zahlloser Bekenntnisse zu Führer, Volks- und Rassengemeinschaft, lange vor 1933 und durchaus nicht erzwungen, sowie der direkten und indirekten Beteiligung an den Barbarismen der Zwangssterilisation, Vernichtungspolitik und der „Medizin ohne Menschlichkeit" (Mitscherlich) ist aber ihr Realitätsgehalt durchaus fraglich. Hanfried Lenz (2002) schildert in seiner Autobiographie sehr anschaulich die selbstverständlichen und kontinuierlichen sozialen Verbindungen und Beziehungen seiner Familie zu politisch aktiven und bekennenden Nationalsozialisten, auch schon lange vor 1933. Er selbst, wie auch sein jüngerer Bruder Widukind, schlossen sich als Studierende ohne weiteres den entsprechenden Verbänden an (Nationalsozialistischer Deutscher Studentenbund, SA). Auch bei vielen anderen führenden deutschen Rassenhygienikern kann man zu dem Eindruck kommen, dass von vorne herein eine selbstverständliche Offenheit gegenüber der nationalsozialistischen Bewegung bestand.

Zwar stilisiert sich das rassenhygienische Milieu auch im NS-Staat noch als eine den Einseitigkeiten, „Auswüchsen", der Kleinbürgerlichkeit und dem Anti-Individualismus der nationalsozialistischen Bewegung mit einer Attitüde vornehmer Reserve gegenüber stehende Bildungselite. Faktisch fungiert es aber als deren Avantgarde. Seine historische „Leistung" lag in der Transformation der antihumanistischen, antimoralischen und antizivilisatorischen Deutungsmuster der wilhelminischen Gesellschaft in eine Ideologie (Elias 1992, S. 273), die den politischen Bedürfnissen der 1920er und 1930er Jahre entsprach. Das rassenhygienische Milieu stellt der nationalsozialistischen Bewegung ihre ideologische Grammatik und die zugehörigen Deutungsmuster zur Verfügung. Sie hat deren Ausarbeitung, Systematisierung und wissenschaftliche Legitimation geleistet, hat im Sinne von Berger/Luckmann die Institutionalisierung und Routinisierung von deren Wissensstrukturen betrieben, bevor die nationalsozialistische Bewegung überhaupt das politische Feld betrat. Dieses rassenhygienische Deutungssystem konnte an habituell bereits fest verankerte Überzeugungssysteme und Haltungen anknüpfen, die bereits in der wilhelminischen Gesellschaft in Gestalt des von Elias herausgearbeiteten „nationalen Habitus“ (Elias) verankert worden waren. Es war bereits politisch resonanzfähig weit hinein ins Bürgertum, sprach dann aber auch breitere, von den sozioökonomischen Krisen der 1920er und 1930er Jahre weit unmittelbarer betroffene kleinbürgerliche und proletarische Bevölkerungsschichten an.

Elias' Theorie der spezifischen ideologischen Orientierung des wilhelminischen Bürgertums könnte auch eine Erklärung dafür bieten, warum die Ideen des Sozialdarwinismus und der Eugenik, die als solche ja auch in anderen europäischen Ländern und in den USA rezipiert wurden, in Deutschland auf fruchtbareren Boden stießen als anderswo. Nur in Deutschland erfuhren diese Konzepte eine derart systematisierte und so deutlich ideologische (nämlich antisozialistische, antidemokratische und rassistische) Ausformung. Nirgends sonst entfernten sie sich so weit von ihrem naturwissenschaftlichen Kern (Weingart et al., 333 f.; vgl. auch: 113 f.; 317 f.; 632 f.). Diese Ideologien kamen den Bedürfnissen des strukturell gebrochenen Selbstverständnisses gerade des deutschen Bürgertums entgegen. Sie ermöglichten wie gesagt eine Selbstaristokratisierung über die Vorstellung des besseren Erbguts und gaben zugleich den von Elias gerausgearbeiteten antihumanistischen, antizivilisatorischen und antimoralischen Impulsen des 19. Jahrhunderts eine neue, scheinbar „moderne“, zivilgesellschaftlich und „wissenschaftliche“ Form.

2.4 Kontinuität des rassenhygienischen Milieus und der Contergankomplex

Die Kontinuität des rassenhygienischen Milieus und seines Einflusses reicht bis weit in die Geschichte der Bundesrepublik Deutschland hinein. Wie schon zuvor über die Schwelle des ersten Weltkrieges hinweg erfährt es allerdings im (zweiten) Nachkriegsdeutschland eine erhebliche Transformation. Für die Kontinuität des Milieus vom Kaiserreich bis in die Zeit der Bundesrepublik hinein stehen exemplarisch die Personen Fritz Lenz und Otmar von Verschuer. Beide besetzen nach dem zweiten Weltkrieg nochmals Lehrstühle, die jetzt die unverfänglichere Bezeichnung „Humangenetik“ tragen.[7] Mit Widukind Lenz wird 1965 ein Vertreter der Enkelgeneration installiert. Wir werden sehen, dass sich Spuren des Denkens der

[7] Fritz Lenz bekam schon 1946 in Göttingen wieder ein außerordentliches Professorat, Otmar von Verschuer 1951 in Münster. Auch Hans Nachtsheim wurde 1949 wieder Ordinarius für Genetik in Berlin. Eugen Fischer, Jahrgang 1874, wurde 1942 emeritiert, lebt aber noch bis 1967 in Freiburg. Erwin Baur starb bereits 1933.

(Groß-)Väter auch bei ihm noch finden lassen – wie immer abgeblasst und apologetisch reduziert. Auffällig ist jedenfalls die regime- und system-übergreifende Tragfähigkeit des sozialen Kapitals des Milieus bei der Besetzung von beruflichen Positionen, wie die folgende kurze Rekapitulation der Karrierewege der drei Genannten zeigen kann.

Fritz Lenz wird 1923 an der Universität München auf die erste (außerordentliche) Professur für Rassenhygiene in Deutschland berufen (Schmuhl 2005, S. 199). Schon 1931 bringt er in der schon erwähnten Rezension von Hitlers „Mein Kampf" gewisse Sympathien für die nationalsozialistische Bewegung zum Ausdruck. Das führt zu einer „Schlüsselstellung" in dem 1933 von den Nationalsozialisten gebildeten „Sachverständigenbeirat für Bevölkerungs- und Rassenpolitik" (Schmuhl 2005, S. 201). Am 1.10.1933 übernimmt Lenz die Leitung der Abteilung für Eugenik, die er – so Schmuhl (2005, S. 202) – „stillschweigend in Abteilung für Rassenhygiene umbenannte". Bereits anderthalb Monate später wird er zusätzlich auf eine ordentliche Professur für Rassenhygiene an der Medizinischen Fakultät der Berliner Universität berufen. Lenz gehört zum inneren Kreis von Ärzten um den mit der Umsetzung der „Euthanasie" von Hitler persönlich beauftragten ranghöchsten NS-Mediziner Karl Brandt. Nach dem Krieg gelingt ihm eine schnelle Rehabilitation. Mit Wirkung zum 14.7.1949 wird er im schriftlichen Verfahren als „entlastet" entnazifiziert. Er sei Gegner der Zwangssterilisation und der Euthanasie gewesen und habe gerade „die wertvollen intellektuellen und charakterlichen Anlagen der Juden hervorgehoben" (Lenz 2002, S. 248 f.). Bereits 1946 wird er zum planmäßigen außerordentlichen Professor für menschliche Erblichkeitslehre an der Universität Göttingen ernannt (Schmuhl 2005 529; Klee 2013, S. 256). Auf dieser Position bleibt er bis zu seiner Emeritierung 1955/1956.[8]

Otmar von Verschuer, im 1. Weltkrieg u. a. mit dem Eisernen Kreuz ausgezeichnet, ist nach Kriegsende im deutschnationalen „Studentenkorps Marburg" aktiv und an einer Aktion dieser Gruppierung zur Unterstützung des Kapp-Putsches beteiligt. In deren Verlauf kommt es zur Ermordung von 15 Arbeitern in Thüringen (sog. Morde von Mechterstädt). Während seiner Studienzeiten in Freiburg und in München lernt er Eugen Fischer und Fritz Lenz kennen. Eugen Fischer ist Mitverfasser des (ersten Teils des) Lehrbuches, aus dem bereits ausführlich zitiert wurde. Fritz Lenz vermittelt Otmar von Verschuer in den 1920er Jahren in eine Assistenzarztstelle an der Universität in Tübingen. Verschuer beginnt dort, sich mit Zwillingsforschung, seinem späteren Spezialgebiet, zu beschäftigen. Er veröffentlicht Artikel zu Rassenhygiene und Rassenkunde und wird Gründungsmitglied

[8] Klee (2013, S. 367) spricht von einer Pensionierung 1955 und einer „nachträglichen Emeritierung" 1961.

der Deutschen Gesellschaft für Rassenhygiene. Wiederum durch den Anstoß und die Fürsprache von Fritz Lenz kommt Verschuer im Oktober 1927 als Abteilungsleiter für „Menschliche Erblehre" an das neu gegründete „Kaiser-Wilhelm-Institut für Anthropologie, menschliche Erblehre und Eugenik" (KWI-A) (vgl. insgesamt Schmuhl 2005, S. 69–76). Er ist bereits im Vorfeld des NS-Regimes einer der wichtigsten Propagandisten von Rassenhygiene und Eugenik und hält zahllose Vorträge. 1935 wird Verschuer Direktor des Instituts für Erbbiologie und Rassenhygiene in Frankfurt am Main, im Gebäude des von der Gestapo 1933 geschlossenen Institutes für Sozialforschung. Verschuers Abteilung für „Menschliche Erblehre" am KWI-A wird nach seinem Weggang aufgelöst und in Teilen wiederum von Eugen Fischer und Fritz Lenz übernommen.

Verschuer huldigt 1935 dem „Führer" und bezeichnet ihn als „ersten Staatsmann, der die Erkenntnisse der Erbbiologie und Rassenhygiene zu einem bedeutenden Prinzip der Staatsführung" gemacht habe (Klee 2013, S. 639), tritt in dieser Zeit als Verfasser zahlloser antisemitischer und rassenkundlicher Hetzschriften in Erscheinung. Er propagiert als „Erbarzt" und Gerichtsgutachter die Sterilisation, sowie die angebliche Vererbbarkeit aller möglichen Behinderungen, Erkrankungen und Formen sozialer Abweichung (Klee 2012, S. 453). Ab September 1938 ist sein Assistent der berüchtigte Arzt Joseph Mengele, der 1938 bei ihm promoviert. 1940 wird Verschuer Mitherausgeber des „Baur Fischer Lenz".

Verschuer kehrt 1941 zurück nach Berlin und wird Direktor des Kaiser-Wilhelm-Instituts für Anthropologie. Auch er ist 1944 im Wissenschaftlichen Beirat des Bevollmächtigten für das Gesundheitswesen, Karl Brandt, einem der Verantwortlichen für die Durchführung der „Euthanasie"-Morde. Seit 1943 kommt es wieder zu verstärkten Kontakten mit Joseph Mengele (Schmuhl 2005 474 ff.). Im selben Jahr wird dieser im Mai als Lagerarzt nach Auschwitz versetzt. Sehr wahrscheinlich sollte Mengele bei Verschuer habilitieren und baut dazu systematisch eine „Außenstelle des KWI-A" (Massin) im KZ Auschwitz auf. Mengele experimentiert mit Kindern, Zwillingen, Erwachsenen verschiedener ethnischer Herkunft und ist direkt und indirekt an ihrer Ermordung beteiligt. Er hält regelmäßigen Kontakt zu Verschuer und tritt 1943/1944 in ein Forschungsprojekt Verschuers ein. Mengele stellt ihm Blutproben von Auschwitz-Insassen verschiedener „rassischer" Zugehörigkeit aus Auschwitz zur Verfügung.

In einem Grundsatzprogramm des Kaiser-Wilhelm-Instituts von Eugen Fischer im Jahr 1940 verfasst, findet sich bereits das Vorhaben des Aufbaus einer „Erbbiologischen Centralsammlung", in der unter anderen „Früchte und Neugeborene von ein- und zweieiigen Zwillingen", „Organe kindlicher und Erwachsener", „Doppelmißbildungen aller Art", „Früchte, Neugeborene und Organe" verschiedener europäischer und außereuropäischer Rassen", „Früchte, Neugeborene und Organe aus Sippen mit bestimmten erbpathologischen Anlagen“ gesammelt werden sollten (Klee 2012, S. 455 f.). Auch diesen „Bedarf“ des KWI bedient Joseph Mengele. Es werden durch Sektionen von ermordeten Menschen gewonnene „Proben“ an das KWI übersendet (Schmuhl 2005 478 ff., Klee 2013, S. 402) z. B. „Skelette verwachsener Menschen, abgeschnittene Kinderköpfe, abgetriebene Föten, kistenweise Augen“ (Klee 2012, S. 456). Mengele hat nachweislich Menschen an der Rampe von Auschwitz persönlich „selegiert“ und getötet (Klee 2012, S. 471). Für das „seltene und wertvolle Material“ (Weingart et al. 1992, S. 422), die „übersandten seltenen Materialien sprach das Institut Dr. Mengele fast immer seinen tiefsten Dank aus.“ (Schmuhl 2005, S. 479 ff.). Für das KWI waren offenbar auch präparierte Köpfe von Sinti- und Romakindern (Klee 2012, S. 404, 482) bestimmt. Außerdem wurden Präparate von Embryonen nach Berlin geschickt, für die in Auschwitz eine große Zahl von Abtreibungen ausgeführt wurden, wie beteiligte Ärztinnen aussagten (Klee 2012, S. 484 f.).

Verschuer setzt sich kurz vor Kriegsende nach Hessen ab, der „größere Teil des Institutsinventars“ wird dabei ebenfalls in Lastwagen auf seinen Familiensitz Solz bei Bebra transportiert und gelagert (Schmuhl 2005, S. 525 f.). Darunter war auch eine Kiste mit in Formol eingelegten Augenpräparaten von getöteten Sinti und Roma aus Auschwitz. Die Augenpräparate werden 1947 von Verschuer der bereits im Krieg damit befassten Biologin Karin Magnussen ausgehändigt (Klee 2013, S. 360). Verschuer wird bereits am 9. November 1946 als bloßer „Mitläufer“ entnazifiziert: „Die Geldsühne (!) beträgt 600 Mark. Er bezahlt umgehend und bittet um eine Bescheinigung, dass der Beschluss rechtskräftig sei, ‚wenn möglich in dreifacher Ausfertigung‘ “ (Klee 2013, S. 349). Eine Wiedereinsetzung als Professor in Frankfurt gelingt aber nicht. Auch dank der belegten Protektion von Eugen Fischer und Fritz Lenz wird Verschuer 1951 zum Professor und Leiter des Instituts für Humangenetik in Münster ernannt (Dicke 2004, S. 142; Lösch 1997, S. 462 ff.; Kröner 1998, S. 144 ff.). Sowohl die Berufung Verschuers auf den Lehrstuhl für Humangenetik in Münster (1951) als auch die von Widukind Lenz als Nachfolger Verschuers (1965) können als Ergebnis der Einflussnahmen des rassenhygienischen Netzwerkes angesehen werden (vgl. Dicke 2004, S. 142; Lösch 1997, S. 463; Kröner 1998; Harper 2003).

Es wurde bereits dargestellt, dass die von Verschuer geretteten Bestände Teil der Erstausstattung des neu errichteten Instituts in Münster waren. Verschuer ließ das von ihm 1945 nach Nordhessen ausgelagerte Inventar bei seinem Stellenantritt nach Münster bringen. Es ist immerhin im Bereich des Möglichen, dass es sich bei den Präparaten, von denen Günther Cloerkes erzählt, in Teilen um Bestände des KWI gehandelt haben könnte. Die eben geschilderten Umstände und auch die Art der Exponate belegen in jedem Fall, dass die Assoziationen mit „Nazizeit“ und die von

Cloerkes geschilderte affektive Beklemmung durchaus einen sachlich-historischen Anhalt haben.

Otmar von Verschuer baut das Institut in Münster bis zu seiner Emeritierung im Jahr 1965 zum größten humangenetischen Institut der Bundesrepublik aus (Kröner 1998, S. 148). In der Autobiographie seines Münsteraner Mitarbeiters Gerhard Koch (ab 1965 Professor in Erlangen) findet sich eine interessante Charakterisierung Verschuers, ein Beleg am Rande für das Fortwirken einer untergehenden Habitusformation:

> Besucher, die nach der Unterhaltung mit dem Institutsdirektor O. Freiherr von Verschuer auch noch mich aufsuchten, betraten mein Zimmer nicht selten mit dem Ausspruch ‚bei Ihnen im Institut muss es sicherlich sehr militärisch zugehen'. Eine aufrechte Körperhaltung, ein diszipliniertes Verhalten in Ausdruck und Bewegung, eine bei aller Höflichkeit unverkennbar vorhandene kühle Distanz zu seinem Gesprächspartner ließen in der Person von Verschuer's den ehemaligen Berufsoffizier vermuten und erkennen. In großer Übereinstimmung waren die Besucher – in den ersten Nachkriegsjahren überwiegend ehemalige Kriegsteilnehmer – zu diesem Urteil gekommen. (Koch 1993, S. 326)

Gerhard Koch überliefert auch die Umstände der Berufung von Verschuers Nachfolger Widukind Lenz (Koch 1993, S. 360 f.). Es habe zunächst eine Dreierliste gegeben, auf der der Humangenetiker Peter E. Becker an erster Stelle und Widukind Lenz an dritter Stelle stand. Dies änderte sich aufgrund folgender Vorgeschichte. Verschuer war ursprünglich im Herausgebergremium der „Zeitschrift für menschliche Vererbungs- und Konstitutionslehre", dem zentralen deutschen Fachorgan der Genetiker. Anfang der 1960er Jahre verlangten zunehmend in- und ausländische Genetiker vom Springerverlag, Verschuer wegen seiner NS-Verstrickungen abzulösen, was im Jahr 1964 dann auch geschah. Die Zeitschrift nannte sich von da an „Humangenetik" (Weingart et al. 1992, S. 580, sowie Harper 2003). Als nun Verschuer erfuhr, dass Becker, der Erstplatzierte für seine Nachfolge, ebenfalls für seine vorzeitige Ablösung votiert hatte, wurde er ungehalten: „Das war nun aber auch für von Verschuer zuviel der Zumutung und veranlasste ihn zum Handeln. Nicht P. E. Becker sollte auf Platz 1 der Liste stehen und sein Nachfolger werden, sondern Widukind Lenz" (Koch 1993, S. 360). Diese Version wird bestätigt in einem Interview mit dem Humangenetiker Friedrich Vogel (vgl. Harper 2003).

Man muss also konstatieren, dass auch die Berufung Widukind Lenz' ein Ergebnis des Einflusses des alten rassenhygienischen Milieus war. Ausschlaggebend für seine Berufung war, folgt man der Version Kochs und Vogels, dass sich Widukind Lenz loyal gegenüber Verschuer verhalten hatte. Ob im Hintergrund auch sein Vater Fritz Lenz eine Rolle gespielt haben kann, ob Verschuers Unterstützung auch als eine Art Gegenleistung für die Protektion seiner Person durch Fritz Lenz angesehen werden kann, lässt sich nach meinem Kenntnisstand nicht belegen, wäre aber jedenfalls sehr plausibel.

Lenz und Verschuer sind bis in die 1960er Jahre hinein Teil eines „vertikalen und horizontalen Netzwerks" der (ehemaligen) Rassenhygieniker, einer „unsichtbaren Institution", die entscheidenden Einfluss auf die Humangenetik der jungen Bundesrepublik ausübten (Schmuhl 2005, S. 530), sich wechselseitig unterstützten, zum Teil auch politisch entlasteten. Das alte Milieu findet sich schnell wieder zusammen, zunächst unter dem unverfänglicheren Titel der bereits 1942 von dem Tübinger Psychiater Ernst Kretschmer (ebenfalls keineswegs ein unbeschriebenes Blatt) begründeten Gesellschaft für „Konstitutionsforschung", später dann unter dem Titel „Humangenetik". 1950 äußert sich zu dieser Restauration Eugen Fischer wie folgt gegenüber der schon erwähnten Karin Magnussen (die mit von Mengele „gelieferten" Augen von ermordeten Sinti und Roma experimentierte) anlässlich des 2. Kongresses der „Gesellschaft für Konstitutionsforschung" 1952 in Tübingen:

> Es war hocherfreulich, wie unsere Schule Dahlem (gemeint ist das KWI-A), der man so viel am Zeug flickte, wieder an erster Stelle stand! Kein Franzose machte, wie im Jahr zuvor, hämische Bemerkungen über uns Anthropologen, es war gar keiner da. Ich wurde vom Vorsitzenden Kretschmer als Senior der Anthropologen sehr herzlich begrüßt, Verschuer hatte das erste Referat und seine beiden Assistenten Duis und Gerhardt, beides meine Dahlemer Schüler, die beiden ersten Vorträge. Ich wurde dann zum Ehrenmitglied der Gesellschaft ernannt. Also Dahlem blüht wieder! (zit. bei Klee 2001, S. 366)

Widukind Lenz wurden keine konkreten Vorwürfe der Verstrickung in Aktivitäten der NS-Rassenhygiene während des 3. Reichs gemacht. 1919 geboren, studierte er bis 1943 in Tübingen, Berlin und Greifswald und war dann als Arzt bei der Luftwaffe und in Kriegsgefangenenlagern tätig. Allerdings war er Junggruppenführer bei der Hitlerjugend und während des Studiums Mitglied im NS-Studentenbund der SA. Er selbst hält in einem Eintrag von 1941 über sich selbst fest: „Seine Interessen entsprechen dem Arbeitsgebiet des Vaters, nämlich dem rassebiologischen Gebiet." (zit. bei Klee 2001, S. 257).

Es gibt zwei bekannt gewordene Äußerungen von Widukind Lenz, die eine eindeutige Kontinuität zu den Deutungsmustern des rassenhygienischen Milieus aufweisen. Lenz plädiert auf einer Tagung des Forum Philippinum des Marburger Universitätsbundes im Jahr 1969 zum Thema „Genetik und Gesellschaft" für die Sterilisation von „Asozialen" und klinkt sich damit bis in Tonfall und Wortlaut in die Argumentationstradition seines Vaters ein:

> Die Trennung von genetischer und sozialer Indikation ist auch deswegen nicht immer einfach, weil es letztlich auch bei Erbleiden auf die sozialen Konsequenzen ankommt. Ich möchte hier auf die leicht Schwachsinnigen hinweisen, die untereinander heiraten, weil sie keine normal intelligenten Partner finden und keine Familie gründen können, in der verantwortlich Kinder gezeugt und aufgezogen werden können. Wir kennen doch in den Randgebieten der großen Städte die Asozialen-Siedlungen. Hier haben viele Mütter schon vor ihrem dreißigsten Lebensjahr sieben oder acht Kinder, obwohl es ihnen wirtschaftlich schlecht geht und sie mit ihren Kräften dekompensiert sind. Diese Mütter bekommen ihre Kinder nicht nur, weil sie unfähig zur Empfängnisverhütung sind, sondern auch, weil die Familie praktisch vom Kindergeld lebt. Hier, glaube ich, ist die soziale Indikation zur Sterilisation auch eine humane und eugenische. Gerade beim leichten Schwachsinn ist die Homogamie, das Gleich-zu-Gleich-Finden, so ausgeprägt und die Wahrscheinlichkeit einer Wiederholung des gleichen milden Schwachsinns so groß, dass man vielleicht doch das Problem der Sterilisation ansprechen und erwägen sollte. Theoretisch mag es richtig sein, die verschiedenen Indikationen nicht miteinander zu verquicken. Praktisch ist aber die einzig wirksame Hilfe für diese unglücklichen Familien eine Einschränkung der Kinderzahl. (Wendt 1970, S. 138)

In einem Brief an einen Arzt für Kinderheilkunde namens Dr. med. Michael Krins vom 19.11.84, der von der feministisch-militanten Gruppe Rote Zora nach Durchsuchung von Lenz' Büro in Münster der Öffentlichkeit vorgestellt wurde, plädiert Widukind Lenz für die Sterilisation von „mongoloiden Jugendlichen".[9] Ihr sei gegenüber zwei anderen Alternativen der Vorzug zu geben. Die eine Alternative wäre, das Risiko der Zeugung eines Kindes einzugehen, das dann zur Adoption freigegeben werden müsse. Dies schließt Lenz mit dem Argument aus, es verstoße gegen die „Würde als Frau", die Mutter würde dann zur Gebärmaschine degradiert. Die andere Alternative einer Verhinderung sexueller Kontakte „durch Asylierung" sei die „einzig halbwegs vernünftige", scheitere aber am „Reformeifer der Psychiater" (sic! Weber 1989, S. 95). So gesehen sei die Sterilisation die „einzig wirksame Hilfe" für „unglückliche Familien". Sie erscheint als Instrument der Wahrung der Würde und Freiheit.

Die scheinbar in beiden Fällen von Fürsorge getragene Argumentation hinterlässt freilich das Gefühl tiefer Zwiespältigkeit: die Terminologie kommuniziert eine biologische und sozialmoralische Abwertung mit: Schwachsinnige, Asoziale, Mongoloide. Bei jedem Kenner der Diskurse, jedem Leser des „Baur Fischer Lenz" würden die Formulierungen Lenz' unweigerlich die alten rassenhygieni-

[9] „In den meisten Ländern scheint die Sterilisation mongoloider Jugendlicher juristisch und ethisch nicht angefochten zu werden. In der Bundesrepublik hat der Gesetzgeber anscheinend das Problem nicht anzupacken gewagt, weil durch den Mißbrauch in der Nazizeit Argwohn noch verbreitet und eine objektive Würdigung erschwert war." (zit. bei Weber 1989, S. 94).

schen Argumentationsstrukturen aufrufen: „Das erwähnte Kindergeld, von dem die Asozialen leben, führt doch wohl geradewegs zu einer Gegenauslese, ist doch nur Anreiz einer nicht wünschbaren Vermehrung der Minderwertigen. Die Sterilisation ist ja wohl eine Form höherer Humanität, die den Betroffenen selbst das Leben leichter macht und die Gesellschaft von ihresgleichen entlastet. Wenn das Ziel der Verhinderung ihrer Fortpflanzung aber nicht so erreicht werden kann, dann ist ihre Asylierung die andere halbwegs vernünftige Alternative, halbwegs – weil dadurch die Volksgemeinschaft eben mit hohen Kosten belastet wird." Diese Sinnimplikate der Lenzschen Einlassungen entsprechen den Deutungsstrukturen der Rassenhygiene, nur der Tonfall ist wesentlich konziliaoter und auf einer Oberflächenebene „humaner" geworden. Möglicherweise hat auch Günther Cloerkes die unterschwellige Wirksamkeit der alten Diskurse in Widukind Lenzs Äußerungen und in seinem Habitus bemerkt, und möglicherweise erklärt das die Heftigkeit der Aufkündigung seines Dienstverhältnisses und die bis heute wirksame Ambivalenz in der Beurteilung seiner Person.

Wie sehr Widukind Lenz in der Tat einer grundsätzlichen Loyalität zum rassenhygienischen Milieu verhaftet bleibt, zeigen auch seine Beiträge zu dessen „Gedenkkultur". Es ist Widukind Lenz, der im Jahrbuch der Akademie der Wissenschaften und der Literatur 1970 einen Nachruf auf seinen Vorgänger Otmar Freiherr von Verschuer veröffentlicht. Darin werden ausschließlich dessen wissenschaftliche Verdienste unter strikter Auslassung auch nur von Andeutungen seiner Verstrickungen und rassenhygienischen, antisemitischen, rassistischen und eugenischen Lehren gerühmt. Die einzige Stelle, in der eine (sehr!) leise Andeutung und zugleich Umdeutung von Verschuers Engagements anklingt, lautet so:

> In Fragen der Eugenik hat von Verschuer einen vorsichtigen, ausgewogenen und humanen Standpunkt eingenommen, wie er sich aus dem ärztlichen Kontakt mit dem ratsuchenden Patienten und seiner Familie ergibt. (Lenz 1970, S. 61)

Darüber hinaus werden Verschuers christliche und humanistische Gesinnung gelobt und das Bild eines freundlichen väterlichen Förderers gezeichnet:

> Wo er die Grenzen wissenschaftlicher Erkenntnismöglichkeit sah, hat er sich nicht gescheut, seinen Glauben zu bekennen. ... Da für ihn die Natur des Menschen dadurch bestimmt war, dass er Geschöpf Gottes ist, lehnte er alle Spekulationen über eine genetische Manipulation entschieden ab. ... In seiner weltoffenen, verständnisbereiten, gütigen und fürsorglichen Art hat von Verschuer viele Freundschaften geschlossen und treu gehalten, denen mehr als wissenschaftliches Interesse zugrunde lag. (Lenz 1970, S. 61)[10]

[10] Man kommt nicht umhin, hier an die engen Beziehungen zwischen den Familien Lenz und Verschuer zu denken und an die Protektion, die Widukind Lenz selbst zuteil wurde, als es um seine Münsteraner Stelle ging.

Ähnlich apologetisch und zugleich polemisch gegenüber denkbaren kritischeren Haltungen ist die von Widukind Lenz in privatem Kontext gehaltene Rede zum 100. Geburtstag seines Vaters. Sein Bruder druckt sie in seiner Autobiographie ab. Fritz Lenz habe, sagt er, „kein leichtes Leben“ gehabt, zwei Weltkriege habe er erlebt:

> Dabei fällt einem das moderne Schlagwort von der Vergangenheitsbewältigung ein. Dabei handelt es sich... oft um das Heraussuchen verdammenswerter Äußerungen oder Entscheidungen, die als Grundlage einer moralischen Verurteilung dienen. Vor dieser düsteren Folie hebt sich die eigene Vortrefflichkeit wirkungsvoll und strahlend ab. Auf solche pharisäische Weise wollen wir unseren Vater nicht bewältigen. (Lenz 2002, S. 225)

Im zweiten Teil des bereits erwähnten Band „Tödliche Wissenschaft“ von Benno Müller-Hill (Müller-Hill 1984) findet sich eine weitere Äußerung Widukind Lenzs zur Frage der historischen Einordnung der zweiten Generation des rassenhygienischen Milieus. Auf die Frage nach der historischen Schuld Eugen Fischers, Otmar von Verschuers und seines Vaters antwortet er:

> Nirgends vermag ich aus dem, was die drei Genannten geäußert oder geschrieben haben, einen Weg zu dem Hass, Fanatismus und Sadismus zu erkennen, der Auschwitz möglich gemacht hat. (Müller-Hill zit. bei H. Lenz 2002, S. 239 oder engl. Müller-Hill: 114).

Diese Leugnung des Zusammenhangs zwischen der rassenhygienischen Ideologie und dem Nationalsozialismus und offensichtlicher historischer Fakten (wie etwa die Beziehungen zwischen „Dahlem“ und Auschwitz) ist symptomatisch für das Milieu. Ähnliche Beurteilungen gibt es auch von dem ansonsten politisch wesentlich kritischeren Bruder Hanfried (H. Lenz 2002, S. 93). Dieser vertritt in seiner Autobiographie sogar die These (möglicherweise eine Art Familienideologie), Hitler habe das Lebenswerk seines Vaters zerstört, weil dieser nach dem „Missbrauch“ im 3. Reich nun nicht mehr sein Konzept der „aktiven Eugenik“ hätte vertreten können (H. Lenz 2002, S. 79). Diese selbst wird als solche nicht in Frage gestellt.

Widukind Lenz wird in der öffentlichen Wahrnehmung kaum jemals mit dem rassenhygienischen Milieu in Verbindung gebracht. Bis heute steht das Bild eines mutigen Arztes im Vordergrund, der gegen eine mächtige Pharma-Lobby und für die Sache der Contergan-Betroffenen kämpfte: „Herr Lenz hat wie ein Ritter ohne Furcht gehandelt. Tadel mag aus juristischer Sicht innerhalb eines Strafverfahrens möglich und für die Verteidigung unumgänglich sein. Doch mit Herrn Lenz tritt ein Mann auf, der Mut gezeigt hat und der nun nicht nur weiterhin Mut beweist, sondern auch Selbstbeherrschung.“, schreibt Gerhard Mauz 1968 im Spiegel (Spiegel 1934/1968). „Ritter ohne Furcht und Tadel“ ist eine Formel, die auch in dem kurzen Nachruf nach dem Tod Widukind Lenz’ im Jahr 1995 im Spiegel zitiert wird. Wenn *überhaupt* der Name des Vaters fällt, dann wird das Engagement Lenz’ – ohne dass dies durch konkrete Äußerungen belegbar wäre – als Indiz für einen Bruch mit dem Werk des Vaters bis hin zu einer Art „Wiedergutmachung“ von dessen „Sünden“ verbucht.[11] Es spricht aber nichts dafür, dass dies auch von Lenz und seinem Umfeld selbst so gesehen wurde. Widukind und Fritz Lenz haben noch im Jahr 1967 gemeinsame wissenschaftliche Texte verfasst (so H. Lenz 2002, S. 101).

Man braucht nicht Widukind Lenz’ „Rittertum“ bei der Aufdeckung des Contergankomplexes in Frage zu stellen. Es muss aber im Interesse einer realistischen Beurteilung der historischen Kontinuität des Milieus festgehalten werden, dass Lenz’ Positionierung in dieser Hinsicht eine nicht zu übersehende Doppeldeutigkeit bewahrte. Zudem konnten seine Verdienste durchaus auch im Rahmen der alten Deutungsschemata wahrgenommen und gut geheißen werden. Das wird etwa in einem Gespräch Hans-Jochen Luhmanns im Jahre 2000 mit der Gattin Widukind Lenz’ deutlich, wenn diese sich wie folgt äußerte: „Die Entdeckung, dass Contergan die Ursache für die Missbildung ihres Kindes war, befreite viele von der Furcht, Träger einer weiterwirkenden Erbkrankheit zu sein, und eröffnete ihnen einen unbelasteten Kinderwunsch in Zukunft.“ (Luhmann 2000, S. 300). Mit anderen Worten: Contergan wäre – vergleichbar der Versehrtheit der Kriegshelden – eine nach den Maßstäben des alten Milieus „*legitime* Behinderung“, eine Behinderung, die eben nicht auf genetischer Minderwertigkeit beruht.[12]

Widukind Lenz tritt *auch* als Nachlasswahrer seines rassenhygienischen Herkunftsmilieus auf. Er vollzieht keine dezidierte Ablösung, sondern reproduziert die konstitutiven Lebenslügen seines bildungsbürgerlichen Herkunftsmilieus, mit dem Nationalsozialismus im Grunde nichts zu tun gehabt zu haben, obwohl nahezu alle Topoi der rassistischen und biologistischen Bestandteile der nationalsozialistischen

---

[11] So wird Hans-Jochen Luhmann in einem Beitrag des WDR-Fernsehens mit den Worten zitiert: „Für mich ist sein Verhalten ganz klar eine Wiedergutmachung, und zwar genau an der richtigen Stelle.“ (Hallberg 2006, vgl. auch Luhmann 2001, S. 90); auf der Internetseite einer Ärztegemeinschaft findet sich die Formulierung: „Widukind Lenz hat sich damit um gerade jene verdient gemacht, die noch sein eigener Vater im Namen der ‚Rassenhygiene’ hätte beseitigen lassen.“ (http://www.ambulantechirurgie.info/contergan/contergan-iv/index.html).

[12] Auch der Bruder Hanfried Lenz hebt in seiner Autobiographie bei der ersten Erwähnung des Contergankomplexes vor allem darauf ab, dass es sich bei den Conterganschädigungen um „keine der bekannten Erbkrankheiten handelte“ (H. Lenz 2002: 92). Der Humangenetiker Friedrich Vogel zeigte sich irritiert, dass Lenz die Verschuer-Nachfolge antritt, obwohl sein wissenschaftlicher Ruf auf Verdiensten beruhte, die gar nichts mit Genetik zu tun hätten (vgl. Harper 2003).

Ideologie auf seinem Boden entstanden und ausgearbeitet worden waren, obwohl seine Exponenten im NS-Staat die diesbezüglichen akademischen Elitepositionen besetzten und nachweislich in die Netzwerke eingebunden waren, die die deutsche Medizin historisch mit den Verbrechen der sogenannten „Euthanasie" und mit Auschwitz unauflöslich verknüpfen. Dass dieser Einfluss des Milieus auf Widukind Lenz abblasste und Lenz sich habituell vom rassenhygienischen Milieu entfernte in dem Maße, wie sich die zeitliche und sachliche Distanz zu dessen sozialen Konstitutionsbedingungen vergrößerte, braucht man dabei nicht zu bestreiten.

2.5 Kontinuität und Veränderung der Behinderungssemantik

Die Diskussion um die Kontinuität eugenischer, rassehygienischer und nationalsozialistischer Versatzstücke hält – zu Recht – bis heute an. Es bleibt wichtig, sich dieses Ineinander von Kontinuität und Diskontinuität immer wieder zu verdeutlichen, um zu verstehen, wie gefährdet gerade Konzeptualisierungen von Behinderungen in dieser Hinsicht sind.

Günther Cloerkes scheint genau in der Phase der Konstitution seines wissenschaftlichen „Lebensthemas" in diese Problematik verstrickt worden zu sein. Wie immer intuitiv mag er das Fortwirken der alten Wahrnehmungs- und Deutungsschemata am Institut für Humangenetik registriert haben. In dem Erschrecken über die Ausstellung der Präparate mit den „Abnormitäten" klingt das Entsetzen einer ganzen Generation über die Denkbarkeit der Barbarei der Väter und Großväter nach. Der Habitus der Kälte, die Assoziation von Behinderung mit „Minderwertigkeit", die tendenzielle Entmenschlichung, die in dieser Haltung liegt, der perhorreszierende Umgang mit körperlicher Schädigung, in dem der Vorwurf des potentiellen Schädigers mitschwingt, die Brutalität und der Barbarismus, die damit gerechtfertigt werden, begegnen ihm in den Reaktionen wieder, die ihm die Eltern der damals sogenannten „Contergankinder" im Jahr 1974 berichten und die er in seinen Fallbeschreibungen festhält.

> Ein Beispiel ist ein Junge, den ich hier Martin Müller nenne. Seine Schädigung besteht darin, keine Ohrmuscheln zu haben, schwer zu hören, Muskeln oberhalb des Unterkiefers sind gelähmt. Daraus resultieren fehlende Augenrollenbewegungen und fehlender Lidschluss, der Unterkiefer springt etwas zurück. Der begabte Junge besucht, obwohl er wegen seiner Hörstörung erst spät sprechen, schreiben und lesen gelernt hat, ein Gymnasium. Er schreibt als Zwölfjähriger hoch reflektierte Briefe/Tagebücher in einer „sehr gewählten, reifen" Sprache, formuliert beispielsweise: „Mein Leben ist wie ein Flur, alle Türen waren früher zu, da machte ich alles richtig.

> Jetzt sind die Türen offen, ich gehe in die Räume und mache alles falsch." Immer wieder kommt es zu Auseinandersetzungen mit Nachbarskindern, die ihn schikanieren und hänseln. Beispiel: „Martin will sein Gocart aus der Garage holen. Zwei größere Jungen stehen vor dem Tor, so dass er es nicht öffnen kann. Martin wehrt sich. Es kommt zu einer Prügelei. Die Eltern der Jungen gehen daraufhin zu Müllers und beschweren sich über Martin und weisen bei der Gelegenheit darauf hin, dass ‚sowas wohl besser nicht rausgelassen werden sollte.' "Bei einer ähnlichen Episode, bei der es zu einer Auseinandersetzung kommt, weil Nachbarsjungen Martin belästigen, ruft eine andere Mutter aus dem Fenster: „Los, schlag ihn zusammen!". Während eines stationären Aufenthalts des Jungen, bei dem seine Verhaltensstörungen behandelt werden sollen, wird dieser gezwungen, Erbrochenes zu essen. Eine Bekannte der Mutter, die Hebamme ist, äußert ihr gegenüber „wenn ich den Martin geholt hätte < damit ist die Entbindung gemeint, jmk >, hätte er nicht überlebt." Die Eltern äußern Günther Cloerkes gegenüber, „dass die meisten Leute sehr vorurteilsvoll sind und den Martin nicht für lebenswert halten." (sic!) Der Fall demonstriert drastisch, welche Brutalität insbesondere einem Jungen gegenüber zum Einsatz kommt, der sich gegen die Herabsetzungen der anderen wehrt und sich nicht an das Stereotyp bemitleidenswerter Schwäche hält. In einem anderen Fall entdeckt ein größerer blonder Junge im Schulbus, dass er keine Ohren hat, er heizt die anderen Kinder an und alle gröhlen: „Der hat ja keine Ohren." Martin sagt: „Paß auf, dass du nicht auch mal deine Ohren verlierst." Darauf kommt es zu einer Rempelei, Martin wehrt sich, das eskaliert in eine Schlägerei, in deren Verlauf er zusammen geschlagen wird. (Quelle: Aufzeichnungen GC 1974; vgl. auch Cloerkes 1980, S. 434 ff., 452 f., 454).

Ob man sich nun an die Brutalität eines SA-Trupps erinnert fühlt oder das für übertrieben hält: Vernichtungsimpulse werden in den Aufzeichnungen Günther Cloerkes' sowohl auf der symbolischen wie auf der realen Ebene festgehalten. Einen Jugendlichen als „sowas" zu bezeichnen, entmenschlicht ihn in ein Neutrum. Der sowohl von anderen Erwachsenen wie auch Gleichaltrigen ausgehende Sadismus ist dieser Logik inhärent. Auch in anderen Fällen, von denen Günther Cloerkes' Aufzeichnungen berichten, finden sich Hinweise auf die Wirksamkeit des Deutungsschemas vom „lebensunwerten" Leben. Auf der Entbindungsstation sagen „die Schwestern . . . : ‚Wenns doch lieber weg wäre!' ". Auf dem Schulweg sitzt ein Kind eine halbe Stunde hilflos im Schnee und erfriert fast. Eine „nette, alte Dame" kommentiert, als sie eines Kindes ohne Arme ansichtig wird: „Das arme Kind, wie kann es denn überhaupt so leben!" (Aufzeichnungen GC 1974).

Die scheinbar humane Geste des Bedauerns über ein unterstelltes Leiden schlägt unversehens buchstäblich in ein Existenz-Urteil um, beansprucht ein Außenkriterium darüber, ob ein Leben lebenswert sei oder nicht. Im Akt der Einfühlung lauert so der nur wenig verdeckte Vernichtungsimpuls. Die Äußerung der alten Dame zeigt die gleiche Sinn-Struktur vorgeblich „höherer" oder „eigentlicher" Humanität, die in der Rassenhygiene eine ständige Begleit- oder Decksemantik zu auf Leib und Leben Anderer abzielenden Maßnahmen bildet: Sterilisation und

Euthanasie entsprächen im Grunde genommen ja dem wohlverstandenen Interesse der Betroffenen, verminderten unter dem Strich menschliches Leid. Nicht selten werden die auf die rassenhygienischen und nationalsozialistischen Hintergründe hinweisenden Implikationen auch ausdrücklich. „Das wäre unter Adolf Hitler nicht möglich gewesen. Solche Kinder hätte man damals nicht leben lassen" ist ein Formulierungsklischee der 1960er und 1970er Jahre (Cloerkes 1980, S. 454).

Die amerikanische Historikerin und Kulturwissenschaftlerin Carol Poore verweist in ihrem Buch „Disability in Twentieth-Century German Culture" darauf, dass etwa 2200 der 5000 von Thalidomidschädigungen betroffenen Kinder kurz nach der Geburt verstarben, zum Teil, ohne dass die Ursache dafür dokumentiert worden wäre, und dies vielfach den Verdacht passiver oder aktiver „Euthanasie" nahe gelegt habe (Poore 2007, S. 182). Ob dies der Wahrheit entspricht oder nicht, ist kaum mehr überprüfbar. Allein der Verdacht ist aber ein Beleg dafür, wie sehr das Thema Contergan in der jungen Bundesrepublik eine gesellschaftliche Selbstvergewisserung über Kontinuitäten wie auch Brüche mit den im Nationalsozialismus dominierenden Deutungen von Behinderung katalysierte (Poore 2007, S. 82).

Das Ineinander von Altem und Neuem wird auch in der medialen Berichterstattung Anfang der 1960er Jahre deutlich. Eine der ersten Schlagzeilen der „Bild"-Zeitung zum Conterganskomplex im Jahr 1961 lautete: „*Mißgeburten* durch Schlaftabletten". Eine direkte Anknüpfung an die nationalsozialistische Gleichsetzung von Behinderung und Krankheit findet sich in der „Bild"-Schlagzeile vom 11.4.1962: „3000 Babys für immer krank. Ein Schlafmittel schuld an ihrem Schicksal." In der gleichen Ausgabe im Inneren der Zeitung heißt es: „Man nennt sie ‚Contergan-Babys'. 3000 Kinder sind Krüppel! Ärzte sprechen von einer Katastrophe."

Die Zusammenstellung von Vorder- und Hintersatz suggeriert, der Begriff „Contergan-Baby" verharmlose den Sachverhalt, den die Bildzeitung bei ihrem wahren Namen nenne, nämlich mit dem diskriminierenden Ausdruck „Krüppel", der ja in der rassenhygienischen Semantik gang und gäbe war. Der Artikel transportiert aber zugleich eine Perspektive, die über die Figur des bemitleidens-, aber eben im Grunde nicht „lebenswerten Lebens" hinaus führt: „Den 3 000 Kindern muss sofort geholfen werden. Sie dürfen keine Almosenempfänger werden. Gerade sie haben ein Recht zum Leben, einen Anspruch auf ein menschenwürdiges Dasein." Damit werden zum einen Artikel 1 und 2 des Grundgesetzes aufgerufen, die in der Tat die entscheidenden rechtlichen Gegenimpulse gegen rassenhygienische Denkmuster und die NS-Ideologie insgesamt darstellen. Zum anderen aber wird durchaus ein Prinzip der Sozialstaatlichkeit ins Spiel gebracht („keine Almosenempfänger"), also einer Form der Hilfe, die nicht auf „Mitleid", sondern auf einem Rechtsanspruch beruhte. In der Folge wird in der selben doppeldeutigen Logik formuliert: „BILD aber fordert schon heute: Diese Kinder dürfen nicht zu Ausgestoßenen unserer Gesellschaft werden. Gerade ihnen gebührt unsere ganze Liebe, die vollkommene Fürsorge des Staates. Kümmert Euch um die bedauernswerten Opfer!" Auch diese Stelle zeigt, wie sehr die alten und neuen Deutungsmuster in dieser Zeit miteinander amalgamiert sind.

Über Jahrzehnte hinweg wird eine Mitleids-Ideologie den hegemonialen öffentlichen Diskurs um Behinderung dominieren. Sie erfährt ihre mediale Ritualisierung in Gestalt der 1964 vom ZDF ins Leben gerufen „Aktion Sorgenkind", die aus Einnahmen der Fernsehlotterie anfangs vor allem thalidomidgeschädigte Kinder, später behinderte Menschen generell unterstützt. Ernst Klee schreibt:

> Zugunsten ‚unserer Sorgenkinder' hüpfen Ballettschulen, posaunen Blasorchester, sammelt die Feuerwehr, trällern und orgeln Minister, in bester Absicht, des Sammelerfolges und des Renommees wegen (warum auch nicht). Der gute Zweck heiligt die Mittel, und unzählige Millionen sind auch eingegangen und in Heime und Sonderschulen investiert worden. Die Bespendeten hegen manchmal zaghaft Zweifel, wie die Spastikerin Christel Schmeier an die Aktion Sorgenkind schrieb: „Wollen Sie die Behinderten mit diesem schönen Wort ‚Sorgenkind' diskriminieren? Was man mit diesem Wort Sorgenkind anrichten kann, ist Ihnen wohl nicht bewusst, nämlich, dass wir Erwachsenen nicht voll akzeptiert und immer wie Kinder behandelt werden. Ein schöner Erfolg für Sie. – Leider. (Klee 1975, S. 37)

Ernst Klee, der auf seltene Weise politisches Engagement, journalistische Professionalität und wissenschaftliche Akribie in der Aufarbeitung der NS-Geschichte verbindet, ist zugleich einer der profiliertesten Kritiker der dahinterstehenden Haltung:

> Mitleid demütigt den Menschen. Wer sich lediglich zur lieben Weihnachtszeit für die Wohltaten der Wohlgelittenen bereithalten darf, erfährt seinen Stellenwert als Minderwertiger. Mitleid tötet. Mag das Wort auch ursprünglich von Mit-Leiden kommen, so ist es längst abgeglitten in den Schwulst zur Schau gestellter Barmherzigkeit." „Im Mitleid steckt nicht nur Überheblichkeit, sondern auch die Verachtung gegenüber den Unbrauchbaren, denen eben nur noch Mitleid entgegengebracht wird. Mitleid ist ein Todesurteil. Denn Mitleid tötet. (Klee 1980, S. 118)

Ernst Klee spielt damit auf das auch von Klaus Dörner (Dörner 2007) so genannte „tödliche Mitleid" an, jene Figur, deren Kultivierung und politische Ausarbeitung die zweifelhafte Errungenschaft des rassenhygienischen bildungsbürgerlichen Milieus war. Ernst Klee kämpft dagegen zusammen mit den Aktivisten der Behindertenbewegung der 1970er und 1980er Jahre auf der Ebene politischer Aktionen, auf der Ebene der Publizistik und in der Aufdeckung der historischen Zusammenhänge an. Es ist das Thema einer ganzen Generation und zugleich eine Abrechnung mit der vorangegangen Generation. Carol Poore, die amerikanische Germanistin, Kulturwissenschaftlerin und Historikerin, die in den 1970er Jahren in der Bundesrepublik studiert, erfährt diese Form entwertender Barmherzigkeit, die ihr damals als Rollstuhlfahrerin entgegen gebracht werden. Sie dokumentieren sich in einem Angestarrtwerden vor allem durch ältere Menschen, in respektlosen Fragen und in Formen herablassender Demütigung und Abwertung, die als Hilfe verkleidet wird:

> It was also new to me that strangers tried now and then, sometimes almost aggressivily, to give me money (ten pfennigs or so). Strangely, they seamed not to register at all the fact that I was wearing nice clothes and often carrying a student's book bag – that is, I did not look like an indigent person. (Poore 2007: 329 f.)

Auch in vielen anderen Berichten behinderter Menschen, in Glossen und Randbemerkungen von Ernst Klee werden fast identische Begebenheiten überliefert. Es ist insofern kein Zufall, sondern ein Reflex gesellschaftlicher Erfahrung, dass die Kritik an dieser Form von entwertendem Mitleid auch einen integralen Bestandteil der soziologischen Analyse von Günther Cloerkes darstellt, der einmal formulierte: „Mitleid ist in eine sozial akzeptierte Form überführter Hass und Aggression." (vgl. Abschnitte 3.2 und 4.4 in diesem Band, Cloerkes 1980, S. 458 ff.; Cloerkes 2007, S. 141 ff.).

Die andere Seite dieser mitleidigen Handlungen sind rüde Ausgrenzungsreaktionen an öffentlichen Plätzen, in Postämtern, in kulturellen Einrichtungen, dort, wo man offenbar den Eindruck hatte, dass da behinderte Leute nicht „hin gehören":

> Loving music and excited about going to the opera for the first time, I immediatley discovered the National Theatre in Munich and wanted to take advantage of the inexpensive student tickets. One evening when I went with a German acquaintance, the cashier at the box office first refused to sell me a ticket, saying that I would dlsturb (stören) the people seated around me. I argued with him, and he finally sold me the ticket. My German acquaintance thanked him for being so accommodating, and I was angry with her for acting in what I considered to be a servile way. She tried to explain by saying to me: ‚You think you have rights, and people don't expect that from the handicapped.' (Poore 2007, S. 330)

Der politische Prozess der Durchsetzung dieser Rechte, der Inklusion und Integration behinderter Menschen in die alltäglichen Lebensvollzüge einer Gesellschaft dauert bekanntlich bis heute an. Auch die diesem Prozess teils voraus gehenden, teils hinter her eilenden Veränderungen der gesellschaftlichen Semantik setzten in den Nachkriegsjahrzehnten ein und waren mühsam genug. Ein gutes Beispiel ist die schon früh einsetzende Kritik an der Bezeichnung der ursprünglich für die

„Conterganopfer" eingerichteten „Aktion Sorgenkind". Auch dafür stehen Namen von Aktivisten wie Gusti Steiner und Ernst Klee. Erst an der Schwelle zum neuen Jahrhundert oder Jahrtausend, nämlich am 1. März 2000, wird aus der „Aktion Sorgenkind" die „Aktion Mensch". Noch in dieser Umbenennung kommt eine in sich ambivalente Reminiszenz an die NS-Zeit zum Tragen. Die Bezeichnung gesteht ein, es könne soziohistorische Konstellationen geben, in denen zum Ausdruck gebracht werden muss, dass behinderte Menschen – Menschen sind. Dem haftet selbst noch etwas von der Herablassung der Inanspruchnahme einer Position der „Vollwertigkeit" an (Mürner/Sierck 2012, S 128), von der aus andere zum Gegenstand einer „Anerkennung" werden.

Zum Glück mischen sich die ehemaligen „Sorgenkinder" selbst in die Diskurse ein und weiten die Felder ihrer Normalisierung und öffentlichen Perspektivendefinition ständig aus, wie das Beispiel des 2009 erschienenen Filmes und dazugehörigen Buches des thalidomidgeschädigten Regisseurs Niko von Glasow mit dem bezeichnenden Titel „NoBody's Perfect" zeigt: „Auf der Suche nach zwölf durch Contergan geschädigten Menschen, die bereit sind, sich nackt fotografieren zu lassen, entdeckt er faszinierende Persönlichkeiten, die in so anspruchsvollen Berufsfeldern wie Politik, Medien, Sport, Astrophysik oder Schauspiel arbeiten und gelernt haben, mit ihrer Behinderung eine beeindruckende ‚Normalität' zu leben."[13]

2.6 Schluss

Günther Cloerkes' Person und Werk sind biographisch und wissenschaftlich mit diesem Prozess der gesellschaftlichen Entstigmatisierung von Behinderung aufs Engste verknüpft. Das sollte diese ausführliche Recherche belegen. Ihren Ausgangspunkt bildete eine für sich genommene unauffällige biographische Reminiszenz, in der sich aber zugleich denkbar widersprüchlichste soziohistorische Schwerelinien kreuzten: die Emanzipation behinderter Menschen in einem sozialen Rechtsstaat und die historische Wirklichkeit ihrer physischen Vernichtung durch die Nicht-Behinderten. Der Ort, von dem her das wissenschaftliche Interesse Günther Cloerkes seinen Ausgang nahm, deckt das von sich aus auf, wenn man nur den historischen Verweisungen der Namen und Sachen folgt. Cloerkes verortet seine wissenschaftlichen Anfangsimpulse in den Fluren des Münsteraner Instituts, in der Konfrontation mit Widukind Lenz und in der Auseinandersetzung mit

[13] Internet-Quelle: http://www.nobodysperfect-film.de/de/filminfo.html, abgerufen 16.9.2013.

den Reaktionen der damaligen bundesrepublikanischen Gesellschaft auf die thalidomidgeschädigten Kinder. Damit nimmt seine Arbeit aber objektiv auch ihren Ausgangspunkt von Reminiszenzen an ein Milieu, das einen erheblichen Teil der politischen Mitverantwortung für die schlimmsten Verbrechen trägt, die Menschen anderen Menschen angetan haben.

Günther Cloerkes entfaltet diesen Impuls nicht als Auseinandersetzung mit der nationalsozialistischen Vergangenheit; er trägt auf ganz andere Weise zur „Entnazifizierung“ der Diskurse bei, wie zum Beispiel Ernst Klee. Während dieser neben seinen politischen Aktionen den Weg einer konsequenten historischen Aufarbeitung geht, setzt Günther Cloerkes auf eine andere Art von „Befreiung“. Er rezipiert akribisch wie sonst niemand in Europa die amerikanische soziologische und sozialpsychologische Literatur: Erving Goffman, Gordon W. Allport, Beatrice A. Wright, Talcott Parsons, Eliot Freidson, Constantina Safilios-Rothschild und viele andere und benutzt sie zu einer sorgfältigen Analyse der „sozialen Reaktionen“ auf Behinderung und auf behinderte Menschen. Diese Analyse wird dann in den Neunzigerjahren zum Ausgangspunkt einer Lehrgestalt der Soziologie der Behinderten und der Behinderung (Cloerkes 2007). In der Argumentationsfigur der „sozialen Reaktion“ schließt Günther Cloerkes an den Symbolischen Interaktionismus und damit an die Tradition des amerikanischen Pragmatismus an, für den u. a. Namen wie John Dewey und G. H. Mead stehen. In der Anknüpfung an diese durch und durch demokratische Tradition vollzieht sich im Feld der deutschen Sozialwissenschaft auch eine Rehabilitierung eines wie immer skeptisch gebrochenen humanistischen Erbes.

In der Frage der gesellschaftlichen Deutungen der Behinderung von Menschen und in den „sozialen“ Reaktionen auf sie liegt seitdem ein zentraler Prüfstein für jenen Prozess der Zivilisation, den Norbert Elias ohne jedes Pathos mit allen seinen Rückschlägen beschreibt. Die Ideologeme des hier rassenhygienisch genannten Milieus, Resultat einer beschädigten Bürgerlichkeit, sind so ein Rückschlag. Das Problem der gesellschaftlichen Reaktion auf Behinderung ist, wie Günther Cloerkes herausarbeiten wird, ein Universelles. Man muss hinzufügen: wenngleich es sich nirgendwo so zugespitzt hat wie unter den krisenhaften soziohistorischen Bedingungen der Entwicklung der deutschen Gesellschaft im 19. und 20. Jahrhundert. Die Antworten auf dieses universellen Probleme sind demzufolge selbst nicht universell. Dies zu verstehen, ist eines der Ziele der wissenschaftlichen Auseinandersetzung der Soziologie mit dem Thema Behinderung. In genau demselben Jahr, 1972, in dem Günther Cloerkes mit dem Thema konfrontiert wird, erscheint, herausgegeben von Walter Thimm, ein Band mit dem Titel „Soziologie der Behinderten“. In ihm formuliert Christian von Ferber erstmals in Deutschland dieses wissenschaftliche Programm. Behinderung soll nicht von der Biologie her verstanden werden, sondern: „Die Rede vom behinderten Menschen meint eine spezifische Situation, in der diese Menschen zur Gesellschaft stehen. (. . .) Die Kategorie der Behinderung stellt auf die gesellschaftliche Teilhabe dieser Menschen ab.“ (Ferber 1972, S. 31). Damit ist etwas ausgesprochen, was erst jetzt, am Anfang des 21. Jahrhunderts, zum selbstverständlichen Bestandteil gesellschaftlicher, rechtlicher, bildungs- und sozialpolitischer Diskurse zu werden beginnt.

Literatur

Cloerkes, G. (1980). *Einstellung und Verhalten gegenüber Körperbehinderten* (2. Aufl.). Berlin: Marhold.

Cloerkes, G. (2007). *Soziologie der Behinderten*. Heidelberg: Winter: Eine Einführung (3. Aufl.). Unter Mitwirkung von Kai Felkendorff und Reinhard Markowetz.

Dicke, J. N. (2004). *Eugenik und Rassenhygiene in Münster zwischen 1918 und 1939*. Berlin: Weißensee.

Dörner, K. (2007). Tödliches Mitleid. Zur Sozialen Frage der Unerträglichkeit des Lebens. Mit Beiträgen von Fredi Saal (1988) und Rudolf Kraemer (1933). Neumünster (Paranus).

Elias, N. (1992). *Studien über die Deutschen. Machtkämpfe und Habitusentwicklung im 19. und 20. Jahrhundert*. Frankfurt a. M.: Suhrkamp.

von Ferber, C. (1972). Der behinderte Mensch und die Gesellschaft. In W. Thimm (Hrsg.), *Soziologie der Behinderten* (S. 30–41). Materialien. Neuburgweier: Schindele.

Goffman, E. (1975). *Stigma. Über Techniken der Bewältigung beschädigter Identität*. Frankfurt a. M.: Suhrkamp.

Hallberg, S. (2006). Portrait über Widukind Lenz. Der Mann, der Contergan stoppte. WDR 2006 Internetressource: http://www1.wdr.de/themen/archiv/sp_contergan/contergan156.html. Zugegriffen: 21. Sept. 2013.

Harper, P. (2003). Interview with Professor Friedrich Vogel, 17th December 2003, Internetressource: http://www.genmedhist.info/interviews/Vogel. Zugegriffen: 18. Sept 2013.

Jünger, E. (1922). *Der Kampf als inneres Erlebnis*. Berlin: Mittler.

Klee, E. (1975). Rent A Spasti? In DIE ZEIT Vol. 52 - 19.10.1975: 37; Internetressource: http://www.zeit.de/1975/52/rent-a-spasti.

Klee, E. (1980). *Behindert. Ein kritisches Handbuch*. Frankfurt a. M.: Fischer.

Klee, E. (2001). *Deutsche Medizin im Dritten Reich. Karrieren vor und nach 1945* (2. Aufl.). Frankfurt a. M.: Fischer.

Klee, E. (2010). *‚Euthanasie‘ im Dritten Reich. Die ‚Vernichtung lebensunwerten Lebens‘*. Frankfurt a. M.: Fischer.

Klee, E. (2012). *Auschwitz, die NS-Medizin und ihre Opfer* (5. Aufl.). Frankfurt a. M.: Fischer.

Klee, E. (2013). *Das Personenlexikon zum Dritten Reich. Wer war was vor und nach 1945* (4. Aufl.). Frankfurt a. M.: Fischer.

Koch, G. (1993). *Humangenetik und Neuro-Psychiatrie in meiner Zeit (1932–1978)*. Jahre der Entscheidung. Erlangen: Palm & Enke.

Kröner, H.-P. (1998). *Von der Rassenhygiene zur Humangenetik. Das Kaiser-Wilhelm-Institut für Anthropologie, menschliche Erblehre und Eugenik nach dem Kriege*. Stuttgart: Gustav Fischer.

Lenz, Fritz (1921/1931). Menschliche Auslese und Rassenhygiene (Eugenik). In von E. Baur, E. Fischer, & F. Lenz (Hrsg.), *Menschliche Erblichkeitslehre und Rassenhygiene* (Bd. II, 4. Aufl.). München: Lehmanns.

Lenz, H. (2002). *Mehr Glück als Verstand. Erinnerungen von Hanfried Lenz.* Norderstedt: Books on Demand.

Lenz, W. (1970). Nachruf auf Otmar Freiherr von Verschuer. In Jahrbuch der Akademie der Wissenschaften und der Literatur (S. 60–79). Mainz: Akademie der Wissenschaften.

Lösch, N. C. (1997). *Rasse als Konstrukt. Leben und Werk Eugen Fischers.* Frankfurt a. M.: Eur. Hochschulschriften.

Luhmann, H.-J. (2000). Die Contergan-Katastrophe revisited - Ein Lehrstück vom Beitrag der Wissenschaft zur gesellschaftlichen Blindheit. *Umweltmedizin in Forschung und Praxis, 5,* 295–300.

Luhmann, H.-J. (2001). *Die Blindheit der Gesellschaft. Filter der Risikowahrnehmung.* München: Gerling.

Massin, B. (2003). Rasse und Vererbung als Beruf. Die Hauptforschungsrichtungen am Kaiser-Wilhelm-Institut für Anthropologie, menschliche Erblehre und Eugenik im Nationalsozialismus. In H.-W. Schmuhl (Hrsg.), *Rassenforschung an Kaiser-Wilhelm-Instituten vor und nach 1933* (S. 191–244). Göttingen: Wallstein.

Müller-Hill, B. (1988). *Tödliche Wissenschaft. Die Aussonderung von Juden, Zigeunern und Geisteskranken, 1933-1945.* Hamburg: Rowohlt; (1984 S. 121–127; engl. Murderous science. Elimination by scientific selection of Jews, Gypsies, and others, Germany 1933–1945). Oxford: Oxford University Press.

Mürner, C., & Sierck, U. (2012). *Behinderung. Chronik eines Jahrhunderts.* Weinheim: Beltz.

Plessner, H. (1974). *Die verspätete Nation. Über die politische Verführbarkeit bürgerlichen Geistes.* Frankfurt a. M.: Suhrkamp.

Ploetz, A. (1895). *Grundlinien einer Rassenhygiene. Die Tüchtigkeit unser Rasse und der Schutz der Schwachen. Ein Versuch über Rassenhygiene und ihr Verhältnis zu den humanen Idealen, besonders zum Socialismus.* Berlin: Fischer.

Poore, C. (2007). *Disability in twentieth-century German culture.* Ann Arbor: University of Michigan Press.

Schmuhl, H.-W. (2005). *Grenzüberschreitungen. Das Kaiser-Wilhelm-Institut für Anthropologie, menschliche Erblehre und Eugenik 1927–1945.* Göttingen: Wallstein.

Schmuhl, H. W. (2010). Exklusion und Inklusion durch Sprache – zur Geschichte des Begriffs Behinderung. Berlin: IMEW.

Schmuhl, H.-W. (2011). Eugenik und Rassenanthropologie. In R. Jütte et al. (Hrsg.), *Medizin und Nationalsozialismus. Bilanz und Perspektiven der Forschung.* Göttingen: Wallstein.

Waldschmidt, A. (2011). Symbolische Gewalt, Normalisierungsdispositiv und/oder Stigma? Soziologie der Behinderung im Anschluss an Goffman, Foucault und Bourdieu. *Österreichische Zeitschrift für Soziologie, 36,* 89–106.

Weber, K. (1989). Humangenetik. Die scheinbare Neutralität von Lehrbüchern. *Psychologie und Gesellschaftskritik, 13/3,* 89–96.

Weingart, P., Kroll, J., & Bayertz, K. (1992). *Rasse. Blut und Gene. Geschichte der Eugenik und Rassenhygiene in Deutschland.* Frankfurt a. M.: Suhrkamp.

Wendt, G. G. (Hrsg.). (1970). *Genetik und Gesellschaft. Marburger Forum Philippinum.* Stuttgart: Wissenschaftliche Verlagsgesellschaft.

„Nicht in der Spur" – Erfahrungen und Analysen über Behinderung aus sieben Jahrzehnten

3

Günther Cloerkes, Kai Felkendorff und Jörg Michael Kastl

3.1 Erstes Gespräch: Konstitution eines disziplinären Interesses

Dein Name ist unweigerlich verknüpft mit einer disziplinären Bezeichnung – Soziologie der Behinderten. Wie kamst du eigentlich zu dieser Disziplin oder umgekehrt: Wie kam die zu dir?[1]

Ja okay, das ist eine persönliche Geschichte. Zunächst mal wollte ich etwas ganz anderes machen und studieren, nämlich Wirtschaftswissenschaften. Damit habe ich auch begonnen und hab dann sehr bald festgestellt, dass mir das nicht liegt. Einerseits kam ich nicht klar wegen der vielen Zahlen. Zu denen hatte ich immer ein schlechtes Verhältnis, seit der Schule schon. Zum Zweiten wegen der kapitalistischen Prägung des Ganzen. Irgendwie regte sich da Widerstand.

[1] Nicht weiter mit einem Namenskürzel ergänzte Fragen wurden von Kai Felkendorff (KF) oder Jörg Michael Kastl (jmk) gestellt. Im vierten Gespräch werden Fragen und Beiträge konsequent namentlich ausgewiesen, da sich hier überwiegend eine Diskussion zwischen Dreien ergab.

G. Cloerkes (✉)
Heidelberg, Deutschland
E-Mail: dr.cloerkes@web.de

K. Felkendorff
Zürich, Schweiz
E-Mail: kai.felkendorff@phzh.ch

J. M. Kastl
Reutlingen, Deutschland
E-Mail: kastl@ph-ludwigsburg.de

J. M. Kastl, K. Felkendorff (Hrsg.), *Behinderung, Soziologie und gesellschaftliche Erfahrung,* DOI 10.1007/978-3-658-05018-4_3,

Wie bist Du überhaupt auf Wirtschaftswissenschaften gekommen?

Das lag an meinem Cousin, der ist Betriebswirt und hat in Köln studiert, als ich Abitur gemacht habe. Er war mein Vorbild, in jeder Hinsicht. Er meinte immer, wenn man es erst einmal geschafft hat, dann sitzt erst im Vorzimmer eine Sekretärin, an der die Leute vorbei müssen, und dann vor deinem eigentlichen Büro noch mal eine Chefsekretärin – und selbst der kann man dann immer noch sagen: „Jetzt keinen Besuch, ich arbeite und möchte nicht gestört werden." Das hat mich beeindruckt. Das war natürlich ziemlich dumm, aber damals auch nicht ungewöhnlich. Viele Klassenkameraden haben das auch gewählt. Wirtschaft war damals das ganz große Ding.

Aber nach dem zweiten Semester war für mich klar, dass das nicht geht. Soziologie war in Köln ein Beifach der Wirtschaftswissenschaften, dort entdeckte ich die Soziologie und lernte wichtige Professoren kennen, z. B. René König, Erwin Scheuch und Leopold von Wiese. Ich bin dann 1967 nach Münster gewechselt und hab mir gesagt: „Gut, dann machst du's andersrum." Dann habe ich Soziologie studiert, aber auch Psychologie. Ich kam immer mehr von den großen Zusammenhängen – Volkswirtschaftslehre, Makrosoziologie – auf den Menschen und mich interessierte dann sehr stark das sozialpsychologische Moment, der Zusammenhang zwischen Gesellschaft und Individuum. Das zeigte sich ja dann auch später, als ich mein Dissertationsprojekt mit Fallstudien über Contergan-Betroffene begann, in meinem Interesse für die Interaktion zwischen Menschen und der Vernachlässigung von Institutionen. Für mich war zum Beispiel immer die Frage interessanter, warum ein Busfahrer ein Mädchen ohne Beine im Schnee sitzen lässt, als die Frage, wie es überhaupt zum Contergan-Skandal kommen konnte und ob da die staatliche Kontrolle versagt hat. Dieses Interesse war bei mir schon im Studium sichtbar. Wie funktionieren unterschiedliche Menschen unter den relativ einheitlichen Bedingungen einer Gesellschaft? Das hat mich interessiert. Dann war ich sehr schnell bei dem Punkt: Einige kommen nicht klar damit. „Neben der Spur laufen" – das war mein Interesse, Menschen, bei denen man halt nicht so genau weiß, was ist jetzt?

Ich hatte mich zum Beispiel beworben in Hannover bei einem Kriminologen, in dessen Institut gab es ein Projekt über Drogenabhängige. Das hat dann nicht geklappt. Aber das hätte ich gerne gemacht. Ob das dann wirklich das Richtige gewesen wäre, das weiß man in dieser Orientierungsphase natürlich nicht. Bei dem Thema „Contergan" dann, da wusste ich es. Das war sicher auch geprägt durch meine Erfahrungen mit der eigenen Behinderung, die ich seit der Kindheit hatte, zu der Zeit aber kaum als Handicap empfunden habe. Aber die Erinnerungen waren da und ich wusste, worum es geht.

Wie kamst du denn zu dem Thema „Contergan" und damit zu dem Thema „Behinderung"?

Ich lebte damals in Münster mit meiner Verlobten und ab 1970 Ehefrau zusammen in einer Wohnung, und sie war als Grafikerin im Institut für Humangenetik in Münster beschäftigt. Statistiken, die damals ja nicht mit dem Computer zu machen waren, mussten gezeichnet werden. Sie hat da gearbeitet und war ziemlich nah dran an Professor Widukind Lenz.

Hintergrund

Lebensdaten zu Widukind Lenz

„Lenz, Widukind, genannt Wido. Genetiker. *4.2.1919 Eichenau in Oberbayern als Sohn von Fritz Lenz, Junggruppenführer HJ, NS-Studentenbund, SA: ‚Eine Überweisung zur SS scheiterte am Widerstand von Seiten der SA.' (Lenz-Lebenslauf vom 12.6.1941, BDC). 1954 Assistent der Universitätskinderklinik Hamburg. 1958 Dozent, Entdecker des Contergan als Ursache von Behinderungen. 1962 Lehrstuhl und Leiter des Instituts für Humangenetik Hamburg. 1965–1984 als Nachfolger Verschuers Leiter des Instituts für Humangenetik in Münster. † 25.2.1995." (*Ernst Klee: Das Personenlexikon zum Dritten Reich. Wer war was vor und nach 1945. Frankfurt a. M. (Fischer, 3. Aufl.) 2013, S. 367*).

Ich kannte das Institut, hab sie da manchmal abgeholt. Wenn man da dann durch die Gänge ging, waren die voller Schaukästen, wie man sie aus der Nazizeit kennt. Die haben Kinder, Föten, meistens Fehlgeburten ausgestellt, eingelegt in Gläser. Von meiner späteren Frau wusste ich, dass die Ärzte, die an dem Institut beschäftigt waren, das alles toll fanden. Sie hat mir berichtet, dass die manchmal lange davor standen. Das waren sogenannte „Abnormitäten" in Gläsern. Und sie haben dann darüber diskutiert, ein Expertengespräch gemacht, sie waren Feuer und Flamme. Ich bin damals durch diese Gänge gegangen und ich weiß es ganz genau, ich konnte nicht hingucken, ich wollte es nicht sehen, es war fast eine Art körperliches Entsetzen, ohne zu wissen, was ist da der Hintergrund.

Wenn man da so mit soziologischer Prägung durchging, dachte man: „Wo bin ich hier hin geraten? Was ist denn das hier überhaupt für ein Laden?". Meine Frau erzählte, dass alle Termine abgesagt wurden, wenn besonders „krasse Fälle" vorgestellt werden sollten. Alle Ärzte mussten alles stehen und liegen lassen und diesen besonderen Fall dokumentieren. Meine Frau war ja Zeichnerin, sie musste das zeichnen und hat mir auch berichtet, wie die manchmal regelrecht in Entzückung gerieten: „toller Fall" und so. Bei mir baute sich schon da eine Ambivalenz auf. Später dann hatte ich diese Bilder wieder vor Augen und dann reihte sich das für mich zu einer Art Feindbild zusammen. Vielleicht habe ich eher untergründig die Nazimedizin assoziiert: es wurde begutachtet, an sogenannten „Abnormitäten" sich ergötzt. Das waren meine damaligen Eindrücke und Assoziationen, für die Mediziner war das alles normal, die wollten ja helfen.

Hintergrund

Das Kaiser-Wilhelm-Institut für Anthropologie und das Institut für Humangenetik in Münster

„1942 übernimmt Verschuer die Leitung des Kaiser-Wilhelm-Institutes für Anthropologie. Es wird nicht mehr lange dauern, daß einer seiner Assistenten zur Forschung nach Auschwitz versetzt und die Erbbiologische Zentralsammlung massenhaft mit erbpathologischen Kostbarkeiten beliefern wird: Skelette verwachsener Menschen, abgeschnittene Kinderköpfe, abgetriebene Föten, kistenweise Augen."

Ernst Klee: Auschwitz, die NS-Medizin und ihre Opfer. Frankfurt a. M. (Fischer, 5. Aufl.) 2012, S. 456. „Für die übersandten seltenen Materialien sprach das Institut Dr. Mengele fast immer seinen tiefsten Dank aus."

Aus den Lebenserinnerungen des Auschwitzer Gerichtsmediziners Miklós Nyiszli, zit. bei Schmuhl 2005 (siehe Kap. 2), S. 480. „Das Münsteraner Institut ist mit dem aus dem Kriege geretteten Institutsmobiliar und der Bibliothek des Kaiser-Wilhelm-Instituts eingerichtet worden" *Gerhard Koch: Humangenetik und Neuro-Psychiatrie in meiner Zeit (1932–1978). Jahre der Entscheidung. Erlangen und Jena (Palm & Enke) 1993, S. 284.*

„Das Inventar des alten KWI [bildete] den Grundstock für das Institut für Humangenetik der Universität Münster, das in diesem materiellen Sinne der eigentliche Nachfolger des Kaiser-Wilhelm-Instituts war." *Hans-Peter Kröner: Von der Rassenhygiene zur Humangenetik. Das Kaiser-Wilhelm-Institut für Anthropologie, menschliche Erblehre und Eugenik nach dem Kriege. Stuttgart 1998, S. 234.*

Ich bin dann auch mal zu einem Vortrag, der vom Institut veranstaltet wurde. Widukind Lenz sprach als Boss eigentlich nur einführende Worte, und ein paar von seinen Mitarbeitern, Oberarzt und Doktoranden haben dann Forschungsergebnisse vorgetragen. Da war dann zum ersten Mal die Rede von Contergan. Es wurde ziemlich unverblümt gesagt: „Diese ungefähr 2500 Contergan-Kinder in Deutschland, die untersuchen wir. Und wir wollen möglichst, dass alle bei uns landen." Die meisten Kinder landeten dann auch zur Begutachtung in Münster. Meine Frau kriegte zu dieser Zeit unheimlich viel Arbeit. Sämtliche Eltern wurden angeschrieben, sämtliche Eltern hatten die Chance dort hinzukommen, die Kinder untersuchen zu lassen. Da wurden Gutachten angefertigt und dann stellte sich bald heraus, dass das maßgeblich für die Abfindung wurde, die noch auszuhandeln war zwischen der Firma Grünenthal und der Bundesregierung. Das bekam eine Schlüsselfunktion.

Hintergrund

Widukind Lenz kämpft

„Mißgeburten durch Tabletten? Alarmierender Verdacht eines Arztes gegen ein weitverbreitetes Medikament.

Eine erschreckende Warnung wurde von dem Arzt und Dozenten an der Hamburger Universitätsklinik Dr. W. Lenz auf einer Tagung der Rheinisch-Westfälischen Kinderärztevereinigung ausgesprochen. Dr. Lenz warnte vor einem Medikament, dessen Namen er nicht nannte. Doch soll es sich um ein weitverbreitetes Schlafmittel. Auf Grund der von ihm gemachten Beobachtungen sei es denkbar, sagte der Arzt, daß zwischen diesem Medikament und der in letzter Zeit sich häufenden Zahl von Mißgeburten ein Zusammenhang besteht. Das Medikament müsse sofort zurückgezogen werden.

... Ein ursächlicher Zusammenhang zwischen der Aufnahme der Substanz und den Mißbildungen sei zwar noch nicht *bewiesen*, sagte Dr. Lenz; er fuhr jedoch fort: ‚Ein Zusammenhang ist aber denkbar! Als Mensch und Staatsbürger kann ich es daher nicht verantworten, meine Beobachtungen zu verschweigen. Angesichts der unübersehbaren menschlichen, psychologischen, juristischen und finanzellen Konsequenzen habe ich der Herstellerfirma meine Beobachtungen mitgeteilt und meine persönliche Meinung zum Ausdruck gebracht, daß die Zurückziehung des Mittels erforderlich sei, bis seine Unschädlichkeit sicher nachgewiesen sei. ... Jeder Monat Verzögerung in der Aufklärung bedeutet die Geburt von 50 bis 100 entsetzlich verstümmelten Kindern." *In: Die Welt vom 25.11.1961.*

Ich hab mein Diplom im Frühjahr 1972 gemacht und zu der Zeit war das in vollem Gange. Es waren Berge von Akten zu sortieren, auszuwerten, natürlich damals alles noch von Hand. In dem Zeitraum um mein Examen herum war ein unheimlicher Zeitdruck in dem Contergan-Projekt. Das musste sehr schnell beendet werden. Da haben die dann Leute gesucht, die schon ein bisschen eingearbeitet waren. Dazu gehörte ich, weil ich schon vorher damit zu tun hatte. Die sollten am Wochenende rund um die Uhr da arbeiten. So kam ich zu *einem* – ich muss eigentlich sagen – *dem* Thema meines Lebens. Ich hab's nicht gesucht, das kam von außen her. Durch diesen Zufall. Aber diese Contergan-Sache war eine Schlüsselerfahrung.

Um was ging es bei der Arbeit da genau?

Akten auswerten. Die Eltern waren fast alle da gewesen bis zu dem Zeitpunkt. Die Kinder wurden von Kopf bis Fuß untersucht, fotografiert und alles Mögliche, medizinisch, auch psychologisch begutachtet. Es gab dann Befunde von allen möglichen Ärzten. Widukind Lenz und sein Team sollten daraus ein Punktsystem

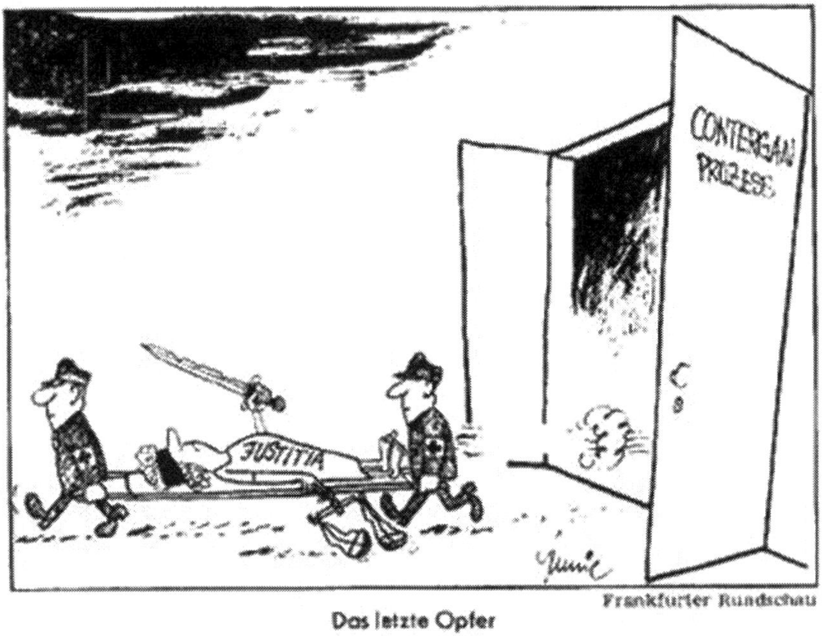

Abb. 3.1 Karikatur in *Der Spiegel 51/1970, S. 87: S. 99*

entwickeln, wie hoch eine Entschädigung in Abhängigkeit von der Schwere der Schädigung sein sollte. Ich hab zunächst die Kinder und Eltern nicht gesehen, sondern nur die Akten, Fotos und dann nach und nach auch das, was die Mediziner davon hielten. Später sickerte dann durch, wie viel Geld es für die Familien geben sollte, entweder Rente oder Abfindung (Abb. 3.1).

Hintergrund

Abfindung und Sich-Abfinden

„WEDER SIEGER NOCH BESIEGTE SPIEGEL-Reporter Gerhard Mauz zum Contergan-Prozeß nach 280 Sitzungstagen

Im Januar dieses Jahres bot die in Stolberg (Rheinland) ansässige Chemie Grünenthal GmbH 100 Mio. Mark an: Sie erklärte sich bereit, diesen Betrag jenen Kindern zur Verfügung zu stellen, die nach Meinung ihrer Eltern deshalb mit Mißbildungen geboren worden sind, weil die Mütter während der Schwangerschaft ein Produkt der Chemie Grünenthal, das Schlaf- und Beruhigungsmittel Contergan, eingenommen haben. Das Angebot führte zu einem

Vertrag, der am 10. April dieses Jahres von der Chemie Grünenthal und dem Rechtsanwalt Schreiber unterzeichnet wurde und dem zufolge 50 Mio. Mark am 10. Juni 1970 sowie 50 Mio. Mark zuzüglich sechseinhalb Prozent Jahreszinsen (ab Abschluß des Vertrages) spätestens am 30. Juni 1973 auf ein Treuhandkonto einzuzahlen sind.

[...]

In einer Präambel zu diesem Vertrag heißt es unter anderem, er werde „in der Erkenntnis“ geschlossen, „daß gerichtliche Auseinandersetzungen bisher nicht geeignet waren, die Gegensätze in den Ansichten über den geführten oder nicht geführten Nachweis der Kausalität des Thalidomid (der in Contergan enthaltenen Substanz) für Mißbildungen zu beseitigen“. Es heißt weiter, „daß selbst beim Nachweis der Kausalität des Thalidomid für Mißbildungen u. a. noch die Frage der Vorhersehbarkeit dieser Mißbildungen zu klären ist“. Die Zahlung zum 10. Juni 1970 ist pünktlich erfolgt. Für die spätestens zum 30. Juni 1973 fällige Zahlung liegt den Treuhändern eine Bankgarantie vor. Die in Betracht kommenden Eltern haben praktisch insgesamt ihr Einverständnis erklärt. Es fehlt lediglich die Zustimmung jener wenigen Eltern, die „unbekannt verzogen“ sind und bislang nicht erreicht werden konnten. Die für die Zuteilung und Bemessung zuständigen Gutachter haben bereits die ersten Unterlagen erhalten.“ In: *Der Spiegel 50/1970, S. 99: S. 99.*

Ich fand das alles nicht in Ordnung. Bei mir sträubte sich alles. Kurz vor Abschluss dieser Arbeit hat das Institut für Humangenetik eine Mitarbeiterbesprechung gemacht, an der auch die studentischen Mitarbeiter teilnahmen, die immer dabei waren. Zu denen gehörte ich auch. Wir waren bei der Mitarbeiterbesprechung mit den ganzen Weißkitteln, den Ärzten, mit eingeladen. Der Lenz sagte: „Das läuft ja gut“. Ein Arzt machte darauf aufmerksam: „Es fehlen aber noch Eltern. Was machen wir denn?“ Und da sagte der Boss: „Also wer sich da nicht gemeldet hat, der will kein Geld haben.“ Und das war der Punkt, an dem ich mich dann zu Wort gemeldet habe und sagte: „Es kann ja auch den Grund haben, dass die Eltern ganz einfach in einer schwierigen sozialen Situation sind, manche gar nicht verstanden haben, um was es geht. Warum gehen wir nicht auf die zu? Das wäre doch eine Möglichkeit, noch mal auf die zugehen und denen erklären, dass es um Geld geht, und um die Zukunft ihrer Kinder.“ Das wurde vorher ja nur in so einem bürokratischen Brief gemacht. Ja und dann bin ich auf üble Weise heruntergeputzt worden, so habe ich das zumindest damals empfunden. Das wäre also völlig unmöglich. Es kam so eine Haltung zum Ausdruck: „Wer nicht selbst für sich sorgen kann, der kann auch untergehen.“ Liberal. Der war also grundliberal, der Mann. Und alle nickten.

Ein paar waren wohl auch für meinen Vorschlag, aber kein Mensch sagte was. Ich hab dann noch einen drauf gesetzt und gesagt: „Dann mache ich hier nicht

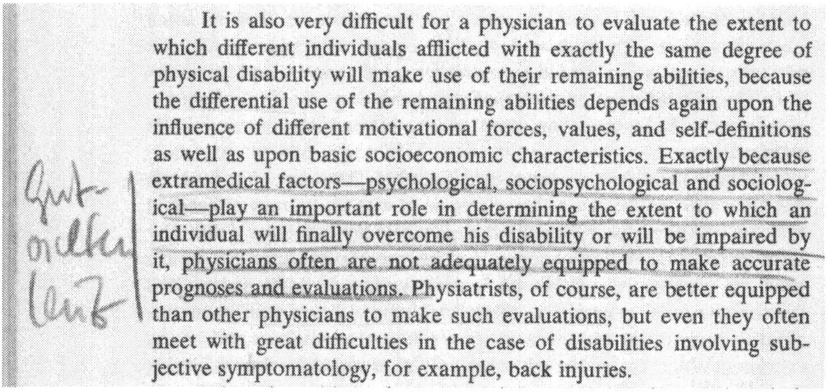
It is also very difficult for a physician to evaluate the extent to which different individuals afflicted with exactly the same degree of physical disability will make use of their remaining abilities, because the differential use of the remaining abilities depends again upon the influence of different motivational forces, values, and self-definitions as well as upon basic socioeconomic characteristics. Exactly because extramedical factors—psychological, sociopsychological and sociological—play an important role in determining the extent to which an individual will finally overcome his disability or will be impaired by it, physicians often are not adequately equipped to make accurate prognoses and evaluations. Physiatrists, of course, are better equipped than other physicians to make such evaluations, but even they often meet with great difficulties in the case of disabilities involving subjective symptomatology, for example, back injuries.

Abb. 3.2 Aus Cloerkes Exemplar von *C. Safilios-Rothschild: The Sociology and Social Psychology of Disability and Rehabilitation: 254,* mit Anstreichungen und Randbemerkung: „Gutachten Lenz"

mehr mit. Das geht absolut nicht." und bin raus. Der Lenz war stinkesauer und hat mir auch ausrichten lassen, dass er mich nie wieder da sehen will. Er hat mich ganz klar eingeordnet als Linken, so nach dem Motto, die Achtundsechziger sind wohl doch noch nicht alle weggeputzt. Das war 1972.

Aus den Akten sah ich eine schwierige Situation auf die Leute zukommen. Ich wusste ungefähr, was da finanziell geplant war. Also das war und ist für mich völlig absurd. Das hat mich ganz einfach aufgebracht. Das hatte ich wahrscheinlich immer schon drauf, Ungerechtigkeit bringt mich auf die Palme. Das war für mich grob ungerecht und es wäre leicht gewesen, daran was zu ändern.

Das wollte man dort nicht. Parallel dazu schwelgten die Mediziner für mein Gefühl geradezu in der Vorstellung: „Wie können wir die möglichst lebenslang ständig untersuchen, operieren, noch was machen und so weiter?" Der Lenz hatte damals ich glaube 20 bis 25 Doktoranden auf einmal. Alle wollten sie eine Doktorarbeit schreiben über Contergan-Kinder. Für diese Zwecke wurden die Eltern immer wieder einbestellt: „Kommen sie doch noch mal her. Wir müssen ihr Kind noch einmal untersuchen." Wie gesagt, dieses sogenannte „Abnorme", das hat die fasziniert. Das humangenetische Element war natürlich auch drin, obwohl die Ursache völlig fest stand. Obwohl sie wussten, die Ursache für die Schädigungen ist ein Medikament, wurden dann doch wieder Überlegungen darüber angestellt, ob untere Sozialschichten wegen genetischer Verstärkungen stärker betroffen seien. Die Menschen wurden nach meinem Gefühl sehr unterschiedlich eingeordnet und behandelt (Abb. 3.2).

Man spürt bei Dir eine hohe Ambivalenz, was Widukind Lenz anbelangt.

Ich bezweifle nicht die historischen Verdienste von Widukind Lenz. Er war es ja tatsächlich, der diese Geschichte damals aufgedeckt hatte. Und der auf die Idee kam, danach zu fragen, wann die Tablette eingenommen worden war. Er kam dann sehr bald zu einem Schema, dass je nach Tag der Einnahme ganz unterschiedliche Schädigungen erfolgten, ab einem bestimmten Zeitpunkt überhaupt keine und die schwersten Schäden exakt dann, wenn die Regelblutung ausbleibt. Die Frau ist vielleicht am Überlegen, braucht womöglich ein Schlafmittel, weil es ihr nicht gut geht mit der Vorstellung, sie ist schwanger. Eine Frau hat mir berichtet, dass sie beim Geburtstag ihrer Schwester war und mit der noch über ihre Schwangerschaft gesprochen habe: „Ja, bin ich vielleicht schwanger? Das passt ja überhaupt nicht". Sie konnte nicht schlafen, und da hat ihr die Schwester diese Tablette gegeben und hat gesagt: „Die wirkt bei mir gut und ist völlig harmlos."

Hintergrund

Widukind Lenz zur Wirkung von Contergan

„Auf die in atemberaubenden Tempo in wenigen Tagen ablaufende Entwicklung aller wesentlichen Organe können offenbar zahlreiche minimale Schwankungen physikalischer und chemischer Art einen Einfluss nehmen und ‚zufällig' bis zur Fehlentwicklung im Sinne einer Mißbildung führen. Angesichts der menschlichen Tendenz zu Schuldbewusstsein oder unberechtigten Anklagen ist die Erkenntnis heilsam, daß die meisten Mißbildungen weder vorhersehbar noch verhütbar sind."

„Die Analyse der Fälle, in denen der Zeitpunkt der Thalidomideinnahme genau bekannt ist ..., hat einen Zeitplan der Mißbildungsentstehung möglich gemacht. Um den 21. Tag nach der Empfängnis verursacht Thalidomid eine Unterentwicklung von Innen-, Mittel-, und Außenohr mit Lähmung der Gesichts- und Augenmuskulatur, um den 26. Tag das völlige Fehlen der Arme, um den 30. Tag schwere Beinmißbildungen und um den 35. Tage leichte Daumenfehlbildung und Verengung des Afters." *Widukind Lenz: „Missbildungen, Genetik und Umwelt" in G. G. Wendt u. a. (Hrsg.): Genetik und Gesellschaft. Stuttgart (Wissenschaftliche Verlagsgesellschaft) 1970, S. 46; 49*

Eine einmalige Einnahme.

Einmalige Einnahme. Und das war ein Fall, wo die Ohrmuscheln weg waren und der Lidschluss des Auges fehlte. Dieses Kind hatte also keine Ohrmuscheln und hatte eine Hörschädigung. Es konnte nachts aber nur mit einer Maske schlafen, weil es die Augen nicht richtig schließen konnte. Und die Ursache für alle diese

Schädigungen hat der Widukind Lenz rausgefunden. Der konnte das dann ziemlich genau bestimmen: Tabletteneinnahme an einem bestimmten Tag – genau diese Art von Schäden. Und das fand ich großartig, dass er das herausgefunden hat. Ich hab den Widukind Lenz nicht von vornherein negativ gesehen. Ich kannte den Mann ja nicht. Ich hab erst später von dem Hintergrund des Instituts, den personellen Verflechtungen mit der Rassenhygiene im Nationalsozialismus erfahren. Aber meine Ambivalenz gegenüber Widukind Lenz hatte nichts mit diesen Verflechtungen zu tun, die ja dann später auch diskutiert wurden.

Der Vorgänger von Widukind Lenz als Leiter des 1951 neu gegründeten Instituts für Humangenetik in Münster war bis 1965 Otmar von Verschuer. Dieser war ja ebenso wie der Vater von Widukind Lenz, Fritz Lenz, einer der zentralen und einflussreichen Stichwortgeber und Vertreter der Rassenhygiene und Eugenik im Nationalsozialismus. Joseph Mengele war Assistent bei Verschuer und lieferte ihm Proben und Befunde aus den berüchtigten medizinischen Experimenten im Vernichtungslager Auschwitz. Verschuer und Fritz Lenz standen im 3. Reich in engen persönlichen und institutionellen Beziehungen zueinander. Widukind Lenz selbst gilt, wenn ich das richtig sehe, als nicht belastet. Er war aber immerhin engagiert in der Hitlerjugend, Mitglied des NS-Studentenbunds und der SA.

Diese Bezüge, die Nazi-Vergangenheit, Eugenik, Rassenhygiene, die habe ich damals gar nicht hergestellt. Zu dem Zeitpunkt hatte ich zwar bereits Politikwissenschaft studiert und wir haben sehr wohl über den Nationalsozialismus diskutiert. Ich war also eigentlich sensibilisiert, aber die Idee ist mir nicht gekommen. Im Nachhinein ist natürlich klar, der Lenz hat das Institut von einem berüchtigten Rassentheoretiker übernommen, sein Vater war stark vorbelastet. Aber an Lenz selbst kann ich nichts kritisieren, was sich auf die Vergangenheit bezieht. Es war eher dieses Medizinische und diese Haltung: „Jeder ist für sich selbst verantwortlich und wenn die Leute sich nicht melden, dann kann ich nichts daran ändern."

Wenn man sich in dieser Zeit mit Behinderung auseinandersetzte, war da generell die Folie „Nationalsozialismus" präsent?

Hintergrund

Lebensdaten zu Fritz Lenz und Otmar von Verschuer

„Lenz, Fritz. Führender Rassenhygieniker der NS-Zeit (Karl Brandt). *9.3.1887 Pflugrade in Pommern. 1919 Habilitation Erfahrungen über Erblichkeit und Entartung an Schmetterlingen bei Max von Gruber. 1921 Hauptautor des zweibändigen Rassenhygiene-Klassikers „Baur Fischer Lenz": *Grundriß der* *menschlichen Erblichkeitslehre und Rassenhygiene.* In erster Ehe verheiratet mit der Schwester des Erbbiologen Weitz. 1923 in München erster Lehrstuhl für Menschliche Erblehre in Deutschland. 1931 Forderung das ‚untüchtigste Dritttel der Bevölkerung' zu sterilisieren. Am 3. Mai 1933 Aufruf im Völkischen Beobachter: ‚Elf Münchner Hochschullehrer stellen sich hinter A. Hitler.' 1933 im Sachverständigenbeirat für Bevölkerungs- und Rassenpolitik des Reichsinnenministeriums. Oktober 1933 Abteilungsleiter für Rassenhygiene am Kaiser-Wilhelm-Institut für Anthropologie. November 1933 Professor für Rassenhygiene der Universität Berlin <. . . > 1.5.1937 NSDAP, auch: NS-Dozentenbund, NS-Ärztebund, NSV, Mitarbeit an NS-Euthanasiegesetz <. . . > 1944 im Wiss. Beirat des Bevollmächtigten für das Gesundheitswesen Karl Brandt. 1946 Berufung nach Göttingen als Professor für menschliche Erblichkeitslehre, da er sich ‚im Gegensatz zu fast allen deutschen Vertretern des Faches Erbbiologie von politischen Zugeständnissen völlig frei gehalten habe (sic). 1949 Direktor des Instituts für menschliche Erblehre, 1955 Pensionierung. . . . † 6.7.1976 Göttingen."

„Verschuer, Otmar Freiherr von. Führender Rassenhygieniker der NS-Zeit (Karl Brandt). *16.7. 1896 Richelsdorfer Hütte bei Kassel. <. . . > Ab 1928 Kaiser-Wilhelm-Institut (KWI) für Anthropologie. 1935 Direktor des Instituts für Erbbiologie und Rassenhygiene in Frankfurt a. M. sowie Richter am Erbgesundheitsobergericht. Verschuer in der Zeitschrift Der Erbarzt (Nr. 7, 1935) über Hitler: ‚Der Führer. . . ist der erste Staatsmann, der die Erkenntnisse der Erbbiologie und Rassenhygiene zu einem bedeutenden Prinzip der Staatsführung gemacht hat.' Ab 1936 im Beirat der *Forschungsabteilung Judenfrage des Reichsinstituts für Geschichte des neuen Deutschland,* ebenda 1939 Vortrag *Die körperlichen Rassenmerkmale des Judentums* <. . . >. 1940 NSDAP, Mitherausgeber des NS-Standardwerks „Baur Fischer Lenz" <. . . >, ebenda S. 127: ‚Die politische Forderung der Gegenwart ist eine neue Gesamtlösung des Judenproblems.' <. . . > Oktober 1942 Direktor des KWI für Anthropologie in Berlin, Richter am Erbgesundheitsgericht, Gutachter für Reichssippenamt. <. . . > 1943 Honorarprofessor Universität Berlin. Zuständig für die Versuche seines Assistenten Mengele in Auschwitz. 1944 im Wiss. Beirat des Bevollmächtigten für das Gesundheitswesen Karl Brandt. 1945 Übersiedlung nach Solz bei Bebra. <. . . > 1951 bis 1965 Professor für Genetik und Leiter des Instituts für Humangenetik Münster, weiterhin von der *Deutschen Forschungsgemeinschaft* gefördert. Massive Unterstützung durch das Atomministerium der Bundesrepublik. 1952 Vorsitzender Deutschen Gesellschaft für Anthropologie. † 8.8.1969 Münster." *Ernst Klee: (Ernst Klee: Das Personenlexikon zum Dritten Reich. Wer war was vor und nach 1945. Frankfurt a. M. (Fischer, 3. Aufl.) 2013, S. 366 f.; 639f.).*

Es war nicht die Zeit, in der man völlig unbefangen damit umgegangen ist. Auch die jungen Leute nicht, sondern da war immer nur: Da ist Scheiße gebaut worden damals und das wollen wir niemals wieder haben. Das war klar. Und die Alten, die haben die Themen vermieden, die haben das umschifft. Sie haben aber ihre alten Gedanken nicht aufgegeben. Ich gehörte nicht zu den Aktiven vom SDS[2], aber ich habe auf der Straße mit den Menschen diskutiert, um sie von unserem Protest zu überzeugen und habe auch an Demonstrationen teilgenommen. Es gab dann eine Begebenheit, dass da eine schwangere Studentin von der Polizei immer höher ins Gebäude der Theologischen Fakultät die Treppen hochgeprügelt wurde und wir, ich auch, wir standen unten am Eingang des Gebäudes. Wir wurden sozusagen rausgeprügelt und einige nach oben, es ist so eine große Freitreppe gewesen, man konnte es sehen. Ich habe nichts abgekriegt. Aber man konnte sehen, wie auf die oben eingeschlagen wurde. Das war dann am nächsten Tag auch in der Zeitung drin, man kommentierte vorsichtig, die Polizei hätte das wohl auch anders regeln können. Für mich war diese Auseinandersetzung schlimm. Aber Auflehnung gegen die Väter, Auflehnung gegen den Adenauerstaat – das sind alles Interpretationen, die viel später kamen. Die ich mit Interesse zur Kenntnis nehme und sage: „Ja, das ist es sicher gewesen, aber es waren nicht meine Gedanken zu der Zeit." Meine Gedanken zu der Zeit, die waren eher: Ordinarienuniversität mit vielen Abhängigkeiten und misslichen Dingen, die ich auch in Münster mitgekriegt habe. *Das* sollte geändert werden. Wir haben Sit-ins gemacht jede Menge, haben Seminare umfunktioniert, wollten über diese Dinge reden. Als es hieß „Lenz, Eugenik, Nationalsozialismus", da war das alles Schulwissen, mehr nicht. Aber nicht so ein engagiertes kritisches Wissen. Mich hat erst mal Contergan interessiert, und daraus entstanden dann diese Überlegungen zum Thema „Vorurteile".

Im Grunde genommen waren es diese zwei Komplexe. Irgendwelche historischen und zeitgeschichtlichen Aspekte sind peu à peu später gekommen. Das ist damals auch nicht in meine Dissertation eingeflossen. Das Interkulturelle dagegen, das hat mich gleich interessiert. Ein Anstoß dazu war das Buch von Beatrice Wright[3], das fand ich damals schon ganz toll. Die Frage war: Wie einheitlich und universell sind soziale Reaktionen gegenüber Behinderung? Und sind universel-

---

2 SDS ist eine Abkürzung für „Sozialistischer Deutscher Studentenbund", ein zunächst SPD-naher Studentenverband, der sich in den späten 1950er Jahren zunehmend von der SPD löste (1961 Unvereinbarkeitsbeschluss der SPD). In der Studentenbewegung der 1960er Jahre wurde der SDS Sammelbecken für undogmatische linke Positionen und Kern der sogenannten außerparlamentarischen Opposition (APO).

3 Beatrice A. Wright: Physical disability – a psychological approach. New York 1960.

le Reaktionen angeboren, biologisch oder erlernt? Das war für mich immer eine Frage, die historische Dimension ist viel, viel später gekommen.

Wie ging es dann nach deinem Diplomstudium weiter?

Nach dem Diplom war die Frage: „Promotion, ja oder nein?“ Eigentlich kam damals ein Anstoß von einer unerwarteten Ecke, nämlich dem Münsteraner Soziologen Heinz Hartmann, ein Empiriker, von seinen USA-Aufenthalten wissenschaftlich geprägt. Ich hatte bei dem meine schriftliche Prüfung gemacht. Der kam auf mich zu und sagte, er hätte da wahrscheinlich für drei Monate einen Hilfskraftjob in seinem Institut, ob ich das machen wollte. Dann hätten wir ja Gelegenheit, mal zu reden über meine Zukunft und so weiter. Da hab ich gedacht: „Okay, ich mach den Hilfskraftjob.“ Ich hab dann im September 1972 einen Schreibtisch im Keller gekriegt und hatte meine Ruhe, nahm aber immer mit an den Mitarbeiterbesprechungen teil, mit Doktoranden und dem Professor. Dann sagte er, ich soll doch promovieren, er würde das für sehr gut halten und er wäre bereit das zu betreuen. Ich solle mal ein Exposé machen.

Hintergrund

Lebensdaten zu Heinz Hartmann

Heinz Hartmann (* 12. Februar 1930), 1952 Aufnahme eines Soziologiestudiums an der University of Chicago. Veröffentlichungen über Unternehmertum. 1958 Erwerb des Doktorgrades (PhD) an der Princeton University. 1964 Professur für Soziologie an der Westfälischen Wilhelms-Universität in Münster. Forschungsarbeiten zur Unternehmerforschung und Industriesoziologie. Gastprofessuren in Hamburg, Wien, New York City (als Vertretung für Robert K. Merton), London u. a.. 1967 Veröffentlichung *Moderne Amerikanische Soziologie*. 1970 Lehrbuch über empirische Sozialforschung.

Ich hab dem Hartmann gesagt, ich würde gerne eine Studie machen über die Contergan-Kinder und ihre Eltern, wie die das erleben. Er sagte zu mir: „Messen sie das durch, mit einer Follow-Up Studie dann nach einem Jahr“. Er hatte die Vorstellung einer großen quantitativen Studie mit 200 Fällen. Geplant war zunächst eine Dissertation mit dem Arbeitstitel: „Probleme sozialer Rehabilitation Körperbehinderter, dargestellt am Beispiel thalidomidgeschädigter Kinder in der Bundesrepublik Deutschland.“ Mir war bald klar, dass das nichts wird als große Studie. Ich hatte ja gar keine Mitarbeiter, nichts, und es erwies sich als außerordentlich schwierig, an so viele Befragte heranzukommen. Entscheidend war aber auch, dass keiner dieses Forschungsfeld unterstützen bzw. mit mir teilen wollte. Außerdem hatte ich mit einigen Eltern Kontakt aufgenommen und gemerkt, wie schwer es ist, mit denen überhaupt über diese Dinge zu reden. Für mich war bald klar, dass man die nicht mit einem Fragebogen belämmern konnte. Ich hab also meinen Plan geändert: Zehn Fallstudien mit Eltern aus dem Münsterland. Ich hab dann das alles meinem Doktorvater vorgetragen und aufgeschrieben. Da war er gar nicht begeistert. Er hat deutlich gemacht, ich soll doch mal gucken, ob ich nicht einen anderen finde, der da besser geeignet ist, um meine Dinge zu begleiten. Für mich war zu diesem Zeitpunkt eigentlich klar, dass ich von ihm nichts mehr zu erwarten habe. Zugleich war für mich völlig klar, dass das nicht anders geht. Nach einem Jahr ungefähr war ich kurz gesagt als Doktorand bei Hartmann raus.

Ich hatte 1973 und 1974 zehn Gespräche gemacht, die ja zum Teil in meine spätere Dissertationsschrift eingeflossen sind.[4] Ich hab da auch eine eigene Interviewtechnik entwickelt, hab nicht irgendwelche wissenschaftlichen Ratgeber „Wie mache ich Interviews?“ oder so gelesen. Am Anfang bin ich rein marschiert mit einem Aufnahmegerät und hab gemerkt: „Die sagen nichts Rechtes. Nur die Mütter sind da und die Väter drücken sich. Alle diese Dinge. Das ist nicht das, was ich erwarte. So komme ich nicht in die Tiefe.“ Dann hab ich diese Interviews auf den Abend gelegt. Ich hab alles gemacht, was man vielleicht nicht tun sollte (Abb. 3.3). Ich hab in einem Fall nach einem Vorgespräch mit einer Mutter so zwischen Tür und Angel rausgekriegt, dass ihr Mann abends immer ganz gerne einen trinken geht. Dem habe ich dann vorgeschlagen, ich käme mal mit. Dann sind wir in die Kneipe gegangen. Die Frau musste zu Hause bleiben. Nach zwei Bier habe ich ihm aber gesagt „Ja, wir können das nicht ohne ihre Frau machen. Ich möchte gerne über ihr Kind reden. Gehen wir wieder nach Hause. Ich hab ne Kiste Bier im Auto.“ (lacht). Da ging das bis in die Nacht rein. Und das Problem, was man wirklich bei dieser Art von Interviews hat: Ich hab denen zwar gesagt: „Ich hab einen Block dabei. Ich mach mir ab und zu mal Notizen.“ Aber es ist so anstrengend, dass du gar nicht richtig dazu kommst. Im Auto hatte ich manchmal ein Diktiergerät. Aber meistens bin ich nach Hause gefahren und egal, wie spät es war: Ich habe mich hingesetzt und aus der Erinnerung dann alles erst mal grob aufgeschrieben und am nächsten Tag noch aufgefüllt und so die Gespräche rekonstruiert. Ich bin ganz sicher, keine andere Methode hätte mir so viel gebracht. Ich hab das sehr deutlich gemerkt beim einzigen Fall, bei dem ich mit Akademikereltern gesprochen habe. Da hätte ich mit allem Möglichen ankommen können. Die hätten sich nicht ge-

[4] Günther Cloerkes: „Einstellung und Verhalten gegenüber Körperbehinderten.“ Berlin (Marhold) 1979 (3. Aufl. 1985).

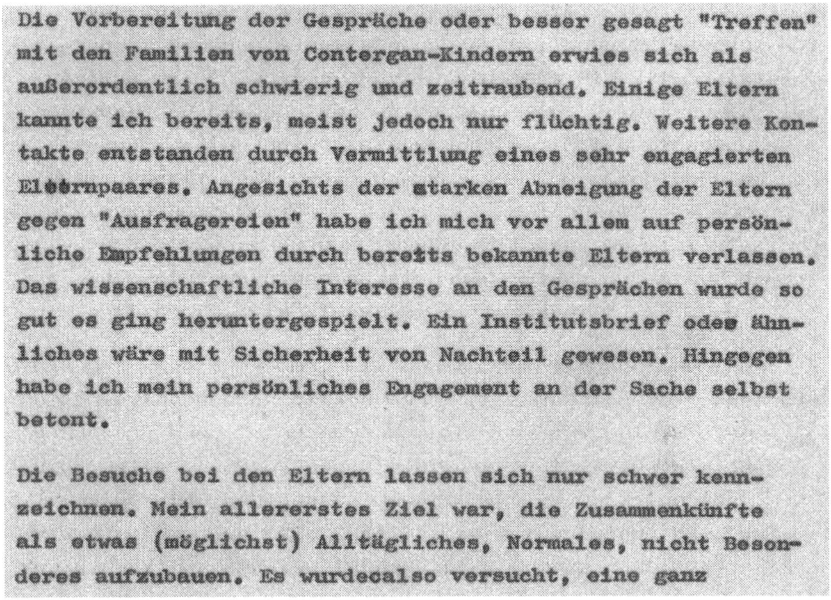
Die Vorbereitung der Gespräche oder besser gesagt "Treffen" mit den Familien von Contergan-Kindern erwies sich als außerordentlich schwierig und zeitraubend. Einige Eltern kannte ich bereits, meist jedoch nur flüchtig. Weitere Kontakte entstanden durch Vermittlung eines sehr engagierten Elternpaares. Angesichts der starken Abneigung der Eltern gegen "Ausfragereien" habe ich mich vor allem auf persönliche Empfehlungen durch bereits bekannte Eltern verlassen. Das wissenschaftliche Interesse an den Gesprächen wurde so gut es ging heruntergespielt. Ein Institutsbrief oder ähnliches wäre mit Sicherheit von Nachteil gewesen. Hingegen habe ich mein persönliches Engagement an der Sache selbst betont.

Die Besuche bei den Eltern lassen sich nur schwer kennzeichnen. Mein allererstes Ziel war, die Zusammenkünfte als etwas (möglichst) Alltägliches, Normales, nicht Besonderes aufzubauen. Es wurdecalso versucht, eine ganz

Abb. 3.3 Aus einem Arbeitspapier von Günther Cloerkes. (Typoskript 10.6.1976)

scheut, darüber zu reden. Im Grunde genommen war das Gespräch von denen schon vorstrukturiert. Aber bei den anderen war das sehr schwierig.

Ich hab dann wegen der Differenzen mit Hartmann eine neue Betreuung gesucht und nahm Kontakt mit Eberhard Groß in Gießen auf. Das kam zustande über ein paar Ecken, Freunde und Bekannte, die sagten: „Der beschäftigt sich mit Kriminalität und abweichendem Verhalten". Auch im Institut vom Hartmann wurde ja so etwas gemacht. Drogenabhängigkeit war damals ein wichtiges Thema. Also für mich war ganz klar, die behinderten Contergan-Kinder gehören in diesen Zusammenhang. Das war schon mal etwas, was der Hartmann nicht nachvollziehen konnte. Ich hatte damals mit Parsons argumentiert. Das kannte der zwar, der war ja jahrelang in den USA gewesen. Er sagte aber nur: „Bei allem Respekt vor Talcott Parsons, aber Contergan damit zusammen zu bringen. . . ". Da war nichts zu machen. Der Groß hat sich dann alles angehört, bei ihm war ich ein paar Mal. Aber er hatte auch Zweifel an dem qualitativen Verfahren. Er hat zwar gesagt: „Sie haben ja schon so viel gemacht und so, ist ja auch prima." Aber dann kam gleich die Frage hinterher: „Wie soll man so was verkaufen ohne Zahlen?" Und ich war sauer. Ich war zu dem Zeitpunkt fest überzeugt, ich bin richtig und die anderen sind falsch. Das war so dieses Gefühl in den Jahren damals. Es gab zwar auch schon Fallstudien und Literatur dazu. Aber richtig anerkannt war das in der Soziologie nicht.

Wie ging es danach weiter?

Dann kam wieder mal so ein Zufall ins Spiel. Ich hatte mich 1976 in Bielefeld auf eine Stelle beworben. Günter Albrecht war damals Dekan der soziologischen Fakultät und er war der Mann für Themen, die mit sozialen Problemen, Sozialpolitik und abweichendem Verhalten zu tun hatten. Er hat ja später ein wichtiges Handbuch herausgegeben über soziale Probleme. Der sagte: „Ja, kommen Sie mal nach Bielefeld. Wir reden mal." In dem Gespräch fragte er mich dann, wieso ich nicht die Contergan-Studie einfach zu Ende gebracht hätte. Und dann hab ich ihm erklärt, wie viel Zeit ich darauf verwendet hatte, mir die überwiegend amerikanische Literatur zur Einstellungsforschung und zu Vorurteilen zu erarbeiten (Abb. 3.4).

Denn ich hatte ja in den Interviews hauptsächlich über Vorurteile berichtet bekommen. Das war nun mein Thema und ich hab ja später in die endgültige Fassung der Dissertation auch ein paar von den Fallbeispielen reingebracht. Da sagte der Albrecht: „Sie bringen das zu Ende. Dann habilitieren Sie sich mit dem Thema ‚Vorurteile'. Und jetzt reden Sie mal mit dem Jürgen Hohmeier. Der hat doch grad das Buch über ‚Stigma' herausgegeben. Das ist doch ihr Mann."[5] Dann hat er direkt bei Hohmeier angerufen. Ein paar Tage später war ich bei Jürgen Hohmeier zu Hause und hab ihm den ganzen Kram erzählt. Der meinte: „Herr Cloerkes, Sie sind jetzt im vierten Jahr Promotion. Deckel drauf. Irgendwie. Und dann machen Sie weiter." Ich hab gesagt: „Das überlege ich mir. Aber wären Sie bereit meine Arbeit zu betreuen?" Ich hatte ihm ein Exposé mitgebracht, in dem ich meine Perspektive entwickelt hatte. Das hat er durchgelesen und dann gesagt: „Egal, wie Sie sich entscheiden. Ich mach das." Da hatte ich erstmals einen, der mir gesagt hat: „Ja. Das ist okay." Im Grund genommen war für mich von da an klar: Es ist völlig egal, wie lange ich brauche, ich mache weiter. Im Herbst 1976 arbeitete ich dann besonders viel, konzentrierte mich auf die Sekundäranalyse der Studien zu „Einstellung und Verhalten", hatte viele Ideen und kam gut voran. Daneben gab's aber auch immer wieder den Eindruck, dass mich die Fülle des Materials erschlägt. Zu dieser Zeit hatte ich schon 750 Titel in der Bibliographie.

[5] Stigmatisierung 1 + 2– Zur Produktion gesellschaftlicher Randgruppen."Herausgegeben von Manfred Brusten und Jürgen Hohmeier. Neuwied/Darmstadt (Luchterhand) 1975.

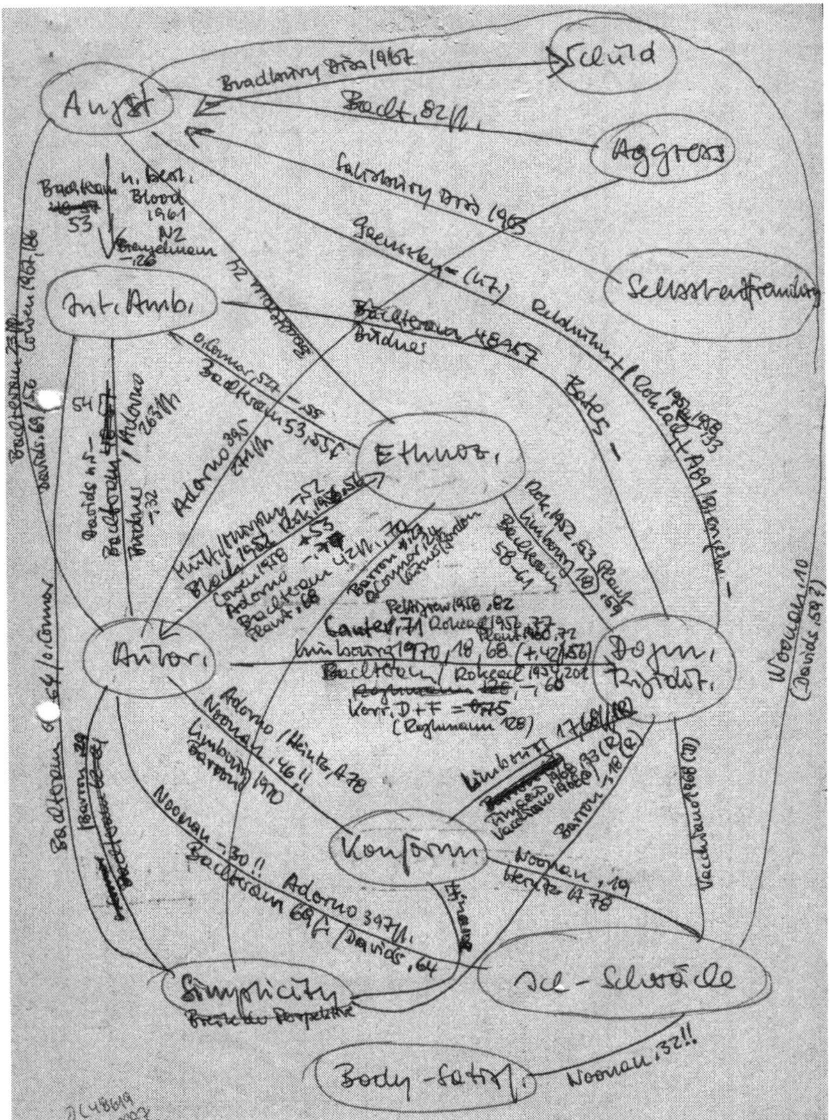

Abb. 3.4 Handschriftliche Arbeitsskizze von Günther Cloerkes „Reaktion auf Behinderte" 1976

Was hat dich eigentlich genau dazu bewegt, das Fallmaterial letztendlich dann doch liegen zu lassen?

Das Material gibt's noch. Ich weiß nicht, was es genau war. Ich war auf einer theoretischen Ebene angelangt, es war für mich irgendwie abgehakt. Interessanterweise sind in meiner Dissertation genau die Teile, die darauf Bezug nehmen, als schwächer beurteilt worden. Übereinstimmend von allen. Die fanden es wichtiger, diese amerikanischen Studien mal aufgearbeitet und einen theoretischen Rahmen geschaffen zu haben. Natürlich stand auch nach wie vor das Argument im Raum „Zehn Fälle – das ist doch viel zu wenig". Biographieforschung hatte damals keiner im Kopf. Aber ich war auch nicht mehr daran interessiert. Mein Interesse lag auf einer anderen Ebene, im Grunde genommen schon auf die spätere ‚Soziologie der Behinderten' hin.

Hintergrund

Lebensdaten zu Günther Albrecht und Jürgen Hohmeier

Günther Albrecht, geboren am 7.1.1943 in Duisburg. 1962 bis 1967 – Studium der Geschichte, Geographie, Soziologie an der Universität in Köln; 1968 bis 1971 Assistent am Forschungsinstitut für Soziologie der Universität zu Köln; 1969 bis 1972 Redaktionssekretär der Kölner Zeitschrift für Soziologie und Sozialpsychologie; 1971 Wissenschaftl. Rat und Professor an der Universität Bielefeld und von 1978 an Universitätsprofessor. Seit 2008 ist Günter Albrecht emeritiert. Seine Arbeitsschwerpunkte liegen auf der Soziologie sozialer Probleme, der Soziologie abweichenden Verhaltens, insbes. Kriminalsoziologie, der Gewalt- und Konfliktforschung, der Sozialpsychiatrie (Enthospitalisierung), Medizinsoziologie und Migrationsforschung. Veröffentlichungen: Soziale Probleme und soziale Kontrolle. Opladen 1982 (mit Manfred Brusten); Handbuch soziale Probleme, Opladen 1999, Gewaltkriminalität zwischen Mythos und Realität, Frankfurt am Main: Suhrkamp, 2001.

Jürgen Hohmeier, geboren am 9.10.1938 in Essen. Studium der Soziologie, Geschichte und Publizistik in Münster, Göttingen und an der FU Berlin. 1967 Promotion bei Helmut Schelsky an der Universität Münster. 1967 bis 1973 Forschungsassistent an der Sozialforschungsstelle Dortmund und Assistent an der Universität Bielefeld. 1974 Berufung an die Pädagogische Hochschule in Köln zum Professor für Allgemeine Heilpädagogik und Sozialpädagogik. 1978 Professor für Erziehungswissenschaft mit dem Schwerpunkt Sozialpädagogik – Soziale Sicherung und Rehabilitation an der Universität Münster. Veröffentlichungen und Forschungsarbeiten zu Themen wie Strafvollzug und Theorien der Stigmatisierung, Organisationssoziologie mit den Schwerpunkten „totale Institutionen" und Wohlfahrtsverbände, Sozialisationsinstitutionen und -prozesse, Soziologie der Behinderten, Behinderten- und Altenarbeit, berufliche Eingliederung von Menschen mit Behinderungen, Verbesserung der Situation von Familien mit behinderten Kindern. Gastprofessuren in der Türkei, Behindertenbeauftragter der Universität Münster.

Wie ging es dann weiter mit der Promotion?

Ende 1976 wurde Jürgen Hohmeier Professor für Soziologie der Behinderten in Köln an der Pädagogischen Hochschule. Das war die zweite Stelle für Soziologie der Behinderten nach Walter Thimm in Heidelberg. Die gab es davor nicht in Köln. Hohmeier wollte mich als Mitarbeiter nach Köln holen. Allerdings kam es nie zu der Einrichtung dieser Stelle. Ich hatte dann über eineinhalb Jahre hinweg drei Mal einen Vertrag als Lehrbeauftragter in Köln. Meine Dissertation habe ich im Herbst 1978 in Bielefeld eingereicht. Das heißt, ich habe bald sechs Jahre dafür gebraucht. Albrecht war Erstgutachter. Im Februar 1979 war dann meine Promotion. Es war eine harte Prüfung. Aber keiner wollte mich fallen lassen oder so etwas. Das war auch nicht möglich. Meine Dissertation war ja mit eins bewertet worden. Das ist da die höchste Note gewesen. Und die wurde in der Disputation bestätigt. Diese unendliche Mühe hatte sich also gelohnt. Ich war völlig erschöpft. Und dann wieder Bewerbungen und Unsicherheit. Da war das Ding fertig, und genau zu dem Zeitpunkt ist Hohmeier an die Universität Münster gegangen auf seine Professur „Sozialpolitik und Sozialarbeit", die er ja bis zur Pensionierung 2003 innehatte. Die Kölner haben mich dann auch fallen gelassen. Das war damals ganz schlimm für mich. Ich hab noch nicht mal mehr einen Lehrauftrag gekriegt.

Im Juli 1979 meldete sich Walter Thimm bei mir und kündigte eine Rezension meines Buches an, die dann auch im November (sehr positiv) erschien (Abb. 3.5). Er habe in Heidelberg eine Mitarbeiterstelle für mich in Aussicht. Vorher kam aber die Zeit im Zentralinstitut für Seelische Gesundheit in Mannheim – die suchten für ihr Forschungsprojekt „Geistig behinderte Kinder in Mannheim" einen Soziologen. Ich hab im Oktober des gleichen Jahres in Mannheim angefangen. Das Projekt war auf zwei Jahre befristet mit Verlängerungsmöglichkeit. Da habe ich vor allem Interviews gemacht. Auch da bin ich wieder hin marschiert und hatte den Leitfaden in der Tasche stecken. Ich kam zum Beispiel in eine Barackensiedlung und sollte die Wohnverhältnisse dokumentieren. Da kann man nicht einfach sagen: „Zeigen Sie mir mal die Räume!" Ich musste erst Vertrauen schaffen. Und wenn man sieht, da sitzt ein Kind unter dem Tisch, kann man natürlich fragen, warum es das tut. Dann hat man den Einstieg. Und dann sagt die Mutter: „Ja, wo soll es denn hin?" Und dann zeigt sie den zweiten Raum und dort sind links und rechts die Stockbetten für

Günther Cloerkes. **Einstellung und Verhalten gegenüber Körperbehinderten. Eine Bestandsaufnahme der Ergebnisse internationaler Forschung.** Berlin: C. Marhold, 1979, 573 S.

In einer großangelegten Studie stellt sich der Autor die Aufgabe, den Forschungsstand zum Thema aufzuarbeiten. Dabei werden insgesamt 403 Einzeluntersuchungen, die überwiegend aus den USA stammen, ausgewertet, und ihre Ergebnisse werden theoretisch strukturiert. Neben Untersuchungen zu Einstellungen und Verhalten gegenüber Körperbehinderten im engeren Sinne, werden auch solche über Sehgeschädigte, Hörgeschädigte und Sprachbehinderte einbezogen ('physical handicaps').

Cloerkes' Buch kommt insofern fundamentale Bedeutung zu, als es erstmals eine systematische Übersicht des Forschungsstandes bietet, ein Zurückfallen auf überholte Fragestellungen und unzulängliche methodische Mittel verhindern könnte, sowie eine gezielte Weiterführung aufgrund des aufgearbeiteten Materials ermöglicht. Hilfreich erweisen sich dabei die insgesamt übersichtliche Gestaltung, das ausführliche Literaturverzeichnis sowie Personen- und Sachregister. Ein zentrales Gebiet einer Soziologie der Behinderten liegt damit erstmals im deutschsprachigen Raum aufgearbeitet vor.

Reviewed by/Rezensiert von:
Prof. Dr. Walter Thimm, Pädagogische Hochschule Heidelberg, Fachbereich Sonderpädagogik, Soziologie der Behinderten, Zeppelinstr. 1, 6900 Heidelberg, Fed. Rep. of Germany

Abb. 3.5 Rezension von Walter Thimm in der *Internationalen Zeitschrift für Rehabilitation 1979/2*

die fünf Kinder. Da brauchst du nicht mehr groß was fragen, musst dich nicht mehr nach diesem Interviewleitfaden richten. Du hast es gesehen, musst natürlich auch einen Blick dafür haben. Und trotzdem kam hinterher im Institut die Frage: „Ja, Herr Cloerkes, wer soll das denn glauben?" Die hätten am liebsten ein Foto gehabt. Aber das geht nicht. Du dringst in die Intimsphäre ein von den Leuten, auch und gerade, wenn das arme Leute sind.

Hintergrund

Lebensdaten zu Walter Thimm

Walter Thimm, 1937–2006. Nach einem Lehramtsstudium an der Pädagogischen Akademie Dortmund studiert er Blinden- und Sehbehindertenpädagogik sowie Soziologie an der Universität Hamburg. Er arbeitet als Lehrer an einer Blindenschule, promoviert 1971 mit einer Dissertation mit dem Titel „Blindheit als gesellschaftliche Kategorie – Untersuchungen zu einer Soziologie der Blindheit"; 1970 wird er Akademischer Rat in Dortmund, 1972 als Professor an der Pädagogischen Hochschule Heidelberg für das Fach „Soziologie der Sehgeschädigten" berufen, das auf seinen Wunsch hin in „Soziologie der Behinderten" erweitert wird. Die Veröffentlichung eines gleichnamigen Sammelbands im selben Jahr machte Walter Thimm zu einem der Gründerväter der „Soziologie der Behinderten". Sein Nachfolger wird 1980 Günther Cloerkes, weil Thimm in diesem Jahr an die Carl von Ossietzky-Universität in Oldenburg als Professor für „Allgemeine Behindertenpädagogik" berufen wird. Dort leitet er zahlreiche Forschungsprojekte zu Fragen der „Normalisierung" (zusammen mit dem Medizinsoziologen Christian von Ferber), zu „familienentlastenden Diensten", zu „gemeindeorientierten Hilfen". Walter Thimm stand als Person und Autor wesentlich für die fachliche und sozialpolitische Verankerung des sogenannten Normalisierungsprinzips in der deutschen Behindertenhilfe. In seinem kurz vor seinem Tod entstandenen Werk „Behinderung und Gesellschaft. Texte zur Entwicklung einer Soziologie der Behinderten." (Heidelberg) finden sich alle Facetten seines Lebenswerks und für die Geschichte der deutschen Soziologie der Behinderten wichtige Texte.

Und dann kam es wieder zu einem Zufall. Ich hatte kaum angefangen im Zentralinstitut, da rief mich Thimm an und sagte: „Herr Cloerkes, jetzt sind Sie ja ganz in der Nähe. Kommen Sie doch mal und besuchen Sie mich." Bevor das dann zustande kam, im Winter 1979/1980, bekam ich einen Anruf von Professor Mersi, dem damaligen Fachbereichsleiter für Sonderpädagogik an der Pädagogischen Hochschule Heidelberg: „Herr Thimm geht weg. Der geht nach Oldenburg. Wir sind völlig entsetzt, aber jetzt suchen wir jemand", ob ich einen Lehrauftrag machen könnte. Ich hab dann im gleichen Semester angefangen. Es war aber, noch von Thimm angeleiert, eine Mitarbeiterstelle für die Soziologie der Behinderten ausgeschrieben. Auf die habe ich mich beworben und sollte im Rahmen des Bewerbungsverfahrens einen Vortrag halten. Das war 1980 im Februar. Da war ich gerade vier Monate am Zentralinstitut beschäftigt. Ich hatte eine Bleibe für die ganze Familie in Heidelberg gefunden und dann wurde der Umzug gemacht. Meine Frau war hochschwanger und am 11. Februar war der Termin für den Vortrag. Ich hab dann zwischen Umzugskartons meinen Vortrag geschrieben. Es war ziemlich chaotisch. Für 11 Uhr war ich einbestellt. Mitten im Vortrag kam die Sekretärin rein, so ne ältere Dame war das, und sagte: „Entschuldigung, ich muss mal stören. Herr Dr. Cloerkes, Sie sind gerade Vater geworden." (lacht). Da war ein Geraune im Saal und die Studenten waren am Klopfen. Irre Situation irgendwie. Dann marschierte die Frau nach vorne: „Und dann darf ich allen sagen – Kind und Mutter sind wohlauf." Mersi fragte mich: „Sind sie in der Lage das noch zu Ende zu bringen?" Ich sagte: „Ja. Das bring ich zu Ende." Ich hielt den Vortrag zu Ende. Es wurde ein bisschen diskutiert. Ich bin dann ins Krankenhaus. Das war ein Tag! Und dann haben die entschieden: „Ja, wir wollen den Cloerkes haben."

Die Stellenbesetzung wurde aber wieder hinausgeschoben, erst sollte die Professur besetzt werden. Im Laufe des März wurde mir die Vertretung der Professur angeboten. Das hab ich dann zwei Jahre insgesamt gemacht. Es ging also weiter. Immer ein Vertrag auf den letzten Pfiff, wieder ein halbes Jahr, ich hatte natürlich schwer zu arbeiten, um mich da reinzubringen, aber ich kannte mich gut aus. Insgesamt war das eine gute Lösung für mich, ich gewann Zeit für weitere Veröffentlichungen.

War diese Zeit so ein Kristallisationspunkt für das Lehrbuch „Soziologie der Behinderten"?

Ja das war so. Teile von dem Lehrbuch sind damals als Skripten entstanden. Ich hab das also auf Skriptbasis gemacht, weil ich bald gemerkt hatte, ich muss den Studierenden was zu lesen geben. Ich kann denen das nicht alles erzählen. Ich hab die Skripten drucken lassen und verteilt. Das lief sehr gut. Es war also teils Vorlesung, aber auch Übungsanteile. Daneben gab es Seminare zur Vertiefung. Diese Struktur ist auch später so geblieben.

Erst im Mai 1982 wurde dann die Stelle, die ich zu vertreten hatte, ausgeschrieben, und da hab ich mich auf die Professur beworben. Schon im Vorfeld hatte es interne Auseinandersetzungen um diese Stelle zwischen der Sonderpädagogik und der Allgemeinen Soziologie gegeben. Das setzte sich auch im Berufungsverfahren fort, hinzu kam die Unsicherheit über eine mögliche Auflösung der Pädagogischen Hochschule Heidelberg. Erst ein gutes Jahr später erhielt ich dann den Ruf auf die Professur für Soziologie der Behinderten (Abb. 3.6).

Ja, zur Ausgangsfrage, wie bin ich dahin gekommen? Ich bin dahin gekommen durch ein Interesse, das ich immer noch an Dingen habe, die nicht in der Spur sind. „Abweichendes Verhalten" könnte man soziologisch dazu sagen. Dass es der Behindertenbereich wurde, daran ist diese Contergan-Geschichte und mein eigenes persönliches Schicksal sicher maßgeblich beteiligt. Bei Contergan bin ich

Abb. 3.6 Artikel aus der *Wilhelmshavener Zeitung vom 30.7.1983* zur Berufung Günther Cloerkes’ an die Pädagogische Hochschule Heidelberg

GANZ PERSÖNLICH

Dr. Günther Cloerkes (Bild), Abiturjahrgang 1965 der Humboldtschule, hat einen Ruf auf die bislang von ihm

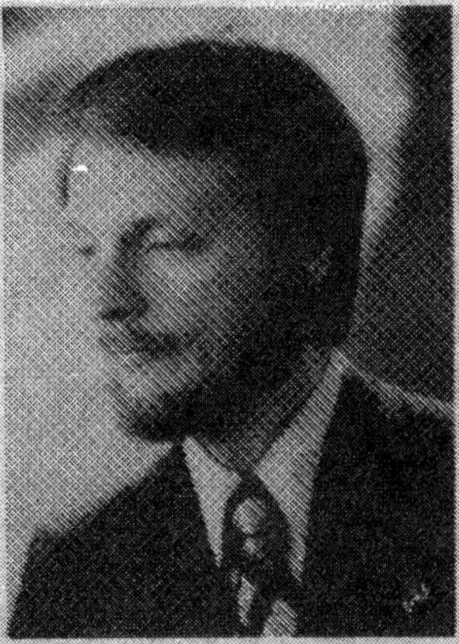

vertretene Professur für „Soziologie der Behinderten“ an der Pädagogischen Hochschule Heidelberg angenommen. Er wohnt mit der aus Wilhelmshaven stammenden Ehefrau **Angelika** geborene Thiel sowie den Kindern **Christian** und **Annica** in der Nähe Heidelbergs. Cloerkes hatte 1979 ein von Fachleuten vielbeachtetes Buch über „Einstellung und Verhalten gegenüber Körperbehinderten“ geschrieben. ☆

damals gekrebst, weil mir das so nahe ging, von der eigenen Erfahrung her, dass ich manchmal drauf und dran war zu sagen „Lieber verdrängen, mach es nicht.“ Ich hab es dann aber gemacht und ich hab das gefunden, was mich immer schon interessiert hat. Im Nachhinein kann ich sagen, sogar als Kind. Mich hat ein kranker Vogel, der nicht richtig fliegen konnte, immer interessiert, nicht die vielen Vögel, denen es gut geht. So war das immer.

Hast du dafür eine Erklärung?

Meine Mutter sagte mal, sie habe eine Erklärung. Also ich weiß nicht, ob die richtig ist. Sie sagte „Du bist ein Überlebenskünstler, ein Kämpfer". Da bezieht sie sich auf meine vielen schweren Krankheiten als Kind. Die hab ich irgendwie alle überlebt. Und dann später die Schulzeit war auch sehr hart. Mein Studium hab ich nicht locker gemacht. Das war überhaupt nicht locker. Ich hab dann zwar das Richtige gefunden und hab da auch gute Noten gekriegt. Aber ich hab immer zu viel gemacht. Ich hatte immer Phasen, in denen ich wegen gesundheitlicher Einbrüche gar nicht richtig arbeiten konnte.

Das fing schon bei der Diplomarbeit an. Ich war zwischendurch ziemlich krank, als ich sie geschrieben habe. Am Ende hatte ich deshalb extremen zeitlichen Druck und habe sie in einer Nacht-und-Nebel-Aktion gerade noch rechtzeitig fertig bekommen. Und war völlig überzeugt davon, dass sie komplett misslungen war, weil ich mich überfordert fühlte. Ich wollte zunächst auch gar nicht bei meinem Prüfer fragen, wie die Note aussieht. Dann hätte ich aber auf das offizielle Ergebnis warten müssen und das wollte ich auch nicht. Deshalb bin ich in die nächste Telefonzelle und habe ihn angerufen. Und er meinte: Einwandfrei, das ist eine Eins, das haben sie doch sicher erwartet, oder? Und ich sagte nur: Nein! Und er: Ja, wieso denn nicht?

Und die sechs Jahre Promotion sind hart gewesen. Jürgen Hohmeier sagte immer: „Du hast den richtigen Weg gemacht." Er sagte nicht, da hast du Glück gehabt oder so. Es war ja mein Wille. Ich bin eigentlich immer so gewesen. Das ist eine Art zu leben, die ist sehr, sehr anstrengend. Und ich kann es auch keinem empfehlen. Ich kann auch nicht sagen, es ist ein Bauchgefühl. Ich glaube, es ist eher eine Hartnäckigkeit, eine Trotzhaltung, was weiß ich was.

In den Erzählungen über dein Leben klingt oft ein bisschen durch, dass auf Belastungen auch körperliche Reaktionen folgten und auf der anderen Seite könnte man an vielen Stellen Beispiele finden, wo man sagen könnte: Wieso musstest Du dir das zusätzlich zu den Unsicherheiten der akademischen Laufbahn auch noch geben? Also zum Beispiel ein Haus bauen, dich familiär konsolidieren zu einem Zeitpunkt, an dem andere noch das Leben eines Studenten leben? Das ist ja dann auch wiederum eine sehr beeindruckende Leistung. Da steckt ja auch eine hohe Aspiration dahinter und sehr viel Vitalität.

Ja, also im Nachhinein, im Rückblick, der ja jetzt erst so kommt, kann ich auch sagen: Eigentlich bin ich bekloppt gewesen! Das muss Selbstüberschätzung gewesen sein. Aber ich glaube: Das hat viel mit meiner Einstellung zu tun, nicht aufzugeben. Ich kann das nur sehr schwer erklären. Es ist einfach so: Wenn es eng wird, kämpfe ich richtig. Es ist vielleicht auch eine Art Grundvertrauen in mich selbst, in die eigenen Fähigkeiten. Aber natürlich ist das alles nicht ohne Spuren geblieben. Viele gesundheitliche Probleme hatten sicher damit zu tun, dass es einfach zu viele Baustellen waren. Mir war lange nicht klar: Was ist für mich der richtige Beruf? Da war ich lange am Herumschwanken, bis zum Ende des Studiums. Es muss 1973/1974 passiert sein, in den Interviews mit Contergan. Das war, glaub ich im Nachhinein, der Schlüssel. Da war für mich klar: Das ist es. Was für mich aber auch immer klar war, du kannst nicht was tun, indem du hilfst, indem du praktisch arbeitest. Der Kollege Walter Thimm hat sehr viel praktisch gemacht. Das kann ich nicht. Ich musste es mit Theorie machen, mit der Vorurteilsforschung. Dann später in Heidelberg die Jahre mit Dieter Neubert zusammen: Der interkulturelle Vergleich. Da habe ich sehr, sehr viel gelernt. Unser Thema war: Ist die soziale Reaktion angeboren, weltweit vergleichbar? Finden wir dafür Anhaltspunkte? Oder ist es erlern- und verlernbar? Dafür brauchten wir Material und haben jede Menge gefunden, dass es keine generell aversive Haltung gibt. Ein wichtiges Ergebnis.[6]

Die Zusammenarbeit mit Dieter Neubert war für dich ja aber auch in anderer Hinsicht eine Ausnahme, oder?

Ja, ich bin ja grundsätzlich eher jemand, der alleine arbeitet. Ich kann nicht im Team arbeiten. Das habe ich zum Beispiel in Mannheim gemerkt. Dort habe ich meinen Kram gemacht und war verärgert über jeden, der mir reingeredet hat. Ich bin da nicht besonders kompromissfähig und eigentlich auch niemand, der viele Leute um sich herum braucht. Ich kann auch ganz gut alleine sein, was sicher auch etwas damit zu tun hat, dass ich das als Kind häufig war, zwangsweise im Krankenhaus. Auch wenn ich damals einen sehr guten familiären Hintergrund hatte, der mich gestützt hat. Beruflich bin ich eindeutig Solist, selten gab es – wie mit Dieter Neubert – Ergänzungen oder Kombinationen, die funktioniert haben. Aber sich zum Beispiel auf die Wanderschaft zu machen, auf Kongresse zu gehen, Leute kennen zu lernen, das war nie mein Ding.

3.2 Zweites Gespräch: Persistenz des Stigmas

Deine Dissertation endet mit einer ziemlich pessimistischen Sicht, was die Frage der Veränderlichkeit aversiver sozialer Haltungen gegenüber Behinderung betrifft. Du sprichst von einer stabilen und starren Grundhaltung, verknüpfst es aber immer

[6] Ein Ergebnis dieser Zusammenarbeit war der Band von Dieter Neubert/Günther Cloerkes: „Behinderung und Behinderte in verschiedenen Kulturen. Eine vergleichende Analyse ethnologischer Studien. Heidelberg (HVA, Edition Schindele) 1987 (3. Aufl. 2001).

wieder mit der Annahme einer kulturellen Bedingtheit. Das ist im Grunde genommen auch eine Tendenz in dem Neubert/Cloerkes-Buch: Auf der einen Seite zu sagen, es gibt stabile, sagen wir mal durchaus: auch quasi-universale Haltungen. Auf der anderen Seite aber eine hohe Varianz. Beides gibt es zugleich.

Ja.

Ist diese pessimistische Einschätzung auch heute noch deine? Hat es was mit Biologie, mit dem Spannungsfeld von Biologie und Soziologie zu tun, oder würdest du es da rausziehen?

Also ich bin eigentlich von dieser pessimistischen Grundhaltung nie abgewichen. Natürlich haben sich vor allem in den westlichen Industriegesellschaften Verbesserungen bei der Situation behinderter Menschen ergeben. Für mich war aber immer die Frage, was kommt sozusagen unten an? Nicht die Gesetzgebung, sondern wie ist der tatsächliche Umgang miteinander? Da würde ich schon sagen, dass es über den Zeitraum von der Entstehung der Dissertation in den 1970er Jahren bis heute natürlich auch Entwicklungen gibt. Das kann man als Soziologe nicht verkennen. Trotzdem bleibe ich dabei, dass die Grundhaltung gegenüber Behinderten eine eher negative ist.

Ich habe mir dafür auch viel Kritik eingefangen. Zu Beginn der 1980er Jahre etwa habe ich zum sogenannten „Jahr der Behinderten" einen Beitrag für einen Sammelband geschrieben: „War's das? Eine Bilanz zum Jahr der Behinderten". Im Prinzip war das eine Weiterentwicklung des Gedankens, den Du ansprichst, über die Dissertation hinaus. Die Frage war, ob man auf der kognitiven Ebene Einstellungen verändern kann. Die Rundfunkanstalten, vor allem das ZDF, hatten damals eine Meinungsforschungsgesellschaft beauftragt, die Wirkung von Fernsehprogrammen über behinderte Menschen zu evaluieren. Das Ergebnis war absolut niederschmetternd: Sehr geringe Quoten. Nur bei einer Sendung nicht: „Unser Walter". Eine Serie, in der ein Kind mit Down-Syndrom sehr liebenswürdig dargestellt wird. Das Ergebnis war im Prinzip, dass die Wirkungen des Jahrs der Behinderten nur ganz kurzfristig waren, ein halbes Jahr später war alles schon wieder vergessen. Das stützt die These aus der amerikanischen Behindertenforschung, dass es nicht ausreicht nur auf der kognitiven Ebene Einstellungen zu verändern. Jede rein sachliche Aufklärung bringt nichts. Aber das war damals die vorherrschende Meinung: Man könne durch Aufklärung Vorurteile bekämpfen. Wissen ist eben nur begrenzt nützlich, wenn es um derart emotional besetzte Bereiche geht. Das heißt nicht, dass sachliche Information völlig überflüssig ist. Das gilt aber eher für die, die sowieso schon offen sind und sich überhaupt darauf einlassen.

Oder der Zusammenbruch des Ostblocks. Wir hatten bis dahin ja gedacht, im real existierenden Sozialismus muss es den Behinderten von der Theorie her besser gehen. Dann kam heraus: Die haben in der DDR Behinderte teilweise noch stärker als bei uns aussortiert. Und das bei einem so starken politischen Dogma der Gleichheit aller. Auch beim Interkulturellen Vergleich hat man sich einige Illusionen gemacht. Dieter Neubert wusste schon damals, dass ein Teil der Schilderungen von Margret Mead schlichtweg eine Illusion war. In einigen traditionellen Kulturen ist zwar eine gewisse Offenheit gegenüber manchen in unserem Sinne Behinderten anzutreffen. In anderen gilt aber: Behindert im Kampf – ja! wie bei uns die Kriegshelden; aber Behinderte, die von Geburt an behindert sind, Zwillinge – weg damit! Das alles hat natürlich nichts mit Kapitalismus zu tun. Es ist viel komplexer. Es deutet alles darauf hin, dass etwas anderes wirksam ist. Ich scheu mich, das biologisch zu nennen. „Biologisch" wäre eine zu starke Festlegung.

Hintergrund

Fremde

„Fremde galten *immer* als Unheilsträger. Ihnen wohnt, zwangsläufig aufgrund ihres unweltlichen Ursprungs, eine verunreinigende, zersetzende Schadenskraft ein, die ausstrahlt, vor allem ihren Blick vergiftet und bei Berührung überspringt. Besser, man blieb auf Distanz zueinander." *Klaus E. Müller: Der Krüppel. Ethnologia passionis humanae. München (Beck) 1996, S. 22*

Ich habe das alles zunächst nicht weiter vertieft, aber in der dritten Auflage des Lehrbuchs habe ich es dann doch kurz angeschnitten. Stichwort: Das Fremde. Wer ist der Fremde? Was ist das Fremde? In dem Buch von Klaus E. Müller „Der Krüppel", da hast du das gut beschrieben, für mich zwar sehr stark, ein bisschen zu stark betont, dass alles so geordnet ist in Freund-Feind, schön-hässlich und so weiter. Aber es macht schon deutlich, da ist eine Konstante drin in der Menschheitsgeschichte. Wie willst du die einfach wegdefinieren?

Du hast ja immer wieder versucht, das Festsitzende von bestimmten Reaktionen vor allem gegenüber schwersten Schädigungen in den Blick zu nehmen. Es geht um das, was du – mit anderen – die „originären Reaktionen" nennst, die du begründest in sehr tief sitzenden Sozialisationserfahrungen. So sehr das einleuchtet, gibt es auch eine Art wahrnehmungspsychologische Konstante dazu, die das erleichtert? Oder wie soll man das fassen?

Wenn man weiter kommen will, muss man möglicherweise stärker in diese Richtung denken. Am besten macht man es fest an der Reaktion auf körperbehinderte Menschen, beispielsweise bei spastischen Symptomen. Wir haben da bestimmte Schemata, dazu gehört nicht nur das Körperschema, sondern auch zum Beispiel, wie man sich bewegt, und Grundfunktionen des Menschseins, zum Beispiel Lachen, Weinen. Wenn es da zu Abweichungen von den Erwartungen kommt, ruft das tiefgreifende Reaktionen hervor und zwar auch solche, die nur sehr schwer zu kontrollieren sind. In der spontanen, direkten, unerwarteten Konfrontation, da zeigt sich das dann. Hansjosef Buchkremer hat das thematisiert: Atypische Bewegungsabläufe führen, wenn du unerwartet damit konfrontiert wirst, geradezu zu physiologischen Reaktionen.

Hintergrund

Ideomotorische Identifikation

„Offensichtlich wird der Verstehensvorgang menschlicher Kommunikation durch einen Auslösemechanismus in Gang gesetzt, der durch identifikatorische Innervation der wahrgenommenen Ausdrucksbewegungen (d. h. der Ideomotorik) im Beobachter die gleichen Gefühle erschließt. Dieser Prozess wird unwillkürlich bei der Wahrnehmung intakter Ideomotorik anderer Menschen, auch gänzlich fremder, initiiert. Er unterliegt bedeutsamen Störungen, wo die Ideomotorik des Begegnenden durch eine Andersartigkeit von Gestalt und Bewegung im Betrachter den Nachvollzug nicht auslösen kann. Diesen Fall haben wir vor uns in der Art, wie der Nicht-Behinderte den Körperbehinderten erlebt. Gestalt und Bewegungsabläufe des Körperbehinderten wirken nicht als ideomotorisches Auslöseschema. Der begegnende Nicht-Behinderte ist der instinkthaften Sicherheit ausgelöster Reaktionen beraubt. Die Verunsicherung wirkt unlustvoll. Er reagiert mit Vermeidungstendenzen gegenüber dem Behinderten." *Hansjosef Buchkremer: Verständnis für Außenseiter. Stuttgart (Kohlhammer) 1977, S. 82.*

Das tritt sogar bei Fachleuten ein, zum Beispiel bei Sonderschullehrern, die mit den Betroffenen tagtäglich zu tun haben. Darauf hat Gerd Jansen aufmerksam gemacht. Niemand ist vorurteilsfrei. Das ist noch nicht mal ein Problem von Behinderung, sondern ein ganz generelles Problem, und ich bin überzeugt davon, dass die Stabilität, die innerpsychische Stabilität von Menschen und die gesellschaftliche Stabilität von diesen gegenseitigen Stigmatisierungs-, Einordnungs-, Unterordnungsprozessen abhängt. Auch bei unseren Studenten zeigt sich ja, dass es ganz wenige sind, die wirklich mit Schwerstbehinderten arbeiten wollen. Die Belastung ist enorm. Die Belastung hat damit zu tun, dass selbst Leute, die eine hohe Motivation haben, selbst Leute, die Erfahrung damit haben, die sozusagen desensibilisiert sind, nach kurzem Aufenthalt in „normalen" Umgebungen sofort wieder sehr verwundbar sind, wenn diese Herausforderung auf sie zukommt.

Solche und andere Befunde führten für mich schon früh zu Fragen wie „Ist das nun eine Konstante des menschlichen Lebens? Ist das angeboren? Können wir nicht anders?" Deswegen das Forschungsprojekt zum interkulturellen Vergleich. Mit dem Ergebnis, es ist offensichtlich *nicht* angeboren. Es gibt Unterschiede.

Buchkremer geht an einer Stelle so weit zu sagen: „Die Anforderung behinderten Menschen zu begegnen wie Nichtbehinderten ist eigentlich eine Überforderung." Nach meinem Eindruck steckt da weniger eine soziobiologische Argumentation dahinter, sondern im Grunde eine wahrnehmungspsychologische.

Ja. Ich finde wichtig, dass bestimmte Bewegungsabläufe, das ist ja sein Punkt, so irritierend sind, dass es eigentlich zwangsläufig zu einer Reaktion kommt. Es löst nicht diese Reaktion ins Nichts auf, hilft also wenig zu sagen: „Reiß dich zusammen. Schau weg oder nimm Kontakt auf." Das geht nicht. Das ist so ein starker Stimulus, dass man die Verunsicherung verstehen muss. Buchkremer beschäftigt sich auch mit Ausstoßungsreaktionen bei Tieren, die irgendwie komisch laufen oder sich komisch bewegen, und das gefällt mir wieder ein bisschen weniger.

Da bin ich ebenso skeptisch. Allerdings sagt er nicht, dass es einen angeborenen Mechanismus der Abneigung gäbe, sondern das Problem sei, dass es zu einer Einbuße „ideomotorischer Identifikationsfähigkeit" kommt. Ich les das mal vor: Das „... hat... beim Nichtbehinderten Verunsicherungen zur Folge, die Initialphase deswegen ist eben nicht durch ausgelöste, d. h. instinktsichere Reaktionen abgedeckt." Also er sieht das Problem mehr in einer Verunsicherung von originären Reaktionen, als in angeborenen originären Reaktionen. Er sagt: „Behinderungen sind nicht selbst als Auslöseschemata, sondern als Störungen eines Auslöseschemas aufzufassen."

Ja. Müsste man mal drüber nachdenken. Da ist die Ambivalenz-Geschichte wieder und das Moment des ungewöhnlichen Fremden, womit wir nicht umgehen können. Wir haben es nicht gelernt, damit umzugehen. Wir haben keine Antwort auf diesen Stimulus.

Aber das ist was völlig anderes als eine soziobiologische Erklärung.

Völlig anders. Die kommen immer mit Darwin, mit der Reihe vom Tier zum Menschen. Der Konrad Lorenz mit seinen Graugänsen, die sich ausstoßen. Dann sagen wieder andere: „Es sind ja Hühnervögel, die machen das halt und andere Tiere nicht." Aber es endet immer damit, dass man sozusagen die totale Erklärung finden möchte. Und so einfach ist das nicht.

Aber auch mit dieser Sichtweise kommt man zum Befund einer ziemlichen Resistenz aversiver sozialer Reaktionen. Was folgt für dich daraus? Realismus, Nüchternheit oder eine Überlegung, wie man diese Belastungen kulturell bewältigen kann? Kulturarbeit? Am Ende des Buches „Der Krüppel" von Klaus E. Müller taucht so ein

Gedanke auf: Da wird der Fund eines Grabs eines behinderten Neandertalers mit Blumen erwähnt.

Hintergrund

Inklusion in der Steinzeit

„Jeder ist seines Nächsten Krüppel, den zu lieben ein Heiland in Menschengestalt einmal gebot. Lange Zeit, bevor sich das zutrug, viele Jahrzehntausende früher, lebten die Neandertaler auf Erden, ein urtümliches Übergangsgeschlecht zum Heutigen Menschen, dem Homo sapiens sapiens. Sie fristeten ihr Dasein mit dem Einsammeln von Wildvegetabilien, Früchten, Pilzen, Insekten und Jagd. Eine Gruppe im heutigen südlichen Kurdistan hatte einen Krüppel in ihrer Mitte. Sein rechter Arm, infolge einer Unterentwicklung der Schulterpartie gebrauchsuntauglich, war ihm oberhalb des Ellbogens amputiert worden. Das bedeutete unter den damaligen Lebensumständen, daß er von den Seinen mitunterhalten werden mußte. Das geschah offenbar über viele Jahre hin. Getötet hatte man ihn jedenfalls nicht. Er kam vielmehr durch einen Unfall zu Tode, dessen Ursache vermutlich ein Erdbeben war. Ahnungslos bei seiner Feuerstelle im Inneren einer Höhle beschäftigt, wurde er von einem Teil plötzlich herabstürzenden Deckengesteins erschlagen. Was von seinem Leichnam noch sichtbar war, schichteten Angehörige seiner Gruppe sorgfältig mit Geröllbrocken zu, um sein Grab zu schließen. Obendrauf aber legten sie bündelweise blühende Malven, Lichtnelken und Traubenhyazinthen, das Todesgestein überschüttend mit einem Meer vielfarbig leuchtender Blumen, deren Blüten ein aromatisch-würziger Duft entstieg und sich über dem Grabmal verströmte." *Klaus E. Müller: Der Krüppel. Ethnologia passionis humanae. München (Beck) 1996, S. 290.*

Ja, das Buch von Müller enthält jede Menge Material dafür, dass bestimmte Haltungen recht stabil sind. Über alle möglichen Grenzen hinweg. Beim Lesen hat man den Eindruck: Er beweist ständig, dass doch jeder seinen festen Platz hat auf der Erde. Das Buch führt ebenfalls weg von dem Schema „Behinderte und Nicht-Behinderte" und führt das Thema des „Fremden" ein. Da geht es um Grundlagenforschung. Wie kommt so etwas Archaisches? Wie kommt so etwas, diese Angst, dieses Bedrohungsempfinden? Das kann man nicht einfach vom Tisch wischen.

Wenn ich deinen Behinderungsbegriff richtig verstanden hab, dann kommt der doch eigentlich ohne die Dimension der Schädigung aus.

Er kommt ohne die Dimension der Schädigung aus. Er hat insofern durchaus ein konstruktivistisches Element – das Label ist entscheidend, er interessiert sich dafür, wo und wie das Label zustande kommt. Dahinter steckt die Erkenntnis, dass es keine Menschen ohne Vorurteile gibt. Das in Verbindung miteinander gebracht zu haben, war schon Hohmeiers Verdienst in seinem Grundlagenaufsatz von 1975 – er hat auch den Antisemitismus als Beispiel gebracht für einen Gesamtkomplex, in dem unter anderem das Behindertenstigma zu sehen ist. Auch der Müller schlägt diesen weiten Bogen.

Und genau deswegen brauchst du Schädigung überhaupt nicht als Voraussetzung, sondern eigentlich ist am Beginn die Einstellung.

Am Beginn ist die Einstellung gegenüber allem, was ich persönlich, unterstützt durch gesellschaftliches Denken, als unerwünscht empfinde. Das lernen wir natürlich.

Aber wenn man mal Eure Befunde anguckt in dem grünen Bändchen, dann scheint es ja schon bestimmte universell vorfindliche Haltungen zu geben, zum Beispiel, wenn es zu einer sehr starken Abweichung von einem anatomischen Grund-Bauplan kommt, gerade bei Neugeborenen. Ich denke, wir haben es immer mit sozialen Normen zu tun – aber es macht einen Unterschied, ob eine Norm ihre Geltung von bestimmten anatomischen Gegebenheiten ableitet, oder eben nicht.

Es ist beides.

Muss man da, um die Universalität zu erklären, nicht doch auch zugleich ein realistisches Argument ins Spiel bringen?

Beides. Manchmal kann die soziale Reaktion sozusagen aus dem Nichts entstehen. Es muss also nicht, wie vom sonderpädagogischen oder medizinischen Denken unterstellt, etwas objektiv da sein, um auf dieser Grundlage eine negative Einstellung zu entwickeln. Diese Aussage ist sicher richtig. Die Sichtbarkeit ist aber eine ganz wichtige Komponente, ein paar andere Dinge spielen allerdings auch noch eine Rolle. Das muss man im Einzelfall prüfen. Im Ergebnis ist dann zunächst eine Abwehrhaltung, eine negative Reaktion praktisch unvermeidlich. Zum Beispiel bei atypischen Bewegungsabläufen, atypischen Physiognomien, man kann bei Müller jede Menge Belege dafür finden. Auf der anderen Seite geht es auch um Funktionen. Dieter Neubert hatte mich darauf hingewiesen, dass in manchen traditionellen Kulturen unfruchtbare Frauen als „behindert" wahrgenommen werden. Hier könnte man sagen, das sieht man doch äußerlich nicht, das ist unbedeutend. Aber konkret ist es eben nicht ohne Bedeutung, weil dort die Fortpflanzungsfähigkeit etwas ganz Elementares ist, anders als bei uns. In solchen Kulturen war es so, dass man ohne

Kinder, die einen im Alter ernähren konnten, verhungert wäre. Wenn das Phänomen unfruchtbarer Frauen oft vorkommt, dann stirbt schließlich das ganze Volk, der Stamm, aus. Insofern hat Unfruchtbarkeit diese enorme Bedeutung. Die Frau hat die Pflicht zu gebären.

Unfruchtbarkeit ist zunächst aber nicht sichtbar.

Das genau ist der Punkt, weshalb ich die Sichtbarkeit in meiner Definition von Behinderung als das „Wissen um…" fasse. Eine Frau, die nach ein paar Jahren Zusammensein mit einem Mann kein Kind zur Welt bringt, gilt in traditionellen Kulturen als unfruchtbar.

Das spielt alles nicht in einer Welt der bloßen Konstrukte, sondern in einer Welt, in der man Erfahrungen macht. Und dazu gehört natürlich auch die Erfahrung, dass Frauen Kinder kriegen oder eben nicht. Auch wenn man es ihr nicht direkt ansieht. Ich hätte da ein gutes Beispiel für das komplexe Verhältnis von Natur und kultureller Konstruktion. Eine Studentin hat mir erzählt, in Madagaskar gebe es nach wie vor Zwillingsaussetzungen und zum Teil sogar Gewalt gegen Zwillinge. Die Zwillinge wurden früher einer Art Gottesurteil ausgesetzt, indem man sie in eine Viehweide oder in einen Stall mit Gnus legt und es dem Zufall überlässt, welcher der beiden zertreten wird oder nicht. Ich bin auf einen Artikel von Le Monde gestoßen, in dem ein Angehöriger dieser Kultur sinngemäß mit den Worten zitiert wird „nur Hunde haben Mehrlingsgeburten." Ich frag mich, wie ist da das Verhältnis von, wenn man so will: „Physis", „Natur" und der sozialen Konstruktion. Also es gibt ja einen Anhaltspunkt in der materiellen Wirklichkeit. Zwillinge sind ohne Zweifel statistisch erst mal seltener. Offenbar bedarf es dafür Erklärungen. Es geht aber jetzt zusammen mit bestimmten Strukturen in dieser Gesellschaft. Zum Beispiel hat Victor Turner gesagt, Zwillinge werden vor allem dann für eine Kultur zum Problem, wenn die Geschwisterposition ganz dezidiert mit Rechten und Pflichten gekoppelt ist. Je mehr das der Fall ist, desto anstößiger wird das für eine Kultur, dass plötzlich zwei, statt einer ankommen.

Wir haben das damals diskutiert, Dieter Neubert und ich, dass diese Zwillingsgeburten eher so ähnlich wie Zwitter betrachtet wurden. Also als eine Kategorie körperlicher Abweichung.

Und als „unnormale" Geburt. Es sind ganz verschiedene Deutungsmuster denkbar. Ich wollte damit nur sagen, es gibt meistens einen Anhaltspunkt in einer, wie soll ich sagen, in einer zunächst mal physischen, wahrnehmbaren Wirklichkeit. Das kann Rothaarigkeit sein, das können Zwillinge sein. Also irgendwas, was irgendwie fremd ist, meinetwegen auch in einem statistischen oder auch normativen Sinne irregulär. Das würde ich mal ganz offen lassen.

Hintergrund

Probleme mit Zwillingen

„Die Geburt von Zwillingen wird von den Bevölkerungsgruppen der Antambahoaka in der Region Mananjary als schlechtes Zeichen angesehen. Ein Gesetz des Schweigens umgibt das Verbot, das auf den Zwillingskindern von Mananjary lastet. Die Existenz der Exklusion von Zwillingskindern aus ihrer Herkunftsfamilie ist eine der kennzeichnenden Züge der Gesellschaft der Antambahoaka < . . . > Man sagt, *Raha manana kambana ianao, tsy anjaranao fa anjaran'ny hafa,* das bedeutet: wenn Ihr mit Zwillingen niederkommt, dann sind sie nicht die Euren, sondern Ihr müsst sie an Andere abgeben. Die Antambahoaka betrachten die Geburt von Zwillingen desselben oder unterschiedlichen Geschlechts als ein Unheil bringendes Ereignis. Zwillingskinder existieren für ihre Väter und Mütter ausschließlich als Gefahr. Man kann sie nicht behalten ohne – so legt es eine eingefleischte Überzeugung nahe – die Gefahr einer Verfluchung einzugehen < . . . > als Folge eines Fehlers, der gegenüber den Ahnen begangen wurde. < . . . > Sie werden deshalb alle beide ausgesetzt, um eine Adoption durch andere Madegassen oder durch Fremde zu ermöglichen. Letztlich ist für sie kein Platz im sozialen System der Antambahoaka vorgesehen." *G. F. Fernandes, I. Rakoto, N. R. Rabetokotany: Les jumeaux de Mananjary entre abandon et protection. Antananarivo (UNICEF) 2010, S. 24 (deutsche Übersetzung: jmk).*

Das ist der „Aufhänger".

Es ist ein „Aufhänger" und der katalysiert sozusagen kulturelle Konstruktionen.

Ja, das halte ich auch für richtig. Die Sache mit dem Aufhänger ist ganz wichtig. Und deswegen bin ich auch manchen Thesen der Disability Studies gegenüber skeptisch: Bloß weil „die Gesellschaft" sich da irgendwas ausdenkt, gibt es die sozialen Reaktionen nicht. Du betrittst einen Raum und dir kommt unvermittelt ein Mensch mit schweren Spastiken entgegen. Das ist ein so starker Stimulus, dass es völlig unwahrscheinlich ist, dass du ganz locker dabei bleibst. Verstehst du? Aber manchmal ist der Aufhänger nur ganz minimal. Es muss auch nicht dieser Aufhänger sein, der zu einer negativen Reaktion führt. Das kann woanders herkommen, aber ein Aufhänger muss schon dabei sein.

Nun ist ja die ganze Soziologie der Behinderten als Disziplin im Umfeld der Labeling-Theorie, der Soziologie abweichenden Verhaltens aufgewachsen. Das hat sicherlich auch was mit eurer professionellen Sozialisation zu tun. Auch da gibt es im Grunde diesen Streit schon. Nehmen wir mal so jemanden wie Tannenbaum: „The young delinquent becomes bad because he is defined as bad". Und dann so Leute wie Becker und auch Lemert, die da später korrigieren und sagen, selbstverständlich wird niemand zum Mörder oder raubt andere Leute aus, nur, weil irgendjemand ihn als Mörder oder Räuber bezeichnet hat. Labeling-Theorie interessiert sich einfach für die Frage, was für einen Beitrag leistet die soziale Reaktion für das, was dann im Ergebnis als abweichendes Verhalten herauskommt? Lemert unterscheidet da zwischen primärer und sekundärer Devianz. Ist das diese Unterscheidung?

Ja, das ist das.

Lemert sagt ja, es gebe alle möglichen Ursachen für irgendwelche normalen Abweichungen und soziale Reaktionen machen damit etwas.

Es *muss* sich keine sekundäre Devianz einstellen. Das sind alles Schritte, die sind sicher reversibel. Aber wenn du da erst mal drin bist, dann wird es schwer wieder raus zu kommen. Das halte ich nach wie vor für einen ganz wichtigen Ansatzpunkt. Aber mich interessiert immer schon mehr: Wo liegen die Ursachen dafür?

Ja gut okay. Aber das unterscheidet dich so ein bisschen von einer rein etikettierungstheoretischen Sicht, sag ich mal, und damit auch von einer einfachen Art von Konstruktivismus. Also ich fand den Begriff, den der Shakespeare da geprägt hat, einen „kritischen Realismus", eine Art „realistischen Konstruktivismus" oder „konstruktivistischen Realismus", einleuchtend. Kai hat ja diese verschiedenen Standpunkte, sagen wir mal Theorien, in dem gelben Buch aufgeführt.

Ich habe das danach in meinen Seminaren diskutiert. Studierende fragen: „Ja Herr Cloerkes, Sie sind ja Konstruktivist, im Grunde genommen?" Sag ich: „Ne". Und dann geht die Diskussion los. Ich kann mich da eben nicht einwandfrei in eines der Kästchen einordnen. Ich halte die Dinge eben nicht für so einfach. Ich finde es auch nicht schade, dass ich zu keinem Ergebnis komme, ein ganzes Leben lang zu keinem endgültigen Ergebnis komme. Ich kann es nicht beweisen. Aber die Anderen, die vorgeben es beweisen zu können, finden meine Gnade nicht. Die kann ich widerlegen. Ich würde wie gesagt diese ganze Problematik einbetten in eine generalisierte Haltung von Menschen gegenüber Dingen, die nicht passen, die von Erlerntem abweichen. Deswegen verwende ich auch den Begriff „Stimulus". Es muss ein Stimulus da sein, auch in dem besonderen Fall, den Neubert und ich, in Anknüpfung an Goffman, „Quasi-Normalität" genannt haben. Die Quasinormalität ist etwas, was sehr wohl von vielen Behinderten erreichbar wäre. Und was auch als Ziel, als gesellschaftliches Ziel, durchaus gut und realistisch wäre. Aber es ist nicht dasselbe wie Normalität. Es ist Quasinormalität.

Nochmals zur Klarstellung, der Stimulus ist in seiner Bedeutung ja wiederum nicht zu lösen von Erwartungen, Haltungen, von denjenigen, die den Stimulus feststellen und nicht von derjenigen Person, die den Stimulus in Anführungszeichen auslöst. Also es steht im Zusammenhang. Das ist ja die alte Geschichte, schon bei Dewey und Mead, nämlich zu sagen, Reiz und Reaktion sind von vornherein, das ist ja der Witz des Reaktionsansatzes, aufeinander bezogen. Es gibt keinen Reiz isoliert von der Reaktion, aber umgekehrt auch nicht.

Das ist Symbolischer Interaktionismus. Wir konstruieren die Bedeutung unserer Stimuli. So gesehen würde ich auch sagen, dass ein Aufhänger, ein Stimulus, wirklich fast aus dem Nichts heraus konstruiert werden könnte. Ich denke da an Menschen, die bei uns in der Psychiatrie landen und deren Verhalten in anderen Kulturen positiv gewertet würde.

Stimmen hören bei Schamanen.

Ja, der Schamane. Es gibt viele Beispiele dafür. Was die Dinge sind, ist nicht von vornherein klar, sondern sie gewinnen ihre Bedeutung erst durch das, was wir ihnen zuschreiben. Wenn jemand aus so einer traditionellen Kultur an einem internationalen wissenschaftlichen Kongress teilnehmen würde und der sagt: „Zwillinge sind nicht gut", dann schmeißen die den raus. Aber seine Wahrnehmung ist nun mal so, er hat Begründungen – „unnormale Geburt" usw., und hat damit in seinen Augen Recht.

Könnte man nicht auch sagen, die Frage nach der Materialität ist dann schnuppe, denn es gibt sowieso nichts Realeres als eine soziale Konstruktion?

Wenn ich mit Studenten diskutiere und die sagen: „Ja, sind Sie der Meinung, dass auch ohne etwas eine Behinderung entstehen kann?" – da wäre ich vorsichtig mit meiner Antwort.

Die Bedeutung von Konstruktion ist mal größer, mal kleiner, so hab ich dich das letzte Mal verstanden.

Ja.

Es kann bei einer Lernbehinderung, allgemein: kontinuierlich verfassten Sachverhalten, ein größerer Spielraum für Konstruktion bestehen. Da kommt aber trotzdem eine Art von realistischer Perspektive mit ins Spiel. Ich glaub nicht ganz, dass die Frage nach der Materialität ganz egal ist. Ich glaube, dass Erfahrung prinzipiell mit Kontingenzen körperlicher Sachverhalte rechnen muss. Der menschliche Körper als solcher ist nur in einer Hinsicht eine Konstruktion, zu einem gewissen Grad ist er auch Vorgabe. Denn keine Gesellschaft dieser Welt hat gemacht, dass wir Nasen, so komische Ohren haben, dass wir vier Gliedmaßen und eben nicht zwei Flügel haben, und Gesellschaften und Kulturen sind ständig herausgefordert diese Kontingenz

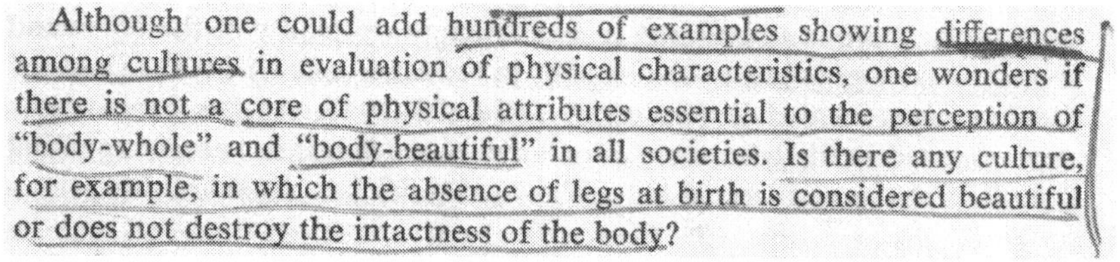
Although one could add hundreds of examples showing differences among cultures in evaluation of physical characteristics, one wonders if there is not a core of physical attributes essential to the perception of "body-whole" and "body-beautiful" in all societies. Is there any culture, for example, in which the absence of legs at birth is considered beautiful or does not destroy the intactness of the body?

Abb. 3.7 Zitat und Unterstreichungen aus Cloerkes' Exemplar von *B. A. Wright: Physical Disability – a Psychological Approach. New York 1960*, S. 255

auszulegen und zu deuten, damit umzugehen. Aber sie können nicht voll über sie verfügen. Also es ist sicherlich nicht verfügbar, dass ein Kind, das mit zwei Gesichtern geboren wird, als ungewöhnlich registriert wird. Da würd ich mal sagen.

Das ist immer ungewöhnlich.

… kann ich mir keine Kultur der Welt vorstellen, die das nicht für ungewöhnlich halten würde. In Indien führte das zu Wallfahrten, zur Verehrung als Reinkarnation einer Göttin. Bei uns würden natürlich nach einem Chirurg gerufen, viele Leute würden sagen, das ist ein Monster. Da ist trotzdem in beiden Fällen eine Kontingenz da, die ist körperlich, die haben wir nicht konstruiert.

Du musst trennen. Alles was körperlich als Abweichung festzumachen wäre, muss eine Grundlage haben. Aber dass man etwas wirklich aus dem Nichts heraus erfinden kann, das gibt es sehr oft im psychischen Bereich.

Ja klar. Ich bestreite nicht, dass es sowas gibt.

Im psychischen Bereich ist das durchaus möglich.

Oder bei sogenannten Lernbehinderungen.

Da auch.

Bei allen mentalen Funktionsbeeinträchtigungen im Prinzip.

Die Beatrice Wright hat 1960 in ihrem wichtigen Buch gesagt: „There is no society, where the absence of the legs at birth is enjoyed" (Abb. 3.7). Dass man sich freut, wenn ein Kind ohne Beine geboren wird, das gibt es einfach nicht. Und damit drückt sie genau das aus, was das Körper-Schema-Konzept meint. Das muss man erst umdeuten.

Ja aber Abweichungen sind immer deutungsbedürftig. Ich wollt nur sagen, die Physis macht schon Vorgaben und mit denen müssen sich die Kulturen auseinandersetzen. Sie können so oder so, aber man sollte meiner Auffassung nach nicht versuchen, jede Materialität aufzulösen. Man ist sonst bei Mike Oliver, der sagt: „Wir wollen eine Gesellschaft, in der es völlig unerheblich ist, ob jemand ‚legless' ist oder nicht. Wir schaffen doch schließlich auch eine tolle Infrastruktur für alle Nicht-Flieger. Niemand diskriminiert schließlich Menschen, weil sie nicht fliegen können.

Hintergrund

Flieger und Geher?

„... we do not punish non-flyers for not flying. In fact we do exactly the opposite. We spend billions of dollars, yen, deutschmarks and pound every year providing non-flyers with the most sphisticated mon-bility aids imaginable. They are called aeroplanes. An aeroplane is a mobility aid for non-flyers in exactly the same way as a weelchair is a mobility aid for non-walkers." *In: Mike Oliver: Unterstanding Disability: From Theory to Practice. Basingstoke (Maxmillan) 1996, S. 108.*

Und das ist der Punkt, wo ich nicht mehr mitmache. Da fängt es für mich an, völlig unrealistisch zu werden. Solche Ziele sind nicht erreichbar. Die sind vielleicht wünschbar, aber eine Gesellschaft, wo Unterschiede wirklich nicht mehr beachtet, auch nicht bewertet werden, die wird es nicht geben. Das ist die Kernaussage bei Müller, auch wenn er am Schluss versöhnlich ist. Es muss etwas im Menschen sein, was eben sehr stark auf solche Differenzierungen drängt.

Ich wollte jetzt noch auf einen anderen Satz aus einem Vortrag von dir kommen, ein Hammersatz, wie man so sagt: „Mitleid ist eine in eine sozial akzeptable Form geführter Hass und Aggression." Das ist eine starke Behauptung.

Und das vor dem Hintergrund, dass damals gerade das Jahr der Behinderten war, Aktion Sorgenkind und so weiter. Man könnte in diesem Zusammenhang mal auf diese historischen Kontexte zurückkommen. Was Carol Poore gezeigt hat, ist, es war eine zugleich von Mitleid wie von Anstarren geprägte Kultur, die man in den 1960er und 70er Jahren vorfand. Aktion Mensch würde sich heute nicht mehr trauen, so auf die Mitleidsdrüse zu drücken, wie das 1982 noch der Fall war. Ich kann mich noch gut dran erinnern, wie das dargestellt worden ist. Es ist heute zumindest subtiler geworden.

Gut, die Aussage mit dem Mitleid ist von Ernst Klee. Ich hab das nur übernommen. Da steckt vielleicht ein Gutteil Freud drin. Ich bin heute etwas skeptischer, ob das alles stimmt. Es gab da zum Beispiel auch eine Theorie zum Selbsthass von Behinderten, es gab eine Theorie zu Kastrationsängsten speziell bei Blinden, es gibt jede Menge Sachen gerade aus den 50er und 60er Jahren, die sich alle nie so richtig bewahrheitet haben. In der Einstellungsforschung gibt es jedenfalls nicht mehr viel

Neues. Es ist immer noch eher eine Minderheit, die sagt: „Da sind auch positive Einstellungen gegenüber Behinderten, zum Beispiel Mitleid, zum Beispiel Fürsorge." Da neige ich, ich sage es mal in aller Vorsicht, dazu, jede dieser Formen darauf zu überprüfen, ob sie nicht einen letztlich negativen Kern haben und nur vom Problem ablenken wollen. Für Mitleid ist das durch viele Arbeiten gut bewiesen. Mitleid ist letztendlich eine Form von Sublimation. Vieles dient der Entlastung. Wenn man Leute vor die Wahl stellt: „Ihr könnt einen behinderten Menschen einladen oder etwas spenden," – dann sagen die allermeisten: „Lieber spenden!". Manche Leute sollen sich jemanden eingeladen haben, haben ihn vollgestopft mit Gutem und als Weihnachten vorbei war, war im Grunde genommen auch die Freundschaft vorbei.

Und das ist der Punkt, den Ernst Klee lange vor anderen herausgearbeitet hat. Ernst Klee und Rent-a-Spasti. Nebenbei: Klee war für mich lange Zeit sehr wichtig. Er hat nämlich etwas Praktisches zu dem gemacht, womit ich mich theoretisch befasst habe. Das hat mir auch in der Lehre geholfen. Wenn ich merkte, die Studenten schlaffen ab, dann habe ich ihnen von Klee und von Rent-a-Spasti erzählt. Davon, wie er zur Weihnachtszeit mit seiner Volkshochschulgruppe eine Anzeige in die Zeitung gesetzt hat: Wer fühlt sich alleine und will was Gutes tun? Rent-a-Spasti!

Hintergrund

Rent-a-Spasti?

„Mitleid demütigt den Menschen. Wer sich lediglich zur lieben Weihnachtszeit für die Wohltaten der Wohlgelittenen bereithalten darf, erfährt seinen Stellenwert als Minderwertiger. Mitleid tötet. Mag das Wort auch ursprünglich von Mit-Leiden kommen, so ist es längst abgeglitten in den Schwulst zur Schau gestellter Barmherzigkeit. Denn, wem nutzt die Geschäftigkeit des Almosenübens? Gewiß, es sind, um bei der Aktion Sorgenkind zu bleiben, Millionen gesammelt worden. Aber dienen solche Aktionen manchmal nicht mehr der Publicity von Prominenten, und was ist der Verdienst der Wum-Industrie gegen den Gewinn, den die Betroffenen haben? Mehr und mehr Behinderte (und Eltern) fühlen sich als Kulisse mißbraucht. Wer von der Prominenz und wer von den Spendern hat nicht nur per Spendenquittung Kontakt mit Behinderten? Und wer nimmt zur Kenntnis, daß mit dem Etikett „Sorgenkind" ein Behinderter als Mensch erledigt ist, als Mensch, mit dem man ausgeht, flirtet, liebt, fröhlich ist?

Um diese Rolle einmal auf den Kopf zu stellen, gründeten Teilnehmer eines Volkshochschulkurses in Frankfurt einen „Vertrieb Behinderte-zum-Fest" – „Rent-a-Spasti!". Da wurden (von Behinderten) Behinderte feilgeboten wie der studentische Schnelldienst Weihnachtsmänner offeriert: „Gehbehinderte mit 1 Krücke 4,98 Mark; Gehbehinderte mit 2 Krücken 6,98; Spastiker, ohne Sprachfehler 7,88; mit Sprachfehler 11,88." Heimkinder gab es natürlich zum Mengenrabatt. Als Text gaben die Vermittler dem „Sonderangebot Weihnacht" unter anderem diese Passage bei: „Wie Sie wissen, leben wir in einer sinnentleerten Zeit. Nehmen Sie Behinderte. Sie sind demütig, dankbar und bescheiden. Drücken Sie ihnen unauffällig eine Spendenbüchse in die Hand. Eindrucksvolle Photos! Behinderte eignen sich auch besonders zu politischen Versammlungen: sie preisen auch geringste Fortschritte!" Obwohl das Sonderangebot als Satire deutlich kenntlich gemacht war, meldeten sich schamhaft (anonym) ein paar Vorzimmerdamen, um für ihren Chef zu ermitteln, ob die Sache nicht vielleicht doch ernst gemeint ist. Nicht der Rent-a-Spasti-Katalog ist zynisch, die Realität ist es." *Ernst Klee, in: Die Zeit vom 19. Dezember 1975.*

Sowas wird nie dauerhaft, und es nützt nicht in erster Linie den Behinderten, sondern es nützt dem „Wohltäter". Da hat Klee hervorragende Sachen gemacht. Er hat auch die ersten Behindertenproteste mitorganisiert und Straßenbahnen in Frankfurt blockiert, mit Rollstuhlfahrern auf den Schienen. Die konnten damals nicht mit den öffentlichen Verkehrsmitteln fahren. Sie kamen nicht rein und nicht raus, wegen der Türen. Bei der Deutschen Bahn musste man damals mit Rollstuhl im Gepäckwagen fahren, weil nur der breite Türen hatte. Das waren die Zustände, die Ernst Klee angeprangert hat (Abb. 3.8). Und er hat viel Zorn der Bürgerlichen auf sich gezogen. Das war sehr beeindruckend. Ernst Klee hat etwas gemacht, während ich nur theoretisiert habe. Und er hat klargestellt: Mitleid ist eigentlich etwas Negatives.

Aber um noch einmal auf die Spenden zurückzukommen: Das wird ja sehr stark unterstützt. Und es ist ein guter Ausweg, etwas für das Problem zu tun und sich selbst zu entlasten. Dahinter steckt vermutlich eher eine negative Einstellung als eine positive. Wenn man selbst was tut, ist das sicher schwieriger. Dann sind eher positive Elemente drin. Aber denkt an die Lehrer, die der Jansen untersucht hat, die Sonderpädagogik studieren und sich dann geradezu in die Schule schleppen, was darauf hindeutet, dass es für sie wichtige subjektive Gründe geben mag, übergeordnete Gründe diesen Beruf zu ergreifen, aber dass man letztendlich...

... eine gewisse Ambivalenz jedenfalls nicht loswird.

Die Ambivalenz ist der Punkt. Viele Untersuchungen haben das gezeigt. Wenn du die Einstellungen von Sonderschullehrern vergleichst mit einer repräsentativen Stichprobe, sind die keineswegs besser und manchmal in der Tendenz eher ein bisschen negativer. Kontakt muss nicht zwangsläufig positive Reaktionen oder Einstellungsänderungen bewirken. Da gehört jede Menge anderes dazu, zum Bei-

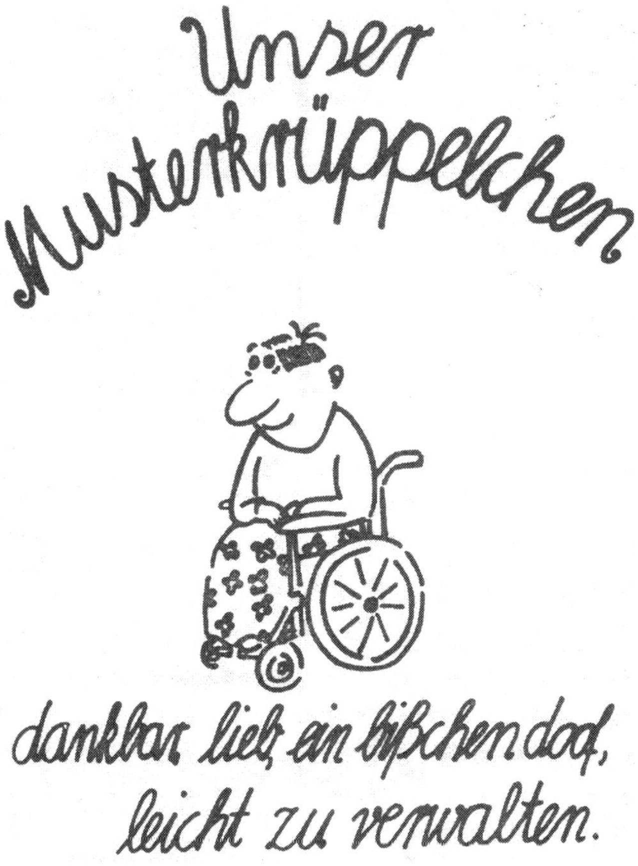

Abb. 3.8 Vorderseite einer Postkarte, die Ernst Klee an Günther Cloerkes geschickt hat (2.7.1979)

spiel Statusgleichheit. Wirkliche Statusgleichheit ist sehr schwer herzustellen, sie ist bei Lehrern und Schülern und zwischen professionellen Helfern und Rehabilitanden eh nicht gegeben. Da fehlt also schlichtweg diese Voraussetzung. Ich bin also zunächst mal misstrauisch. Die meisten Formen, die positiv aussehen, sind letztendlich negativ, wenn man in die Tiefe geht.

Es gibt aber interessanterweise auch Menschen, die sich von Behinderungen, von den bestimmten Abweichungen, die ansonsten sehr abstoßen, angezogen fühlen.

Ich hab jetzt grad eine Diplomarbeit von einer Frau bekommen, die von Geburt an keine Arme hat. Sie hat Fallstudien über Menschen durchgeführt, die gerade dadurch sexuell stimuliert werden, durch Amputationen zum Beispiel. Das ist ein Hinweis darauf, dass sogar gravierende Normabweichungen nicht immer negative Reaktionen bewirken müssen. Aber es wird auch deutlich: Selbst ein so starker positiver Stimulus führt nicht zu einer eindeutigen Haltung, sondern zu Ambivalenz.

Daran sieht man, wie problematisch allzu grundsätzliche Aussagen sind wie „Eine schwere Störung des Körperschemas hat immer Ablehnung zur Folge." Es gibt alles Mögliche. Es gibt keine einfachen Antworten. Wenn man natürlich sagt: „Soziobiologie, angeboren. Fertig", dann hat man es leicht. Vor den theoretischen Grundproblemen der Soziologie der Behinderten haben schon viele kapituliert und dann nur noch praxisnahe Sachen gemacht.

3.3 Drittes Gespräch: Biographische Bedeutungen

Du hast in den letzten Gesprächen deine persönliche Erfahrung von Behinderung angesprochen und gesagt, dass sie für die Entwicklung deines wissenschaftlichen Interesses zumindest ein bedeutsamer Aspekt war. Das teilst du ja mit einer Reihe von Kolleginnen und Kollegen wie zum Beispiel Irving Zola, Robert Murphy, Mike Oliver, Tom Shakespeare. Spielt diese eigene Erfahrung für dich eine Rolle?

Bis heute. Viele Sachen arbeite ich sozusagen an mir selbst noch auf. Und das seit dem Ruhestand verstärkt. Ich bin in die Nachkriegszeit hinein geboren und damals mit Methoden behandelt, operiert worden, die man in den Lazaretten gemacht hat, ich sage mal „ziemlich robust". Die Meinung damals war „Ja leben tut er ja, aber das kann kein vernünftiges Leben sein." Das hat mich natürlich sehr stark geprägt. Und es war ganz sicher auch in vielen Lebensphasen wirksam, etwa auf dem Gymnasium, als ich nicht richtig weiterkam, oder dann später beim Studium. Einerseits dieser Gedanke „Du schaffst die Dinge nicht, weil du eine Behinderung hast." Andererseits: „Ich kann es sehr wohl. Das wirst du beweisen."

Also, ich wurde geboren mit einer Hüftdysplasie, eine Missbildung, eine Variante, die halt immer mal wieder vorkommt. Es gibt keine stichhaltigen Erklärungen dafür. Ich bin 1944 geboren, meine Familie war ein dreiviertel Jahr auf der Flucht aus dem Osten, hin und her durch ganz Deutschland, eine sehr, sehr lange Geschichte. Es war ein Wunder, dass ich das überlebt habe. Und dann hat man irgendwann, als ich etwa zwei Jahre alt war, gemerkt: Der läuft nicht richtig, es ist etwas nicht in Ordnung. Meine Mutter und meine Tante sind dann mit mir von dem damaligen

Aufenthaltsort Rochlitz in Sachsen nach Leipzig in die orthopädische Klinik gefahren. Die orthopädische Klinik in Leipzig war damals eine führende Klinik in diesen Sachen.

Und Chef war ein Professor Franz Schede, in der Orthopädie eine Größe, weil er einige Verfahren erfunden hat, auch zur Versorgung von Kriegsverletzungen. Es gab die sogenannte „Schede-Schiene", dass man nicht auftritt, das hat er erfunden, Oder dieses Dreirad zur Entlastung der Hüfte, das „Schede-Rad". Meine Mutter und meine Tante haben mich da vorgestellt. Der hat dann die Hüftdysplasie diagnostiziert. Das musste operiert werden. Wenn es nicht operiert wird, gleitet der Hüftknopf immer weiter nach oben, das Bein wird immer kürzer und ein Laufen ist eigentlich nicht mehr möglich. Und das könne man auch operieren, habe der damals gesagt und hat meine Mutter auf die Station geführt, wo lauter kleine Kinder lagen, die er operiert hatte. Die waren alle eingegipst, ein sogenannter Beckengips, in der Spreizstellung, so weit, wie es irgendwie geht, weil ja die Hüfte genau da reinwachsen soll.

Meine Mutter hat das gesehen und gesagt, das bring ich nicht übers Herz, sie hat mich wieder mitgenommen. Für meine spätere Zukunft ist das natürlich ein Riesenfehler gewesen. Denn danach wurde die Sache mit meiner Hüfte offensichtlich verdrängt. Man hat gesehen, dass ich nicht gut laufe, dass ich schnell ermüde, aber man wollte das irgendwie nicht wahrhaben. Anders kann ich es nicht erklären. Im Alter von gut fünf Jahren sind wir dann von Görlitz endgültig nach Westdeutschland gezogen. Erst nach Bonn zu Verwandten und anschließend nach Wilhelmshaven, wo ich dann meine Kindheit und Jugend verlebt habe. Und in Wilhelmshaven kam es zu diesem Riesenzufall, dass der Professor Schede im Jahr 1950 nicht mehr in Leipzig war, sondern im Landeskrankenhaus Sanderbusch, 15 km vor der Stadt. Meine Mutter hörte davon und wir gingen wieder zum Professor Schede. Der sagte: „Also noch ist es nicht zu spät, noch kann man was machen". Er meinte damit, weil ich mich – sechs Jahre alt – stark im Wachstum befände, könnte eine Neubildung der Hüftpfanne erfolgen, wenn man mich in der richtigen Position eingipst und einfach abwartet. Das scheint gelegentlich geklappt zu haben, aber bei mir hat es nicht geklappt. Ich war ein dreiviertel Jahr eingegipst. In den Krankenhäusern war damals sonntags eine Stunde Besuch möglich und sonst gar nichts. Ein Saal mit etwa fünfzehn Kindern zwischen sechs und vierzehn, ältere Kinder kamen in das „Männerzimmer". Und ein Kindersaal, da waren die ganz Kleinen drin unter sechs Jahren. Ich hab daran nur ganz wenige Erinnerungen. Aber kaum war das ausgestanden, stellte man fest, es hat nicht gewirkt.

1951 musste ich wieder hin. Inzwischen war der Sohn von Professor Schede dort der Chef, der war auch Orthopäde geworden, Anselm Schede. Und der hat damals eine neue Methode, eine Knochenspanverpflanzung, angewendet. Diese

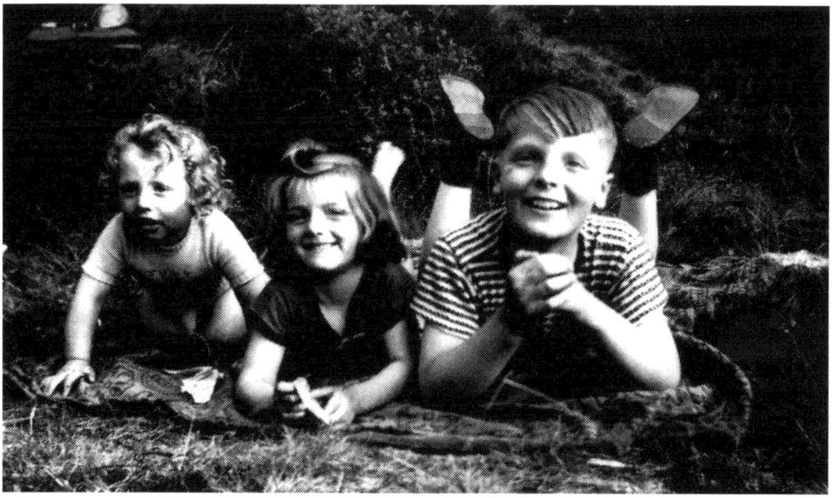

Abb. 3.9 Günther Cloerkes (ganz rechts) mit Bruder und Kusine, ca. 1955

Operation wurde bei mir durchgeführt und danach wurde man wieder eingegipst. Das war dann allerdings nicht so intensiv, also kein Dreivierteljahr, sondern nur fünf Monate. An diese Zeit habe ich einige Erinnerungen.

Ich konnte natürlich nicht zur Schule gehen, bin in die dritte Klasse eingeschult worden, was dann auch ohne weiteres geklappt hat. Danach gab es eine Zeit, zwischen acht und elf, in der alles so aussah, als sei es ausgestanden. Im Dezember 1955 (Abb. 3.9) war wieder mal eine dieser Röntgenkontrollen. Für mich war das immer sehr belastend, ich wusste, die Aufnahme wird an den Schirm gehängt und dann sagen die: Alles okay oder eben nicht. Und dass es nicht okay sein könnte, dies war also x-mal angesprochen worden von den Ärzten. Und ja, dann hängt der Anselm Schede das Röntgenbild auf und sagt: „Das Implantat ist weg. Da ist nichts mehr. Hat sich alles aufgelöst." Ich weiß noch, wie ich da stand, wie tot. Ein größeres Unglück konnte es gar nicht geben. Denn natürlich hatte ich diese ganzen traumatischen Dinge noch im Kopf, die waren ja nicht weg. Und meine Mutter... Ich höre meine Mutter, die fragte: „Ja was bedeutet das?" „Ja", hat der dann gesagt, „wir müssen noch mal operieren und zwar sofort, so schnell, wie es geht. Der Junge darf das Bein nicht mehr belasten, sonst wird alles noch schlimmer." Er würde vorschlagen die gleiche Operation noch mal zu machen. Inzwischen habe man etwas mehr Erfahrung damit. Was anderes wäre eigentlich gar nicht möglich. Und was ich behalten habe, war dann: „Wenn wir es nicht machen, dann kann er nicht laufen, das ist im nächsten halben Jahr dann aus. Wenn wir es machen, hat er eine Chance, dass wir das mit dem Rollstuhl hinauszögern können. Nach derzeitigem Stand könnte er, ich würde mal sagen, ein Alter von vierzig, fünfundvierzig erreichen, ohne auf einen Rollstuhl angewiesen zu sein". „Wir gewinnen dreißig Jahre", klang da durch. Aber was da für mich als Elfjährigen auch durchklang war doch, ein Mensch zweiter Klasse zu sein. Natürlich gibt keiner etwas darauf, dass aus dem irgendwas werden könnte, wir bringen ihn wieder irgendwie zum Laufen, dann hat er noch ein Stück Leben und danach: na ja, gut. Also das war für mich so der Tenor damals.

Und das war kurz vor Weihnachten. Es wurde ein sehr stilles Weihnachten. Ich hab dann erst mal ziemlich viel geheult, bin aber abgelenkt gewesen durch die Weihnachtstage. Es war vereinbart, dass ich am 2. Januar 1956 zur Operation ins Krankenhaus komme. Jeden Tag hab ich gezählt und irgendwann zum Jahreswechsel stand für mich fest, das machst du nicht. Mein Onkel hatte ein Auto, wir wohnten zusammen, und es war vorgesehen, dass er mich morgens um acht nach Sanderbusch bringt. Ich hab mich morgens angezogen und hab meine Mutter gehört: „Wir sind so weit. Wir können fahren." Und bin an ihr vorbei raus, wir wohnten im vierten Stock in so einem Riesengebäude, runter. Direkt davor war damals ein Trümmerfeld, das bis zum Hafen führte. Die Hafenanlagen waren im Krieg völlig zerstört worden. Es gab ein paar Wege da durch und ein Hafenbecken, da wollte ich hin. Ich bin also gerannt, meine Mutter ist hinterher gelaufen. Ich bin also Richtung Wasser gerannt und sie hinter mir her. Und sie rief dann ein paar Mal: „Günther, bleib stehen, bleib stehen! Bitte, ich bitte dich, ich bin deine Mutter". Irgendwann blieb ich stehen, kurz vorm Wasser und drehte mich um. Ich sehe sie da, wie sie weinte, sie kam, nahm mich in den Arm. Und dann hab ich keinen Ton mehr gesagt. Ich bin später oft gefragt worden: „War das ernsthaft, war das nicht ernsthaft?" Ich kann es nicht beantworten, ich kann es wirklich nicht beantworten. Mein Gefühl war nicht: „Ich will nicht leben", sondern „Ich will die Operation nicht." Aber ich hatte keine Wahl. Ich war vernünftig genug mit elf Jahren zu sehen: „Was der Arzt sagt, ist richtig, du wirst sonst nicht mehr laufen können." Eine Stunde später sind wir dann im Krankenhaus angekommen, ich hab weiter nichts mehr gesagt. Am nächsten Tag war die Operation und danach das, was ich ja schon kannte. Ich bin am 3. Januar operiert worden und bin zum ersten Mal wieder draußen gewesen in der Gipsschale Anfang Mai bei gutem Wetter. Das habe ich ganz bewusst erlebt. Also, diese Wochen damals, die habe ich sehr bewusst erlebt mit allem drum und dran, anders als in der frühen Kindheit. Inzwischen bin ich überzeugt, dass nicht das, was ich bewusst mitgekriegt habe, also diese letzte Operation, das Schlimmste war, sondern die ganzen anderen Sachen, an die ich mich nicht mehr genau erinnere, waren das Schlimmste. Das kannst du als Kind nicht verarbeiten, aber es sitzt drin. Es sind Dinge, die einem zustoßen, wo du dich nicht wehren kannst.

Mit elf, zwölf Jahren, da war manchmal schon bewusste Auflehnung dabei. Aber ich hab damals auch gelernt, – es hat ja alles sein Gutes – Geduld zu haben, an etwas anderes denken, „Da musst du durch", alle diese Sachen. Glücklich ist man dabei nicht. Und es gab zu der Zeit auch Auflehnung gegenüber bestimmten Maßnahmen im Krankenhaus. Ich war nicht ganz so der Hilflose. Das lag auch daran, dass die Anderen im Zimmer schon teilweise richtige Karrieren hinter sich hatten mit allen möglichen Operationen. Die waren erfahrener als ich, zum Teil auch älter, und von denen hab ich so ein bisschen pubertäre Auflehnung mitgekriegt. Also, es war gerade dadurch etwas leichter.

Damals war ich ja schon auf dem Gymnasium. Gelegentlich kam dann eine Lehrerin ins Krankenhaus und hat versucht, mir was beizubringen. Das war natürlich völlig sinnlos. Ich habe dieses Schuljahr wiederholen müssen. Die Ärzte in Sanderbusch waren diesmal ganz, ganz vorsichtig. Mir wurde eingeprägt, „Wehe du trittst mal auf, dann ist das alles im Eimer." Das war natürlich stark angstbesetzt. Ich hab so eine Schiene gekriegt, damit das operierte Bein immer in einer Schlinge hing und ich nicht auftreten konnte. Nachts kam das Ding ab und dann bin ich durch die Wohnung auf dem rechten Bein gehüpft, immer in der Angst aufzutreten. Ich hatte nie eine Krücke oder einen Stock, ich hatte nur diesen Apparat. Und ich hatte dieses sogenannte Schede-Rad, ein Dreirad, wo du dich nur so mit den Füßen abstoßen kannst, aber nicht voll belastest. Das war dann natürlich vor allem von rechts mit dem guten Bein. Mit links durfte ich aber schon auf den Boden, um die Muskeln zu kräftigen. Ich bin dann auch wieder zur Schule, und zwar mit dem Fahrrad. Mein Stiefvater hat mir am Fahrrad so eine Raste angebracht, so dass ich das linke Bein in der Schiene auf der Raste abstellen konnte und rechts hat er eine Zugfeder drangemacht. Wenn du rechts trittst, dann zieht das Ding wieder zurück. Ich hab mit rechts...

Nur mit rechts getreten.

Und so bin ich damals zur Schule. Die Treppen hoch waren auch immer ein Problem. Ja, wie waren die anderen Kinder? Die waren eigentlich alle sehr nett. Es war ein Punkt, auch bei Contergan war das dann typisch, ein Punkt, da hab ich gemerkt, dass ich die irgendwie auf meine Seite ziehen kann. Ich kriegte eine Genehmigung, dass ich mein Fahrrad direkt an einem Nebeneingang abstellen durfte, wo ich dann rein konnte.

Es war auch nicht so, dass sich meine Klassenkameraden an meiner Schiene gestört hätten. Aber bei den Lehrern gab es da schon mal Äußerungen und der Weg zur Schule mit dem Fahrrad war auch nicht immer einfach. Die Schiene und die spezielle Konstruktion des Fahrrads, das ist sicher als Behinderung eingeordnet worden. Ich habe da im Grunde genommen ein kleines bisschen davon mitbekommen, was mir die Eltern in meinen Interviews zu den Contergan-Fällen erzählt haben. Natürlich nicht in diesem Ausmaß, aber dieses Gefühl, wenn da jemand stehen bleibt und guckt, das habe ich erlebt. Oder wenn Kinder fragen: „Was hat der Junge denn?" Da musste ich durch. Auffällig war der Unterschied zwischen Kindern und Erwachsenen. Wenn geguckt oder geredet wurde, dann vor allem von Erwachsenen. Auch von Lehrern, allen voran den Sportlehrern. Ich konnte ja nur sehr begrenzt Sport machen, und an einem humanistischen Gymnasium wurde gerade darauf sehr großer Wert gelegt. Ich habe Riesenprobleme bekommen. Hinzu kam noch die Mathematik, in der ich total versagt habe. Meine Mathematiklehrer haben immer vermittelt: „Mathematik ist eigentlich Philosophie. Die Null!" Ich hab das nicht eingesehen, hab die seltsamsten Fehler gemacht. Das alles war für viele Lehrer ein Grund immer wieder mal zu sagen: „Eigentlich gehört der nicht hier hin."

In gewisser Weise hat dein Stiefvater dich dann ja auf dem Gymnasium gehalten. Zum einen, indem er Hilfsmittel konstruiert hat, zum anderen aber auch, weil er darauf bestanden hat, dass du weiter dorthin gehst, auch als es dann schulisch eben nicht mehr so lief, oder?

Er hat Weichenstellungen bewirkt, die wichtig waren – das ist richtig. Im Grunde genommen ist er in der Situation, die du jetzt ansprichst – auf dem Gymnasium in der zehnten Klasse – in die Rolle des echten Vaters gesprungen, wie bei seinen leiblichen Söhnen. Der eine ist Elektriker geworden, der andere hat das Gymnasium in der zehnten Klasse verlassen und wurde Finanzbeamter. Und damit war mein Vater sehr zufrieden. Aber bei mir hat er sich offenbar gesagt: Der kommt aus einem anderen Stall, der ist kein Handwerker, der bringt es in dieser Richtung nie zu etwas. Er hat erkannt, dass ich zwei linke Hände habe. Und dann ist er in diese Vaterrolle reingesprungen und hat da etwas durchgesetzt, was meine Mutter schon aufgegeben hatte. Dabei war es für sie zuvor immer eine klare Sache, dass ich Abitur machen und studieren soll. Aber zu dem Zeitpunkt, als es dann auf dem Gymnasium nicht klappte und ich gesagt habe, dass ich nicht mehr will, da hat sie sich auf meine Seite gestellt und gesagt: Dann lass es! Mein Stiefvater nicht. Er hat sich, das nehme ich heute an, wohl überlegt, wie hätte der Herbert Cloerkes, also mein leiblicher Vater entschieden? Und er hat wohl angenommen, der hätte gesagt: „Du gehst weiter aufs Gymnasium."

Wie sind sich deine Eltern, also deine Mutter und dein leiblicher Vater, eigentlich begegnet? Dein Vater kam ja aus dem Rheinland und deine Mutter aus der Nähe von Lodz, also in Polen. War der Krieg da der ausschlaggebende Punkt, dass sie sich kennen gelernt haben?

Dieser Teil von Polen war damals deutsch annektiert und bis Januar 1945 nicht umkämpft. Als meine Eltern sich 1943 kennen gelernt haben, hat man Soldaten bei Verletzungen in diese sichere Region geschickt und bei deutschen Familien untergebracht, zur Erholung. Und die Familie meiner Mutter hatte praktisch ab 1942 ständig Kontakt zu Soldaten, die in einem Lazarett in der Nähe waren. Meine Mutter und meine Tante waren damals um die zwanzig Jahre alt und haben so viele Soldaten kennen gelernt. Mein Vater war dort, weil er an Malaria erkrankt war, das sollte er auskurieren. Er war von Kriegsbeginn an in Nordafrika und danach in Italien. Dort ist er letztendlich auch gestorben, im Oktober 1944, da war ich ein halbes Jahr alt. Deswegen habe ich zwei Väter, den einen, den imaginären, und meinen Stiefvater.

Einen ganz beeindruckenden Stiefvater.

Ja, auch wenn ich das damals natürlich nicht immer so empfunden habe, auch nicht, als ich das Abitur geschafft hatte. Ich lag oft mit ihm über Kreuz, mit allen möglichen Sachen. Das wäre mir mit meinem leiblichen Vater auch passiert, ganz klar. Und das hat sich natürlich später auch wieder eingerenkt, ich kann das heutzutage besser einordnen.

Wie ist es denn dann nach deiner Operation weitergegangen?

Die Operation hat bis heute gehalten. Es ist nie wieder irgendetwas dran gemacht worden. Geblieben ist die begrenzte Laufstrecke. Mit zwanzig konnte ich noch quer durch Wilhelmshaven laufen (Abb. 3.10). Aber manchmal hab ich, wenn es zu viel war, Schmerzen gekriegt in der Hüfte. Und dann später ungefähr mit dreißig so bis heute hin ist es etwa auf dem Niveau geblieben zwischen 200 und 400 m schmerzfrei laufen zu können. Alle Fachleute sagen dazu, dass mein Zustand inzwischen fast genauso schlecht oder genauso gut ist wie von Gleichaltrigen, mal abgesehen von verschiedenen Zusatzerscheinungen. Andere können meistens noch weiter laufen. Ein junger Orthopäde sagte mir vor einiger Zeit: „Sie gehören zu den wenigen, die wahrscheinlich sehr früh gelernt haben, richtig damit umzugehen. Wenn einer so ein Handicap nicht hat, dann nimmt er immer als Maßstab, wie man mal jung war, und überlastet sich ständig. Und zum Schluss kriegt man halt seine Prothese."

Ich habe das immer als Geschenk begriffen, dass ich überhaupt laufen kann. Und ich habe, das fiel mir manchmal schwer, vor allem damals so mit achtzehn, neunzehn, bei vielen Aktivitäten, die andere machten, sagen müssen: „Das kann ich nicht mitmachen." Wandern irgendwohin oder so. Ich hab manchmal das müde Lächeln gesehen: „Der drückt sich". Viele haben es nicht richtig verstanden. Ich muss ja auch nicht jedem alles erklären. Aber ich hab es durchgehalten, ich hab es nicht gemacht und heute kriege ich bestätigt, dass es richtig war. Also nicht diese

Abb. 3.10 Günther Cloerkes 1965

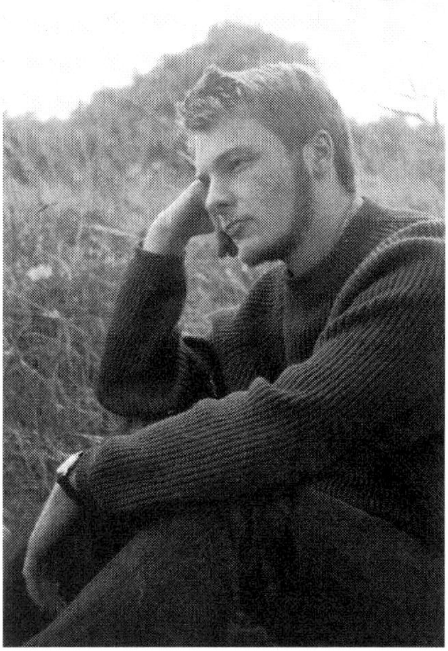

wackelige Sache noch herausfordern, sondern das zu machen, was geht, und nicht mehr. Aus all dem habe ich über die Jahre gelernt: „Nein, da ist nichts zu machen. Du hast dein Limit, das musst du halten." Die Phasen sind kürzer geworden, wo ich dann ein paar Tage gar nicht mehr laufen kann. Aber ich weiß mittlerweile, dass ich diese Einschränkungen akzeptieren muss. Das ist eigentlich das A und O.

Aber sagen wir mal so. Vor dem Hintergrund dessen, was du da als kleiner Junge als Prognose mitgekriegt hast,. . .

Ja. Toll.

. . . bist du ja doch ein Fall, wo man sagen kann, Behinderung ist gerade ein Element von Vitalität. Also mit einer Schädigung leben können.

Es ist eine Behinderung. Eindeutig.

Was mir dabei durch den Kopf geht ist, dass deine Mutter sagte „Du bist ein Überlebenskünstler, ein Kämpfer". . . Du hast ja vorher eingesetzt mit dem Hinweis auf diesen Diskurs: „Behinderung als etwas, was Leben abwerten, entwerten kann". Zu sagen, es gibt etwas, was Leben entwerten kann – das ist ja letztlich eine Nazigeschichte. Wieso soll es das überhaupt geben? Das ist nicht selbstverständlich.

Abb. 3.11 Günther Cloerkes 1961

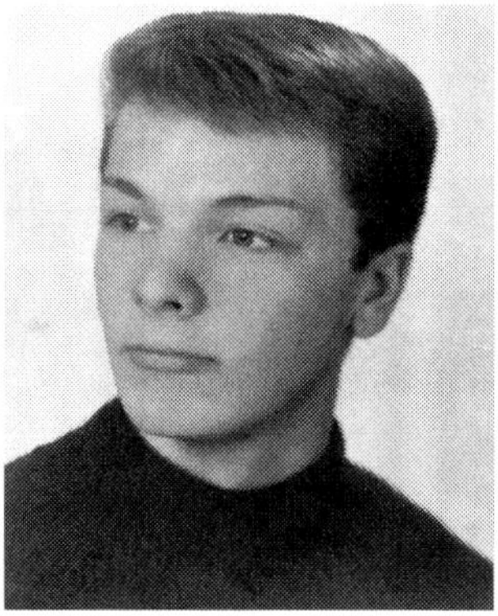

Das war für mich immer klar. Ich bin ja in der Nachkriegszeit mit Nachkriegslehrern aufgewachsen, die fast alle Alt-Nazis waren. Einige hatten selbst Behinderungen aus dem Krieg. Aber ich weiß ganz genau: Ich mit meiner Prothese, diese Schiene war ja wie eine Prothese – die Lehrer hatten eine Meinung dazu: „Muss der denn unbedingt aufs Gymnasium?" und so. Ich hab das gespürt. Nach dem Krieg wurden ja viele, die überlebt hatten, sehr schnell zu Lehrern ausgebildet. Und deren Prägungen waren deutlich zu spüren, dieses: „Jungs, stellt euch mal hin, aber in Reihe!" Wir mussten dann auch in Reihe zum Sportplatz marschieren. Und wenn es ins Schwimmbad ging, dann sind wir wie eine Kompanie dorthin gegangen.

Ich verstehe – und dann wahrscheinlich auch eine große Wertschätzung von Sportlichkeit als Ausdruck von Stärke und Kraft?

Mens sana in corpore sano. Ganz klar. Es wurde uns vermittelt: Männer, hier auf das Gymnasium gehört nur einer, der im Kopf und am Körper topfit ist. Meine jeweiligen Sportlehrer haben immer darauf gedrängt. Die haben mich in der Turnhalle auch gezwungen, ein Seil hochzuklettern, obwohl ich von derartigen Aktionen mit ärztlichem Gutachten befreit war. Wäre ich runtergefallen, wäre die Hüfte im Eimer gewesen. Und dann hieß es: Ja, der Cloerkes, ist ja irgendwie hochgekommen, hat aber keine Muskeln, das muss besser werden! Die meisten meiner Klassenkameraden fanden sowas toll, das war nicht so wie heute. Damals war entscheidend, wer den besten Flickflack machen konnte. Da passte ich natürlich nicht rein (Abb. 3.11).

Zugleich kann man es anders herum drehen und sagen, mit Einschränkung zurecht zu kommen ist eigentlich auch ein Zeichen von Vitalität.

Mein Umgang mit der Behinderung ist immer der eines Wanderers zwischen den Welten gewesen. Zwischen beiden Welten. Aber eher in der Welt der Nichtbehinderten. Eindeutig. Das heißt also, ich habe natürlich das gemacht, was Goffman beschrieben hat. Ich habe versucht, meine Behinderung eben nicht zu präsentieren. Soweit das geht. „Was kann ich? Was kann ich nicht? Wie belastend ist das alles?", – ich habe das nie nach vorne gerückt. Ich war aber ja auch in der komfortablen Situation, dass ich mit sechzehn/siebzehn wieder laufen konnte. Das waren die Jahre, in denen der Operationserfolg voll da war. Weil das eine Bein kürzer war, musste ich eine Absatzerhöhung haben und eine Einlage im Schuh. Zwei Zentimeter waren auszugleichen. Natürlich konnte es mir auch damals jeder ansehen, er hinkt, er läuft nicht ganz gerade. Es gab solche Situationen. Auch mal, dass ein Mädchen gesagt hat, „Ha, wie läufst du denn? Reiß dich mal zusammen." Oder irgend so etwas wie: „Das ist schlimm, ja?" Aber es war nie ein Grund für mich zu sagen: „So nun hör mal zu. Ich hab das und das hinter mir und sei ganz still." Also, dieser offensive Umgang damit, den man Menschen mit einer Behinderung empfiehlt, das habe ich nicht gemacht und das war auch nicht nötig bei mir. Ich habe meine Behinderung möglichst nicht den Vordergrund gestellt.

Kuvrieren.

Sie ist erst in den Vordergrund gestellt worden im Zusammenhang mit der Suche nach Arbeit nach dem Diplom. Ab 1981 hatte ich auch einen Schwerbehindertenausweis, später mit dem Prädikat „außergewöhnlich gehbehindert", weil ich halt nur eine sehr kurze Strecke laufen kann (Abb. 3.12). Im Bereich der Akademiker ist die Besserstellung Betroffener nach dem Schwerbehindertengesetz überhaupt nicht erheblich. Das Schwerbehindertengesetz greift da überhaupt nicht. Eher ist es von Nachteil. Als Behindertenbeauftragter der Pädagogischen Hochschule Heidelberg habe ich grundsätzlich davon abgeraten, den Behindertenstatus herauszustellen. Denn es hat eher Nachteile. Das habe ich auch erfahren.

Was waren die Nachteile?

Die Nachteile sind in den Einschränkungen und Vorurteilen verankert und zwar ganz klar in der Wahrnehmung: „weniger leistungsfähig". Dann die Sache mit dem Sonderurlaub. Fünf Arbeitstage kriegst du als Schwerbehinderter mehr, eine Woche. Kontraproduktiv. Darüber mag sich einer, der bereits einen Job *hat,* freuen. Aber wer einen Job *sucht,* für den ist das von Nachteil, weil er für den Arbeitgeber teurer wird. In den Bereichen, wo man wirklich benachteiligt ist, da sollte selbstverständlich ein Ausgleich erfolgen. Aber in meinem Beruf? Wenn ich Dachdecker geworden wäre, wäre das was anderes, aber für meinen Beruf bin ich der festen Überzeugung, es soll nur die Leistung zählen und sonst gar nichts.

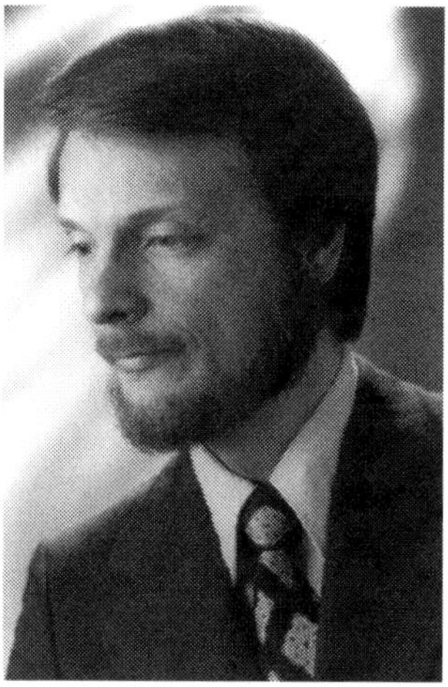

Abb. 3.12 Günther Cloerkes 1981

Ich würde jetzt gern noch einmal einen Bogen zurück schlagen. Es ist sicher eine billige biographische Interpretation jetzt zu sagen: „Dein Thema mit sozialen Reaktionen auf Behinderung hat was mit deinen eigenen Erfahrungen zu tun." Aber du hast ja jetzt eigentlich dargelegt „Mir ist das eigentlich gelungen, was Goffman da beschrieben hat, nämlich die Behinderung ein Stück weit zu kuvrieren." Zugleich hast du uns aber letztes Mal von deiner Betroffenheit durch diese Erzählungen der Eltern erzählt, die du da interviewt hast. Kannst du das in einen Zusammenhang bringen?

Ich habe mich immer irgendwie „zwischen den Welten" gefühlt. Auch natürlich als Vertreter der Behinderten gegen Ungerechtigkeiten. Ich habe diesen Beruf nicht gezielt gewählt. Anfangs gab es viel inneren Widerstand. Die Contergan-Geschichte ist mir damals irgendwie aufgedrückt worden. Ich hatte das Gefühl, es wurde mir sozusagen aufgetragen, und erst, als ich die ersten Interviews führte, da war mir klar, da musst du dran bleiben. Die erzählten dann diese Geschichten, die ich ja zum Teil auch in meine Dissertationsschrift aufgenommen habe. Das Kind, das ohne Beine im Schnee sitzen bleibt und der Busfahrer sagt: „Da können wir nicht halten." Also alle diese Ungerechtigkeiten – da war für mich klar, da kannst du jetzt nicht kneifen. Das bleibt dein Thema. Und zweitens: Es geht nicht nur um die Contergan-Kinder. Es geht um die Vorurteilsproblematik an sich. Diese Contergan-Sache stand für mich dann in einem größeren Zusammenhang, und der größere Zusammenhang hat mich weit mehr interessiert als nur Contergan. Die Betroffenheit und zugleich eine Wut darüber, wie die Gesellschaft damit umgeht – ich habe mir wahrscheinlich als Schüler, als Student niemals träumen lassen, dass ich das Thema Behinderung einmal zum Beruf machen würde. Ich hatte eher die Tendenz: „Nein, das machst du nicht." Das war überhaupt kein Thema für mich. In meinem Leben ist genug davon gewesen. Und dann bin ich da reingerutscht.

Kontingenz, Zufall?

Was ist das nun? Was ist es? Ich frage nicht danach. Manche haben gesagt: „Das ist ein Glücksfall." Da ich die andere Seite auch kenne. Und ich habe trotzdem *wissenschaftlich* gearbeitet, also nicht, was der Oliver und andere so machen. Ich weiß es nicht. Ich bin da irgendwie dran kleben geblieben. Im Nachhinein, so aus der Rückschau über die vielen Jahre, weiß ich, es ist das Richtige gewesen. Es ist ganz sicher das Richtige gewesen. Aber manches, was ich geschrieben und gesagt habe, ist wohl auch nur vor diesem Hintergrund zu verstehen. Das brauchte ich nicht jedem auf die Nase binden.

Das ist ja auch nicht notwendig.

Aber es ist nur so zu verstehen.

Du hast gesagt, der Rückzug aus dem Berufsleben ist Dir nicht ganz leicht gefallen. Wie meintest Du das? Mir macht das fast ein bisschen Sorge, ich gehe bisher davon aus, dass mir der Abschied sehr leicht fallen wird. Ich dachte eigentlich immer, da wäre auch bei dir mehr Erleichterung gewesen?

Ja, die Erleichterung ist mit Verzögerung jetzt so langsam da. Allerdings muss ich sagen, ich habe das Berufsende unterschätzt. Dabei war ich vorgewarnt.

Inwiefern?

Viele hatten mir gesagt, sei vorsichtig und bereite dich gut vor. Das habe ich auch getan. Ich war der Meinung, gut vorbereitet zu sein. Ich habe am Schluss Teilzeit gearbeitet, kürzer getreten, kleine Seminare gemacht, keine Prüfungen mehr und die Kollegen haben auch irgendwann gesagt: Lass ihn ruhig machen, der geht ja eh bald. Und dann, plötzlich, ein Jahr vor dem endgültigen Ende, ging es mir gesundheitlich schlechter. Das hatte ich nicht erwartet. Dass es mir so schwer fiel, mich davon zu verabschieden, auch von allem Ärger, das kann ich nicht erklären. Vielleicht ein Stück Heimat, das man dann doch verliert mit dem Beruf. Da kann man noch so sehr rationalisieren und sich sagen: Was willst du denn? Da gehst Du jetzt wunderbar in den Ruhestand und hast du mehr Zeit für Forschung. Es nimmt dir doch keiner den Beruf weg! Du kannst auch weiter veröffentlichen! So hatte ich mir das ja auch gedacht. Und dann kam diese Phase des Rausschleichens, das war wirklich anstrengend. Eine Überraschung für mich, dass selbst der Abschied von all den Dingen, die ich nicht so gerne gemacht habe, die mich geärgert haben, dass mir selbst der schwer fiel.

Abb. 3.13 Günther Cloerkes 2012

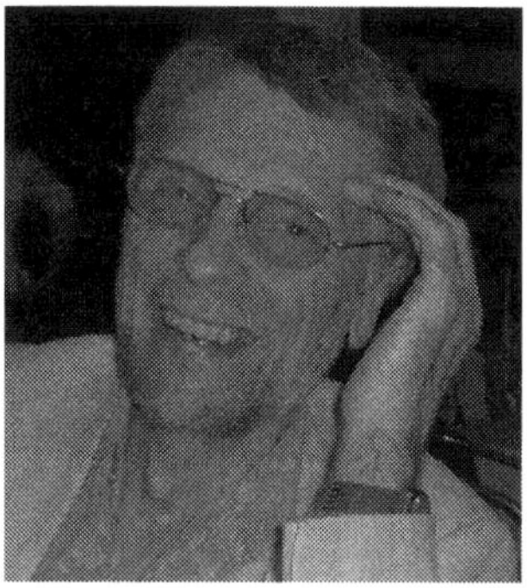

Aber das hat sich nun geändert?

Ich sehe langsam anderes und merke, es gibt noch mehr, das im aktiven Berufsleben immer etwas untergegangen ist. Dabei haben wir ja eigentlich schon viele Freiheiten gegenüber anderen Arbeitnehmern. Jetzt habe ich noch mehr Freiheiten und interessanterweise merke ich nun: Ich brauche Arbeit, körperliche Arbeit. Etwas, das ich bislang nie so gehabt habe. Sport konnte ich ja nie machen. Das habe ich aber vor Jahren schon gemerkt, dass mir diese Ablenkung durch etwas ganz anderes – also nicht Kopfarbeit, sondern körperliche Arbeit – dass mir das gut bekommt. Und jetzt habe ich viel Zeit dafür (Abb. 3.13).

3.4 Viertes Gespräch: Inklusion

[jmk:] Kaum ein Begriff prägt die Sonderpädagogik aktuell so sehr wie jener der Inklusion. Mir scheint es, als würde hier eine Ernte eingefahren, die die Soziologie der Behinderung vor 40 bis 50 Jahren gesät hat. Wie siehst Du das?

Losgetreten wurde damals ganz sicher etwas. Wobei das, was derzeit unter dem Begriff der Inklusion diskutiert wird, nicht immer sinnvoll ist. Nehmen wir nur mal die Dekategorisierung – also die Forderung, dass man Behinderungen nicht mehr benennt und dadurch auch nicht mehr unterscheidet. Für mich ist das letztlich unwissenschaftlich.

[jmk:] Warum?

Man kann keine Wissenschaft betreiben, wenn man die Dinge nicht benennt. Dann erhält man keine Ergebnisse. Und nur weil es keine Bezeichnungen mehr gibt, ändert das ja an den Realitäten nichts. Im Gegenteil! Wenn man keine Bezeichnungen mehr hat, kann man auch nicht mehr angemessen reagieren. Und der besondere oder individuelle Förderungsbedarf, der wird ja eigentlich von keinem bestritten.

[jmk:] Würde es vielleicht helfen, hier zwischen verschiedenen Ebenen zu unterscheiden? Also, dass man trennt zwischen der wissenschaftlichen Debatte, in der man Kategorien braucht und der Schule, in der das anders aussieht, wie das Hinz vorschlägt?

Sicher, wenn ich in der Praxis zu dem Ergebnis komme, dass es besser ist, die Sonderschulen abzuschaffen, dann ist das eine andere Sache – das sollen die Praktiker entscheiden. Aber der Begriff „Dekategorisierung" geht ja davon aus, dass Kategorien generell einen diskriminierenden Charakter haben und deswegen weg gehören! Und diskriminieren heißt ja gerade unterscheiden. Eine Welt, in der man nichts mehr voneinander unterscheidet, ist nicht nur völlig unrealistisch, in ihr wäre wissenschaftliches Arbeiten überhaupt nicht mehr möglich.

[KF:] Da müsste aber doch noch eine Unterscheidung von Profession und Disziplin ins Spiel kommen. Die Soziologie ist zum Beispiel eine reine Disziplin. Sie beobachtet, erklärt, beschreibt – dafür braucht sie unbedingt Kategorien. Bei der Sonderpädagogik ist das ein bisschen anders. Die Leute sitzen auch als Professionsangehörige an den Hochschulen, und von ihnen werden Handlungsvorgaben für die tägliche Arbeit draußen erwartet, ähnlich wie in der Medizin.

Kommt ein Mediziner ohne Kategorien aus?

[KF:] Nein, natürlich nicht.

Eben. Die Wissenschaft nutzt Kategorien und die Praktiker übernehmen sie, weil sie wissenschaftlich untersucht wurden. Und dann gibt es Leute, die sagen, das dürfe nicht passieren, das sei diskriminierend. Man stelle sich einen Mediziner vor, der die theoretischen Erkenntnisse der Wissenschaft nicht übernimmt. Man geht mit einer Krankheit zu ihm und er sagt: Also, ich will das nicht benennen!

Hintergrund

Professionelle und unprofessionelle Etikettierung?

„Was ist eigentlich so schlimm daran, wenn in eine Fachsprache gefasst wird, dass eine konkrete Person blind ist oder eine starke Sehbehinderung aufweist? Was ist so unerträglich an einem besonders langsam und wenig erfolgreich lernenden Kind, dass es sich verbietet, seine Schwierigkeiten kategorial zu benennen? Warum dürfen gravierende psychische und soziale Probleme, die

Kinder zu massiven Verhaltensstörungen führen, nicht als solche in einer klarifi zierenden Fachsprache begrifflich erfasst werden? Warum soll man nicht anerkennen und ent sprechend benennen, dass Menschen durch eine massive Beeinträchtigung ihrer sprachlichen und intellektuellen Fähigkeiten im Leben ernsthaft behindert sind? ....

Schöler (2002) ist anderer Auffassung, wie folgende beispielhafte Anmerkung verrät: ‚Und wenn der eine Fußballspieler tatsächlich in seinen Denkmöglichkeiten so eingeschränkt wäre, dass er sich Rechtschreib- oder Fußballregeln nicht merken kann, dann muss er nicht zum ‚Lernbehinderten' erklärt werden.' Ich verstehe nicht, was die Autorin damit meint. Das Faktum selbst ist unübersehbar, die Bedeutung, die es im Leben hat, gleichermaßen. Diese Realität lässt sich nicht dadurch auflösen, dass man ihre eine Begrifflichkeit entzieht. Vielleicht könnte man auch einen anderen Begriff... finden, der diesen Sachverhalt besser beschreibt, das mag sein. An dem Faktum selbst ändert dies jedoch nichts. Eine abseits des Etikettierungsdialogs kaum gestellte Frage lautet, wie es auf Menschen mit Behinderung wirken mag, wenn ein Sprachgebrauch gesucht wird, der vermeidet, was für sie selbst offensichtlich ist." *Bernd Ahrbeck, Der Umgang mit Behinderung. Stuttgart 2011, S. 73 f.*

[KF:] Stimmt, man würde sagen, das ist ziemlich unprofessionell!

Ja, und genau da ist für mich der Widerspruch in der Argumentation. Man kann nicht einerseits sagen, wir wollen keine Bezeichnungen mehr und dann gleichzeitig das Credo der bestens zugeschnittenen, individuellen Förderung vor sich hertragen. Wie soll die denn gelingen, wenn nicht vorher ganz genau hingeguckt wurde? Am Ende haben wir dann wieder den Lehrer von früher, der vorne steht und für alle das gleiche verkündet. Das will ja keiner! Aber das ist die Folge der Aufhebung von Kategorien, denn dann werden alle gleich.

[KF:] Aber braucht eine Lehrerin wirklich so einen Begriff wie zum Beispiel den der Lernbehinderung, um zu einer Diagnose einer Lernsituation zu kommen, Barrieren zu identifizieren und Ziele abzuleiten?

Nein, das ist ein Punkt, der bereits vor vierzig Jahren in der Soziologie diskutiert wurde. Hier kann man tatsächlich sagen, da wurde in gewissem Sinne eine Ernte eingefahren. Zum Beispiel dank Untersuchungen, in denen es darum ging, was die soziale Herkunft mit der Schulform zu tun hat. Dass etwa Kinder aus unteren sozialen Schichten, die schlecht sprechen konnten, meist in die Schule für Lernbehinderte kamen. Eltern aus höheren Schichten haben sich häufiger dagegen gewehrt, ihre Kinder kamen deshalb in Schulen für Kinder mit Sprachbehinderungen. Es ist eine Illusion, wenn Pädagogen denken, mit Diagnostik und ihrer Hilfswissenschaft Psychologie könnten sie zweifelsfrei feststellen, welche spezielle Förderung jedes einzelne Kind braucht, und es dann einer Schulform zuweisen.

[KF:] Aber das hieße dann ja doch, dass die Kategorien, wie sie sich in der Geschichte des sonderpädagogischen Förderwesens etabliert haben, verzichtbar wären.

Ja, die sind durchaus verzichtbar.

[KF:] Man müsste also trennen zwischen schulorganisatorischen Kategorien und einem wissenschaftlich oder professionell differenzierten Konzept von Behinderung?

Richtig.

[jmk:] Jetzt wird es aber interessant mit der Dekategorisierung! Wir haben nun drei Ebenen. Zunächst haben wir zwischen Disziplin und Profession unterschieden. Ein Wissenschaftler ist ohne Kategorien aufgeschmissen, aber auch zum Beispiel ein Arzt braucht Kategorien. Er muss sie als Profi aber flexibel anwenden und wissen, dass sie auch ins Leere greifen können. Was ist aber der Unterschied dieser Kategorien zu wissenschaftlichen Kategorien? Und welche Kategorien braucht überhaupt ein Sonderpädagoge oder Lehrer? Die dritte Ebene wäre dann die organisatorische, institutionelle Ebene, auf der aus den Kategorien Schularten werden.

[KF:] Ist es nicht so, dass die auf die Kategorisierung gerichtete Kritik, ein großer Teil dieses pädagogischen Dekategorisierungsdiskurses, genau diese Unterscheidungen nicht trifft? Man könnte sagen, er richtet sich gegen diese geronnenen, in Schulsystemen institutionalisierten Kategorien, die teilweise absurde Wirkungen haben und extrem ungerecht sein können.

Aber kann man sagen, ein Sonderpädagoge, ein Lehrer braucht Kategorien? Und wenn ja, welche?

[KF:] Er braucht sie sogar sehr. Es geht nicht ohne, aber dass da für professionelle Zwecke sehr unterschiedlich nützliche Kategorien entstanden sind, das würde ich überhaupt nicht bestreiten.

Die Kritik an der institutionellen Ebene ist ein altes soziologisches Anliegen. Da bin ich auch der Meinung, da gibt es viel zu viele Ungerechtigkeiten. Im Prinzip ist das nicht anders als bei den Schulempfehlungen fürs Gymnasium. Das sind diskriminierende Verwaltungsakte, die überhaupt nicht die Realität bedenken. Auf der wissenschaftlichen Ebene bin ich der Meinung, dass Kategorien lebensnotwendig sind. Mir geht es aber vor allem um die mittlere Ebene, um die Frage, was passiert etwa in den Schulen im Umgang mit als behindert bezeichneten Menschen? Das wird in der Inklusionstheorie nicht differenziert gesehen, da werden alle drei Ebenen durcheinander geworfen. Das ist ein typisches Zeichen für ein unwissenschaftliches und unlogisches Vorgehen – es hat etwas von Fundamentalismus, zumindest trägt es Züge einer Ideologie.

[jmk:] Mir fällt da zu der dritten Ebene ein Beispiel aus einer Schule für Geistigbehinderte ein. Dort haben Studenten von mir eine Stunde gehalten. Sie haben darin den Weg nachgezeichnet, wie aus einem Baum im Wald ein Stück Holz und anschließend ein Möbelstück wird. Es wurden viele Fotos gezeigt, ein Stamm mit Rinde mitgebracht, die verschiedenen Zwischenschritte bis zum gehobelten Brett mitgebracht. Die Kinder sind total darauf angesprungen und haben prima mitgemacht, es hat funktioniert! Der Lehrerin war das egal, sie hat danach zu den Studenten gesagt, so ginge das in einer Schule für Geistigbehinderte nicht. Das seien Inhalte, die sie nicht mal in sechs Wochen durchnähme. Sie ließ sich von diesem Standpunkt nicht abbringen, nicht einmal die Wirklichkeit konnte sie davon überzeugen, dass sie mit ihrer Einschätzung vielleicht falsch liegen könnte.

Aber sie hat es doch auch so gelernt. Sie hat gelernt: Diagnostik ist etwas ganz wichtiges, die Kinder die bei mir sind, die sind so diagnostiziert und deshalb muss ich mir damit sechs Wochen Zeit lassen.

[jmk] Und genau diese Unbelehrbarkeit halte ich für unprofessionell. Da stellt sich für mich aber trotzdem kein Dekategorisierungs- sondern eher ein Rekategorisierungsbedarf. Diese Lehrerin muss feiner auf die Wirklichkeit gucken und die Kategorien, die sie verwendet, anschmiegsamer machen, so dass sie die Realität besser sieht. Sie sollte sich fragen: Was ist denn eigentlich geistige Behinderung? Ist das überhaupt eine taugliche Kategorie? Beschreibt die die Möglichkeiten und Einschränkungen meiner Kinder wirklich gut? Welche anderen Kategorien gibt es, um meine Erfahrungen mit den Kindern zu benennen?

Man muss auch einfach mal festhalten, dass die Forderung nach vollständiger Dekategorisierung schlicht Unfug ist. Genauso wie die Forderung, auf Vorurteile zu verzichten. Menschen brauchen für ihre psychische Stabilität gewisse Rahmenbedingungen: Ein Oben und ein Unten, ein Rechts und ein Links. Deswegen ist es eine völlige unsinnige Forderung, auf jegliche Benennung und auf Unterscheidungen zu verzichten. Ganz abgesehen davon, dass auch in diesem Zusammenhang von vielen Inklusionisten alles fröhlich zusammengeworfen wird: Sexismus, Rassismus, Sozialdarwinismus – das wird oft einfach alles gleichgesetzt.

[jmk:] Damit wären wir dann auch bei einer vierten Ebene der Dekategorisierung, die der Laien und ihres Umgangs mit Menschen mit Behinderung. Dahinter steckt die Forderung der Pädagogik der Heterogenität, dass Behinderung als Ausdruck von menschlicher Verschiedenheit verstanden und im Alltag eben nicht mehr als solche wahrgenommen wird. Die Vision dabei ist ja, dass Vorurteile und Etikettierungen bei Laien irgendwann verschwinden, wenn erst einmal alle anerkennen, dass Menschen verschieden sind und zwar jeder auf seine ganz eigene Weise. Auf mich wirkt das immer ein bisschen wie das Versprechen eines goldenen Zeitalters, in dem dann

keiner mehr Vorurteile hat. Dann sagt keiner mehr: Du „blöder Deutscher", oder du „blöder Türke" oder „bist du schwul oder was?".

Interessant finde ich in diesem Zusammenhang Ergebnisse zur Entstehung von Stereotypen. Die Sozialpsychologie etwa weiß mittlerweile, dass es bei Kindern im Schulalter schon zu spät ist, da haben sich die Stereotypen bereits verfestigt. Man muss also Kinder viel früher zusammen bringen, dann hat man eine Chance. Das wundert mich auch bei dieser ganzen Inklusionsdebatte. Es geht immer nur um Schule. Dabei ist gerade die Vorschulpädagogik entscheidend, da muss etwas passieren.

[jmk:] Mir stellt sich in diesem Alter ebenso die Frage nach dem Elternhaus.

Ich sage ja nicht, dass es immer funktionieren muss, aber die Chancen steigen, je früher man beginnt. Man weiß zum Beispiel auch, dass die Pubertät in dieser Hinsicht ein schwieriges Alter ist. Das ändert sich auch nicht dadurch, dass man Kinder zusammentut, im Gegenteil, die Vorurteile verstärken sich bei der Konfrontation mit dem Objekt – wenn sie vorher schon vorhanden waren. Das wäre auch ein interessanter Ansatz für die Untersuchung von Modellprojekten – sich anzuschauen, wo in dieser Hinsicht die Unterschiede liegen, ob die Kinder vielleicht von Anfang an zusammen waren oder eben nicht.

[jmk:] Eine ganz andere Frage wäre ja auch, was die Verleugnung von offensichtlichen Verschiedenheiten bei Kindern erzeugt. Tabus? Verdrängung? Scham? Ist nicht auch auf dieser vierten Ebene ein offensiver und offen legender Umgang mit Kategorien besser als ein moralisierender und unterdrückender Umgang mit wie immer diskriminierenden lebensweltlichen Bezeichnungen?

Wenn man sich zum Beispiel nur einmal die schweren Schäden anschaut, die durch Contergan hervorgerufen wurden, stellt sich doch die Frage, wie da eine Dekategorisierung funktionieren soll? Wer soll denn bitte ernsthaft so tun, als sei es normal, wenn ein Kind keine Beine hat. Welchen Sinn sollte das auch haben?

[KF:] Das tun Betroffene ja übrigens auch nicht. Etwa bei den Disability Studies oder in der Behindertenbewegung ist die Verwendung der Begriffe ‚disability' oder ‚disabled person', auch auf einen selbst angewandt, unbestritten. Diese Diskussion kommt viel eher aus der Pädagogik.

Man kann einfach nicht erwarten, dass auf eine so deutliche Abweichung von unserem Körperschema wie der keine Beine zu haben, gar keine Reaktion folgt. Da hilft auch alle Dekategorisierung nicht. Mein Ziel wäre es, hier generell mehr Akzeptanz zu erreichen. Und das geht nur, indem man die Dinge überhaupt zur

Kenntnis nimmt. Da ist die Schule für alle sicher ein Punkt, sie deckt aber nur einen kleinen Teilbereich ab, das darf man auch nicht vergessen.

[KF:] Das ist jetzt aber kein Argument gegen Inklusion.

Nein, aber hier werden im Prinzip Grund- und Menschenrechte benannt. Da sollte man nicht so tun, als sei das alles neu und eine Erfindung der Sonderpädagogen.

[jmk:] Da könnte man natürlich die Frage stellen, ob man diese Art von Inklusionsbegriff überhaupt benötigt? Der Verweis auf die Menschenrechte wäre ja ausreichend und benötigt auch keinen Nachweis, dass so etwas wie eine „Schule für alle“ überhaupt optimal funktioniert.

[KF:] Absolut. Man stelle sich vor, während der US-Bürgerrechtsbewegung in den 1960er Jahren hätte man auf die Forderung, dass Menschen in Alabama nicht mehr in nach Hautfarben getrennte Schulen gehen sollen, geantwortet, da müsse man erst einmal pädagogische Grundlagenforschung betreiben. Es müsse sich erst zeigen, dass die Weißen dann nicht weniger lernen und die Schwarzen wirklich von allen gerne gemocht werden. Da hätten die Juristen doch gesagt: ‚Spinnt Ihr – das ist hier doch überhaupt nicht die Frage!‘ Und genau deshalb sind zum Beispiel auch Studien, die zeigen, dass es mit der Inklusion nicht so gut läuft wie erhofft, auch überhaupt kein Argument gegen einen rechtlich gesicherten Zugang zu einer allgemeinen Schule.

[jmk:] Als solche werden sie doch aber auch nicht verwendet.

[KF:] Mit dieser Begründung, das gefährde Inklusion, wird aber gegen Forschung polemisiert, die zeigt, dass eben nicht alles glatt geht. Manche Leute halten das Erarbeiten von Idealvorstellungen offenbar schon für Forschung oder Theoriebildung.

Die Behindertenbewegung hat in dieser Hinsicht viel mehr gebracht als die ganze Sonderpädagogik. Wenn es Behinderten besser geht, dann haben sie das meist durch die Berufung auf Menschenrechte selbst erreicht. Da sehe auch ich durchaus Parallelen zur US-Bürgerrechtsbewegung. Der Vergleich zeigt aber auch noch etwas anderes: Nur mit Gesetzen ist es nicht getan. In den USA mag zwar die formale Gerechtigkeit gegeben sein, dennoch sitzen zum Beispiel deutlich mehr Schwarze in den Gefängnissen als Weiße. Meine Vermutung ist, dass hier Ursachen vorliegen, die deutlich tiefer gehen und die sich nicht einfach durch Gesetze beseitigen lassen. Was Behinderung betrifft, bin ich deshalb der Meinung, dass es hier einfach an Grundlagenforschung fehlt. Es ist theoretisch noch lange nicht genug an der

Frage gearbeitet worden, ob und unter welchen Umständen Inklusion überhaupt funktionieren kann.

[jmk:] Aber die politische Forderung nach einer Reform des Schulwesens trägst Du ja dennoch mit, oder nicht?

Ja, weil da etwas geschaffen wurde, das willkürlich und ungerecht ist. Letztendlich muss es doch darum gehen, dass aus Kindern später einmal Menschen werden, die besser miteinander umgehen können, die sich nicht gegenseitig ablehnen. Man darf aber nicht vergessen, dass Schule dabei nur einen kleinen Teil ausmacht. Und wenn ich aus der Sozialpsychologie weiß, dass eine unvorbereitete Konfrontation mit dem sogenannten Einstellungsobjekt die negativen Einstellungen verstärkt, dann kann ich doch nicht einfach nur sagen ‚alle in eine Schule' und denken, damit sei es getan. Das heißt nicht, dass ich für Separierung bin, sondern dass ich fordere, dass von Anfang an etwas getan wird. Eine Analyse muss zum Beispiel auch einbeziehen, was in den Medien passiert oder in der Politik. Solange man das nicht tut und nicht auch an diesen Stellschrauben dreht, bleibt das alles eine Spielwiese für Pädagogen ohne große Auswirkungen für die Realität. Kinder werden im Geist der Konkurrenzfähigkeit erzogen. Heute haben schon Zehnjährige Fernseher, Computer, Handy. Die wissen, was in der Welt los ist. Und dann kommen die Lehrer mit dem Anspruch, jetzt seid mal alle friedlich und habt euch lieb. Wir als Soziologen sollten darauf hinweisen, dass das, was erreichbar ist, immer auch Grenzen haben wird. Aber ein erster Schritt, den ich immer befürwortet habe, wäre in der Tat eben der, diese unsinnigen Sonderschulformen abzuschaffen.

[jmk:] Wie lässt sich eigentlich Konkurrenz, in Form schulischer Leistungsüberprüfungen, mit Inklusion vereinbaren?

[KF:] Da gerät man in ein Dilemma. Einerseits macht man für Kinder ein individuelles Curriculum, aber eine gemeinsame Bezugsnorm bleibt natürlich weiter bestehen. Die Frage wurde mir mal von einer Schulpflege gestellt, die wollten wissen, was ich raten würde, um dieses Problem zu lösen, dass Abweichungen von Bezugsnormen durch individuelle Profile und Förderpläne sogar sehr sichtbar gemacht werden. Ich konnte da auch nur antworten, dass ich dafür keine Lösung kenne.

[jmk:] (lacht) Schade!.

[KF:] Klar ist eigentlich nur, dass das Sichtbarmachen von Unterschieden bei Leistung und Verhalten nicht ab-, sondern zunimmt. Es wird permanent dokumentiert,

die Leistungen von Schülern werden erfasst und festgehalten, gerade um differenzierte Lernziele festzusetzen. Die inklusivere Schule scheint das regelrecht zu erzwingen. Man macht eine extrem feingliedrige Diagnostik, die permanent Beobachtungen und Ziele verwalten muss. Die Unterschiede werden viel stärker dokumentiert, das ist der Witz an der Sache. Und die Frage nach dem individuellen Bedarf ist mit ziemlicher Sicherheit noch sehr lange für die Ressourcenzuteilung entscheidend.

[jmk:] In diesem Zusammenhang könnten wir mal auf die Thesen von Sally Tomlinson zu sprechen kommen. Sie befasst sich in einem kürzlich erschienen Artikel mit dem Sachverhalt, dass zunehmende inklusive bzw. integrative Beschulung einher gehen kann mit einer Expansion sonderpädagogischer Dienstleistungen und Maßnahmen. Teilweise kommt es zu wesentlichen höheren Anteilen von Kindern und Jugendlichen mit bescheinigtem sonderpädagogischem Förderbedarf bzw. „special educational needs" als bei uns in Deutschland. In den USA, in Finnland, in Großbritannien kommt es teilweise zu Anteilen um die 20 % oder noch mehr.

[KF:] Das ist in der Schweiz auch so, und man kann Tomlinsons Thesen zum unaufhaltsamen Aufstieg der SEN-Industrie hier gut anwenden. Zunehmende Inklusionsbemühungen, die Weiterentwicklung des Gleichstellungsrechts und die Expansion von schulischen Behinderungskategorien gehen perfekt zusammen. Viele der neuen Labels sind nicht so stigmatisiert wie die alten. In der Schweiz lässt sich das zum Beispiel im Kanton Zürich beobachten. Seit dem Inkrafttreten eines neuen Volksschulgesetzes 2005 gilt ein Vorrang des Unterrichts in Regelschulen und Regelklassen, und derzeit erhält über die Hälfte der Schulkinder mal eine sonderpädagogische Maßnahme.

Für Deutschland muss man sehen, dass es zwischen 2001 und 2010 zu einem Anstieg aller Schülerinnen und Schüler mit sonderpädagogischem Förderbedarf von 5,4 % auf 6,4 % gekommen ist, einschließlich der integrativ oder inklusiv beschulten. Die zunehmende Integration bzw. Inklusion hat aber nicht dazu geführt, dass die Anteile der Schüler an Sonderschulen zurück gegangen sind, die sind eher etwas gestiegen. Das heißt, die alte These aus dem Buch von 2003[7] stimmt weiter, es sind Zahlen zum Staunen. Das alte System bleibt und auch das neue System, in dem integrativ oder inklusiv beschult wird, holt sich seine Klientel.

---

[7] Günther Cloerkes: Zahlen zum Staunen. Die deutsche Schulstatistik. In ders. (Hrsg.): Wie man behindert wird. Texte zur Konstruktion einer sozialen Rolle und zur Lebenssituation betroffener Menschen. Heidelberg (Winter) 2003, S. 11–24.

[KF:] Die These von Tomlinson, mit der man sich mal befassen könnte, wäre: Die Expansion von sonderpädagogischen Förderkategorien ist auch damit zu erklären, dass die Mittelschicht Entstigmatisierungsbedarf hat für das Schulversagen von einigen ihrer Kinder. Gerade die neuen sonderpädagogischen Förderstatūs sind unter Inklusionsbedingungen nicht mehr das, was sie früher waren. Es kann nun regelrecht mal schick sein und richtig und nötig, dafür zu kämpfen, dass das eigene Kind als behindert anerkannt wird. Zum Beispiel hat sich im Bereich Autismus ja in manchen Ländern innerhalb kurzer Zeit eine Verzehnfachung ergeben, es nehmen ADHD-Diagnosen zu oder, dass versucht wird, für Kinder, die mit dem Schreiben Probleme haben, einen Dyslexie- oder Legastheniestatus sicherzustellen. Damit verbunden sind natürlich Entpflichtungen von einigen eigentlich zu erreichenden Lernzielen, in den Bereichen, in denen in den letzten Jahren die Schrauben angezogen wurden, etwa über die Einführung flächendeckender Leistungsstandards. Das ist wohl die wichtigste Entwicklung überhaupt momentan. Diese Entwicklung bringt Tomlinson zusammen mit dem Wunsch neuerdings auch der Mittelschicht für die Kinder, die nicht das bringen, was man von ihnen erwartet, solche Förderstatūs zu erhalten.

Hintergrund

Der unaufhaltsame Aufstieg der „Special-Education-Need-Industrie" (Sally Tomlinson)

„Over the past 30 years the needs of middle class and aspirant parents, especially in England and the USA, have provided a major explanation for the expansion of a SEN industry. Up to the 1980's middle class parents developed various strategies to avoid their children acquiring stigmatised labels, and being sent to schools associated with retardation, subnormality, maladjustment or ‚disability of the mind or body' < . . . >. The evidence from participants in the recent study (Tomlinson 2010) supported the view that many parents prefer to claim that their children suffer from disorders with medical, neurological and therapeutic connotation that may remove some responsibility from them < . . . > Working class parents, and those with several generations not working < . . . > are less likely than middle class parents to fear a loss of status for their children. An increase in numbers of learning support assistants, inclusion education specialists, resource centre staff, autism and dyslexia specialists, language and communication specialists, behaviour and emotional support teams, educational psychologists, medical and therapeutic staff, counsellors, mentors, transition staff, and careers guidance and others, may have been driven by human and civil rights litigation and social justice beliefs, but has also been driven by parental needs and professional vested interests.“ „The paradox of simultaneous ideologies and practices of inclusion with a resilient and expanded number of special educators and allied professionals is closely linked to the pressures on schools and teachers to raise standards for a majority.“ *Sally Tomlinson: The irresistible rise of the SEN industry. In Oxford Review of Education 38/3 (2012), S. 277 ff.*

[jmk] Das hieße ja, dass vieles für die These spricht, dass für die Vergabe einer Kategorie sonderpädagogischer Förderbedarf unter integrativ-inklusiven Bedingungen die Schwelle für viele niedriger ist. Wenn man das in der Regelschule in Anspruch nehmen darf, ist das gerade für Mittelschichteltern leichter.

Da fackelt man nicht lange. Der braucht halt Hilfe, er kommt ja nicht in eine Sondereinrichtung, halb so wild.

[jmk:] Das könnte man ja zunächst mal begrüßen als einen willkommenen Entstigmatisierungseffekt.

Eine konsequente Entstigmatisierung wäre es nur, wenn die Anteile der Schüler in den Sonderschulen, wo das Stigma ja wirksam ist, abnehmen würden, zumindest tendenziell. Und das ist ja, wie du eben gesagt hast, weder für die Schweiz noch für Deutschland zu erkennen.

[KF:] Ein Punkt, den man hinzufügen müsste, betrifft die Ambulantisierung von sonderpädagogischen Dienstleistungen. Tomlinson erwähnt ja die „Special-educational-need-coordinators“, die in den 1980er Jahren in allen Regelschulen eingeführt wurden. Damit ist in allen Schulen Personal vorhanden, das sonderpädagogische, vielleicht müsste man eher sagen: besondere pädagogische Dienstleistungen zusprechen kann: Entpflichtungsstatūs, Gleichstellungsmaßnahmen, Nachteilsausgleiche, aber auch Förderung und Therapie. Wenn das erst mal der Fall ist, dann ist es wenig verwunderlich, dass diese Möglichkeiten auch ausgeschöpft werden, also, dass Lehrpersonen, die mit irgendwas nicht mehr klar kommen, sagen, das muss wohl ein sonderpädagogisches Problem sein. Das ist, wenn man das mal berufs- oder organisationssoziologisch betrachtet, als Spezialisierungsphänomen völlig erwartbar.

[jmk:] Das leuchtet in der Tat ein. Die interessante Frage ist, was passiert mit denen, die jetzt noch in Sonderschulen sind. Wenn da wirklich ein Klassenkampfproblem dahinter steckt, wie sie letztlich sagt, dann muss man zu dem Schluss kommen: Die Mittelschichten sind immer die Gewinner. Die kassieren die vergleichsweise vorteilhaften Kategorisierungen und schöpfen die Hilfen ab, in einer vergleichsweise weniger

stigmatisierenden Form. Die anderen, die bildungsfernen Milieus, die Unterschichten – die bleiben in den Sonderschulen unter sich und die Sonderschule bleibt das, was Hans Wocken sagt, eine Unterschichtschule.

Für diesen Kampf der Mittelschichten um vergleichsweise vorteilhafte Kategorisierungen gibt's auch im Bezugssystem der Sonderschultypen ein gutes Beispiel. Kommt ein Kind auf die Lernbehindertenschule[8] oder auf die Sprachbehindertenschule? Viele Mittelschichtseltern kämpfen darum, das Kind nicht auf die stigmatisierende Lernbehindertenschule zu schicken, sondern auf die Sprachbehindertenschule. Das machen Unterschichteltern nicht, die kämpfen nicht. Es gab in diesem Zusammenhang die Diskussion: Kann man mit Sprachbehinderungen nicht auch ambulant, therapeutisch umgehen, zum Beispiel über Logopädie? Vor 20, 25 Jahren wollten die Sprachbehindertenpädagogen die Logopäden heraus halten und haben argumentiert: nur wir können im institutionellen Rahmen der Sonderschule eine Sprachbehinderung beheben. Heute wird die Logopädie mehr von der Sprachheilpädagogik vereinnahmt: Die Logopäden gehören zu uns. Das einschlägige Lehrbuch von Manfred Grohnfeldt heißt ja bezeichnenderweise: „Lehrbuch der Sprachheilpädagogik und Logopädie".

[KF:] Schulische Logopädie ist in der Schweiz viel stärker als Therapieangebot in Regelschulen integriert als in Deutschland. Es gibt an fast jeder Volksschule schulinterne oder ambulante LogopädInnen.

Das finde ich in Ordnung, bei den Sprachbehindertenpädagogen habe ich die Erfindung von Sonderschulen nie begriffen. Der andere in unserem Zusammenhang wichtige Aspekt ist aber etwas, was mir die Kolleginnen und Kollegen von der Sprachbehindertenpädagogik auch bestätigt haben: Dass sie es eigentlich in sehr vielen Fällen zugleich mit Lernbehinderungen zu tun haben, auch bei den Kindern, die aus „besseren Kreisen" kommen. Die Sprachbehindertenschule ist nicht so stigmatisierend.

[jmk:] Warum eigentlich nicht?

Ich weiß es nicht. Man muss wohl zur Kenntnis nehmen, dass Eltern es so sehen. Da gab es Eltern, die zum Beispiel im Heidelberger Raum in Kauf nahmen, dass die Kinder teilweise anderthalb, zwei Stunden unterwegs sind, hin- und hergekarrt wurden zur Sprachbehindertenschule. Lernbehindertenschulen gibt es überall ganz in der Nähe des Wohnorts. Aber hier zählt einfach: Es ist die weniger

[8] Gemeint ist hier immer die Sonderschulform, die derzeit (2013) in Baden-Württemberg noch „Förderschule" heißt, in den anderen Bundesländern z. B. Förderschule Schwerpunkt Lernen.

stigmatisierende Schule. Die Sprachbehindertenschule versteht sich mehr als Übergangsschule. Das ist eine eher therapeutische Logik, die haben das Image, dass sie therapieren und die anderen machen die pädagogische Drecksarbeit. Sie haben ja auch ein elitäreres Verständnis von ihrem Job. Die Sprachbehindertenpädagogen bestehen sehr auf einer Ausbildung in „Sprachwissenschaft" und einer besonders engen Kooperation mit der Medizin.

[jmk:] Therapeutische Logik heißt dann: Wir haben es mit etwas zu tun, was man durch gezielte therapeutische Maßnahmen gewissermaßen ausheilen kann.

Und ein Arzt ist besser als ein Pädagoge.

[KF:] Aber das ist ja interessant. Wenn die These stimmt, dass das aus Sicht von Mittelschichteltern weniger stigmatisiert, wäre das auch mit eine Erklärung für die Expansion, die Tomlinson beschreibt, oder auch diese Kämpfe, die du eben beschrieben hast – kommt mein Kind in die Sprachheilschule oder in die Lernbehindertenschule?

[jmk:] Der Lernförderschule haftet noch das frühere „Hilfsschul"-Image an.

[KF:] Nicht nur „Doofschule", sondern irgendwie auch „Unterschichtschule".

Man muss den sprunghaften Ausbau von Sonderschulen für Sprachbehinderte seit den 1980er Jahren sehen, vorher gab es die ja kaum. Die Lobby der Sprachheilpädagogen hat gesagt: Wir können etwas, was bei anderen Formen von Behinderung und Sonderschule nicht geht, wir therapieren. Wir machen das weg. Dann kamen nach und nach ambulante Logopäden mit einer anderen Ausbildung, die zunächst als Konkurrenz wahrgenommen wurden. Da wurde dann argumentiert: Aber die haben keine pädagogische Ausbildung und wir sind Pädagogen *und* Therapeuten, beides. Deswegen wurde auch, mehr als bei den anderen sonderpädagogischen Fachrichtungen, die medizinische Ausbildung als das A und O angesehen. Die Studenten müssen die medizinischen Zusammenhänge genau kennen. Das Renommée, das Image des Heilers ist natürlich mehr wert, als das Image von einem, der da in den Lernbehindertenschulen die Sisyphosarbeit leistet und am Ende kaum etwas erreicht hat.

[jmk:] Das wäre generell einmal eine interessante wissenssoziologische Untersuchung wert, das Image verschiedener Etikettierungen zu untersuchen. Zum Beispiel Autismus, umschriebene Teilleistungsschwächen, Dyskalkulien, Dyslexien, Sprachstörungen. Was macht es denn für Eltern unter Umständen attraktiver für sein Kind

lieber eine Kategorie wie Asperger-Autismus, selbst ADHS zu haben als eine Kategorie wie „Lernbehinderung“ oder die „Verhaltensstörung“?

Verhaltenstörung ist noch schlechter. Bei uns in Heidelberg war das immer noch in die Lernbehindertenpädagogik integriert, was deren Image sicher nicht verbessert hat.

[KF:] Etwas über dieses Image von verschiedenen Krankheitslabeln zu erfahren, könnte möglicherweise einiges von dem Anstieg bestimmter Fördermaßnahmen erklären. In der Schweiz zum Beispiel gibt es in jeder Schule schulische Heil- oder Sonderpädagogen, die in Zusammenarbeit mit schulpsychologischen und kinder- und jugendpsychiatrischen Diensten zum Beispiel diese ADHD-Diagnose verwalten. ADHD ist ein Riesenboomthema. Das müsste ja in Deutschland auch der Fall sein und das wird wahrscheinlich auch gar nicht von der Verhaltensgestörtenpädagogik oder der Lernförderung bedient, sondern da werden ja auch Schulpsychologen und Kinder- und Jugendpsychiater mit im Spiel sein.

[jmk:] Das ist sicher so und es steht nach meinem Eindruck ein bisschen quer zu den Fachrichtungen. Was ich an dem Thema soziologisch interessant finde, es gibt da ja in den beteiligten Disziplinen selbst die Diskussion, was das ist: eine Krankheit, eine Störung, eine Normabweichung, eine Behinderung. Unabhängig davon könnte auch dieses Etikett genau wegen der möglichen Medizinalisierung eine relative Attraktivität genießen. Wenn man das in ein umschriebenes Symptombild verwandelt und sagt, das ist eine Störung, da muss man Ritalin einnehmen, dann wird daraus eben wiederum ein medizinisches Phänomen, etwas, was mit medizinisch-pädagogischen Mitteln behandelbar und vielleicht behebbar ist.

[KF:] Gerade diese ADHD-Geschichte sieht Tomlinson natürlich als wesentlichen Teil dieser „SEN-industry“ an.

Bei einem unserer früheren Gespräche ging es ja auch darum: Sind die alten Theorien aus den 60ern und 70ern – Vorurteilsforschung, Stigma-, Etikettierungs-, Labelingtheorien und so weiter abgehakt? Worüber wir gerade reden, ist ganz klar ein klassischer Anwendungsfall für die Labelingtheorie. Menschen werden abgestempelt mit dem medizinischen Attribut und dahinter stehen massive Interessen. Die Sonderpädagogen haben Interesse daran, dass es mehr solche Kinder gibt, das schafft Jobs. Die Ärzte haben Interesse daran. Und wenn das gerade unter inklusiven Bedingungen besser geht, auch o.k.! Überall, wo ein System existiert, schafft es sich sozusagen seine Klientel möglichst selbst, und das ist hier auch der Fall. Dann kommt noch die Pharmaindustrie ins Spiel, die Politiker besticht, damit sie ihr Zeug verkaufen kann. Es ist ja immer wieder darüber diskutiert worden, dass Ritalin kein harmloses Zeug ist. Das sozusagen auf Verdacht zu nehmen, ist ziemlich riskant. Dass bereits Vierjährigen in den USA Ritalin empfohlen wird, ist angesichts der möglichen Langzeitschädigungen ziemlich gewagt.

[KF:] Ritalin ist ursprünglich bei Erwachsenen als Kokainentzugsmedikament zugelassen worden. Das ist ein Kokainsubstitut. Wenn du schwerer Kokser bist, dann kriegst du das. Das wird jetzt an Vierjährige verteilt?

[jmk:] Diese Medikalisierung bzw. Medikamentalisierung ist natürlich auch in der Pädagogik und Sonderpädagogik stark umstritten.

Hintergrund

Der unaufhaltsame Aufstieg der ADHS-Diagnosen und des Medikaments Ritalin

„**Ritalin: Hohe Verordnungszahlen bei Kindern und Jugendlichen.** Mehr als ein Prozent aller Kinder und Jugendlichen in Deutschland wird mit Methylphenidat behandelt. Der Verordnungsgipfel liegt bei 9 bis 11 Jahren. Dies geht aus einer Studie in BMC Psychiatry <...> hervor. Methylphenidat wurde in Deutschland bereits 1954 zugelassen. Die Verordnungszahlen waren allerdings lange Zeit gering. Erst nach 1990 kam es zu einem starken Anstieg. Im Jahr 2009 wurde das Medikament 184 Mal häufiger verschrieben als 20 Jahre zuvor, berichtet das Team um Edeltraut Garbe vom Leibniz-Institut für Präventionsforschung und Epidemiologie in Bremen (BIPS), das die pharmakoepidemiologische Forschungsdatenbank des Instituts für das Jahre 2004 bis 2006 ausgewertet hat. <...>

Im Jahr 2005 hatten 1,47 % der Kinder und Jugendlichen im Alter von 3 bis 17 Jahren Methylphenidat erhalten. Jungen wurde es viermal häufiger verschrieben als Mädchen. Bei beiden Geschlechtern kam es ab dem Alter von 6 Jahren zu einem deutlichen Anstieg. Der Verordnungsgipfel wurde bei Jungen im Alter von zehn Jahren und bei Mädchen im Alter von elf Jahren erreicht. Bei 83 % der Kinder und Jugendlichen wurden neben der Aufmerksamkeitsdefizit-/Hyperaktivitätsstörung (AHDS) weitere psychiatrische Begleiterkrankungen diagnostiziert im Vergleich zu 20 % in einer Kontrollgruppe ohne AHDS."
Deutsches Ärzteblatt 11.2.2013[9].

[9] Internetressource: http://www.aerzteblatt.de/nachrichten/53389/Ritalin-Hohe-Verordnungszahlen-bei-Kindern-und-Jugendlichen; abgerufen am 17.1.2014.

[KF:] Ja, aber man muss unterscheiden zwischen einer disziplinären Debatte, und dem, was tatsächlich draußen im Feld abläuft. Wenn wir jetzt mal bei der These bleiben, dass einer von den Hintergründen der Medikalisierung sein könnte: „middle class parents", die merken, ihr Kind hat Verhaltensschwierigkeiten. Die hätten jeden Grund, lieber so ein Label zu haben, als dass ihr Kind jetzt nach dem deutschen System als „sonderpädagogisch förderbedürftig im Schwerpunkt der emotionalen und sozialen Entwicklung" klassifiziert wird. Statt in die Fänge der separierenden Sonderpädagogik zu kommen, ist es immer noch besser zu sagen: Der hat ADHS. Der hat ein ärztliches Zertifikat dafür, dass der manchmal dem Banknachbarn eine überbrät oder herumzappelt oder über die Bänke springt. Diskriminiert nicht meinen Jungen. Und der bleibt jetzt hier in der Realschule oder im Gymnasium, kriegt aber Ritalin und vielleicht zusätzlich Psychotherapie und für gewisse Zeit eine kleinere Gruppe und eine spezielle reizarme Lernumgebung.

[jmk:] Wir müssen das jetzt nochmals zusammen kriegen mit dem großen Thema Inklusion. Wir haben das jetzt – Tomlinson folgend – sehr aus der Interessenlage der Mittelschichten heraus interpretiert. Es könnte ja trotzdem sein, dass unterm Strich auch die anderen profitieren, wohlgemerkt unter der Voraussetzung, dass die Sonderschulen, insbesondere die Lernförderschulen, wirklich zugemacht werden. Die schulische Inklusion könnte dann einfach zu einer Egalisierung der Zugangschancen zu bestimmten niederschwelligeren Etikettierungen und „Fördermaßnahmen" führen. Die Chance erhalten dann auch Kinder, die, wenn man so will, aus ganz anderen Gründen hyperaktiv sind bzw. Probleme damit haben ihre Aufmerksamkeit zu fokussieren, bei denen das unter Umständen mit psychischer Belastung und Stress wegen sozioökonomisch prekärer Lebensverhältnisse zu tun hat. Abgesehen davon kann man gelegentlich auch in der Mittelschicht aus gutem Grunde nervös werden. Das könnte doch dann zu einer Egalisierung führen, was die Verteilung von weniger stigmatisierenden Labels im Rahmen der Regelschule betrifft. Dann kriegen eben auch die Unterschichtskinder je nach herrschender Lehrmeinung an der jeweiligen Schule einen Mix aus Medikamentierung und psychopädagogischen Interventionen verordnet. Letztlich ist das der geringere Nachteil als an einer Schule zu sein, die sie möglicherweise für ihr ganzes Leben lang stigmatisiert und möglicherweise verhindert, dass sie überhaupt im Arbeitsleben Fuß fassen.

[KF:] Also ich stimm dem völlig zu.

Ich stimme dir auch zu, aber ich vermute, dass diese Egalisierungstendenzen vorübergehend sind. Wir kennen ja in unserer Gesellschaft weiterhin oben und unten, das wird ja gerade zur Zeit vermehrt diskutiert, wie das immer weiter auseinander klafft. Ich halte es für wenig wahrscheinlich, dass langfristig die Bessergestellten darauf verzichten würden zu sagen: „Spiel nicht mit den Schmuddelkindern". Die Gesellschaft, das Gros in der Gesellschaft braucht das, dass es welche gibt, die es halt nicht geschafft haben, die schlechter sind, gegenüber denen man dann argumentieren kann: Die sind doch selbst dran schuld, wenn sie nur fleißiger wären. Das zeigt sich sogar bei Leuten, die sich aus der Unterschicht hoch gearbeitet haben. Erfahrungsgemäß zählen gerade die sehr oft zu denen, die sich dann am kritischsten von ihrer Vergangenheit distanzieren. Also ich glaube, selbst wenn das eintritt, das könnte vorübergehende Effekte haben, aber nicht langfristig wirken.

[jmk:] Du nimmst da die Bourdieusche Position ein, die mehr oder weniger feinen Unterschiede werden sich wieder auf andere Weise einstellen, es werden bestimmte Distinktionszeichen eliminiert und andere treten an ihre Stelle, ein ewiges Spiel. Aber man kann trotzdem mal anfangen bzw. weiter machen, nicht?

[KF:] Die Tendenz zu einer Inflation der Förderkategorien ist jedenfalls international sehr deutlich. Tomlinson spricht ja von den „Warnock twenty percent", die in England schon 1978 zur Zielgrösse wurden.

[jmk:] Was ist Warnock?

[KF:] Damit ist eine gewisse Mary Warnock gemeint. Sie hatte in den Siebzigerjahren in England eine Kommission geleitet zur Entwicklung der Sonderpädagogik, die sogenannte Warnockkommission. Da wurde damals davon ausgegangen, dass ungefähr 20 % der Kinder und Jugendlichen „special educational needs" haben, aber eben nur etwa 2 % in „special schools", in Sonderschulen unterrichtet werden sollen. Interessanterweise könnte sich das in diese Richtung annähern.

Hintergrund

Die „Warnock-Quote"- 20 % Kinder und Jugendliche mit sonderpädagogischem Förderbedarf?

"In the Light of the information available to us < . . . > we estimate that up to one child in five is likely to require special educational provision at some point during his school career. This means that a teacher of a mixed ability class of 30 children even in an ordinary school should be aware that possibly as many as six of them may require some form of special educational provision at some time during their school life and about four or five of them may require special educational provision at any given time. Again, we should stress that these figures will vary from class to class, school to school and area to area. The figures will however be an essential guide for planning purposes and we recommend that the planning of services for children and young people should be based on the assumption that about one in six children at any time and up to one in five children at some time during their school career will require some form of special educational provision." *The Warnock Report (1978): Special Educational Needs. Report of the Committee of Enquiry into the Education of Handicapped Children and Young People. London: Her Majesty's Stationery Office 1978, S. 40 f.*

Da könnte man auch argumentieren, 20 %, das ist aber viel. Ich bin überzeugt, das würden manche auseinander nehmen und sagen, das sind potemkinsche Dörfer, da wird von der Statistik etwas gesetzt, was keine reale Entsprechung hat, aus Interessenlagen heraus. Eine interessante Frage wäre, welche Auswirkungen das auf die schulischen Leistungsvorstellungen und das berufliche Selbstverständnis der Sonderpädagogen haben würde, wenn das so käme. Wird die Sonderpädagogik dann in den Dienst des allgemeinen „Akademisierungswahns" genommen, wie das Julian Nida-Rümelin ausgedrückt hat? Ich muss sagen, ich sehe da auch ein Problem. Abitur ist inzwischen ein Muss ab einer bestimmten Statushöhe. Wenn das Kind das nicht schafft, wird es enorm unter Druck gesetzt. Abitur muss sein. Aber das Niveau sinkt ins Bodenlose. Das Abitur hat so einen Nimbus, Und dazu gehört dann noch, wie Eltern heutzutage mit ihren Kids umgehen.

[KF:] Die Talkshows und Titelgeschichten über „Helikoptereltern".

Da hab ich mich in der Tat gefragt: Wohin soll das führen? Der Lehrer ruft bei einer Mutter an und sagt, ihr Kind sie nicht in der Schule erschienen. Die Mutter weiß genau, die Tochter hat sich irgendwo herum getrieben, und faselt etwas vom Notarzt. Da wird ein Funktionär aus Bayern zitiert mit den Worten, die Schüler seien das kleinere Problem, die Eltern seien das Problem!

[KF:] Es gibt von François Dubet, einem französischen Bildungssoziologen, ein tolles Buch mit dem Titel „Le déclin de l'institution", wo er beschreibt, wie das für die Lehrpersonen ist, dass sozusagen das säkulare Heiligtum der in dem Fall französischen, republikanischen Schule ersetzt wird durch so eine Art betriebswirtschaftliche Kundenlogik: Eltern und Kinder sind Kunden, die legitime Ansprüche stellen können an die Dienstleistung „Schule". Auf der anderen Seite aber gibt es – und da kommt jetzt wieder unser Thema rein – dieses medikalisierte, sonderpädagogische, scheinbar heterogenitätsbetonte Verständnis: Sie diskriminieren mein Kind, wenn sie nicht anerkennen, dass es als ADHS-Kind anders tickt, das ist eine Form von Behindertendiskriminierung.

[jmk:] Das könnte dann auch ein ganz fieser Trick werden, Leistungsnormen zu unterlaufen.

[KF:] Das beschreibt Tomlinson auch. Hinzu kommt eine neue Unübersichtlichkeit der Labels – das ist vielleicht das Schwierige an diesem Begriff „SEN-Industry". Es ist eigentlich ein Oberbegriff für ganz viel, die expandierenden Kategorien sind aber nicht die klassischen sonderpädagogischen Kategorien, sondern eigentlich im Kern medizinische. Hier geht's ja nicht nur um Sonderpädagogen, hier geht's ja um schulnahe Ärzte, um schulinterne Logopädinnen, um Schulsozialarbeiterinnen, Schulpsychologen.

[jmk:] Manche Vorstellungen über die Entwicklung der Rolle des Sonderpädagogen sehen ihn ja demgemäß im Mittelpunkt eines Netzwerkes von Experten. Was für Folgen kann das haben, wäre die Frage.

Sonderpädagogen, überhaupt alle Beteiligten könnten sich, wenn diese Entwicklung eintritt, leichter aus der Verantwortung stehlen. Sie könnten ja immer sagen: „Das hat leider nicht geklappt, da ist der und der noch mit dran beteiligt." Die Eltern, die „Kunden", wissen gar nicht mehr, wer ist verantwortlich dafür, dass das Kind auf der Schule nicht voran kommt. Der Sonderschullehrer als Koordinator könnte alles mögliche sagen: „Ja gut, zu wenig Medikamente genommen, gehen Sie wieder zum Arzt . . . "

[KF:] Ja, oder lassen Sie das Gutachten nochmal überprüfen, das können wir noch nicht anerkennen, Sie brauchen da noch ein amtsärztliches Gutachten. Genau, und zur Not gehen die Eltern zum Rechtsanwalt und sagen: Das wollen wir doch mal sehen!

[KF:] Diese Statūs können natürlich auch angefochten werden, das ist klar, die sind immer auch mit einem Anfechtungshinweis versehen.

[jmk:] Aber auch das sind Auflösungstendenzen des meritokratischen Prinzips bei gleichzeitigem Höherlegen der Leistungsstandards. Das betont Tomlinson ja auch, die globalisierte Bildungsideologie: Wir müssen unser Ausbildungsniveau verbessern, die Akademikerquoten erhöhen, die Leistungsniveaus erhöhen, wenn wir der globalen internationalen Bildungskonkurrenz stand halten wollen. Da könnte man ja zu der witzigen These kommen, dass die Inklusion eigentlich auch den Aspekt einer In-Dienst-Nahme der Sonderpädagogik für die Gewährleistung dieser Ziele hat. Das führt im Ergebnis eher zu einer Totalsonderpädagogisierung der Regelschule und nicht zu einer Normalisierung des Besonderen.

[KF:] „Sonderpädagogisierung“ in einem sehr weiten Verständnis findet nicht unter der Ägide der jetzigen Disziplin Sonderpädagogik statt, sondern du meinst wahrscheinlich die Omnipräsenz einer Fördersemantik: es gibt Unmengen Spezialstatūs, die noch ein Abklatsch von dem sind, was früher mal unter „Behinderung“ gelaufen wäre.

Das könnte aber für die Sonderpädagogik auch nach hinten losgehen. Der Sonderpädagogenberuf wird angeknackst. Er ist nicht mehr unanfechtbar zuständig für etwas ganz bestimmtes Definiertes. Die Eltern könnten sagen: „Der Sonderpädagoge, der hat's nicht geschafft“ oder „Das probieren wir erst gar nicht. Wir gehen zu anderen Spezialisten.“ Das sind gegenläufige Interessen. Die Medizinindustrie sagt: „Wir kriegen's mit Medikamenten hin.“ Und dann kommt womöglich noch die Politik ins Spiel, wenn es um die Finanzierung geht. Womöglich würde genau an den teuren Vollzeit-Sonderpädagogen gespart.

[KF:] Es könnte aber auch in die Richtung dessen gehen, was international läuft, in England, den USA, Finnland. Die Schweiz ist da noch viel eher dran, für deutsche Verhältnisse ist das Zukunftsmusik. Österreich und Deutschland fahren noch mit sehr niedrigen „Förderquoten“, vieles wird gar nicht unbedingt unter sonderpädagogischem Fördersystem abgehandelt. Wenn die Entwicklung in die schweizerische Richtung gehen würde, würde das heißen: massiv mehr sonderpädagogisches und sonstiges therapeutisches Personal an allen Regelschulen.

Gut, und wer bezahlt das? Warten wir's mal ab, das hat man ja öfter, dass eine Gruppe sich vorübergehend durchsetzen kann und dann kommt der große Rückschlag. Im Moment sehe ich in vielen Bereichen erst mal ein Ausprobieren, ein Hin und Her, ein Rumeiern in der konkreten Umsetzung. Aber auf der Ebene der öffentlichen Rhetorik schwebt über allem nun dieses Wort „Inklusion“, das jetzt scheinbar in der Politik angekommen ist und dem man sich nicht mehr entziehen kann. Alle rundherum springen auf diesen Zug auf, das ist eine visionäre Sache, die den Leuten irgendwie gut tut, sie haben die Überzeugung: Wir machen was Gutes, völlig Neues. Aber um auf den Anfang unserer Diskussion zurück zu kommen. Die Forderung nach schulischer Inklusion, oder Integration, wie das damals hieß, die gibt's schon lange, spätestens seit den 1970er Jahren. Und es ärgert mich, dass das jetzt als etwas völlig Neues ausgegeben wird. Jeder will sich da neu profilieren. Es dient nur leider der Sache nicht. Für die Soziologie der Behinderten ist es da um so wichtiger, auf das hinzuweisen, was Max Weber mal als die nicht-intendierten Nebenfolgen des Handelns bezeichnet hat. Das zeigt mir unsere Diskussion ganz deutlich. (Abb. 3.14)

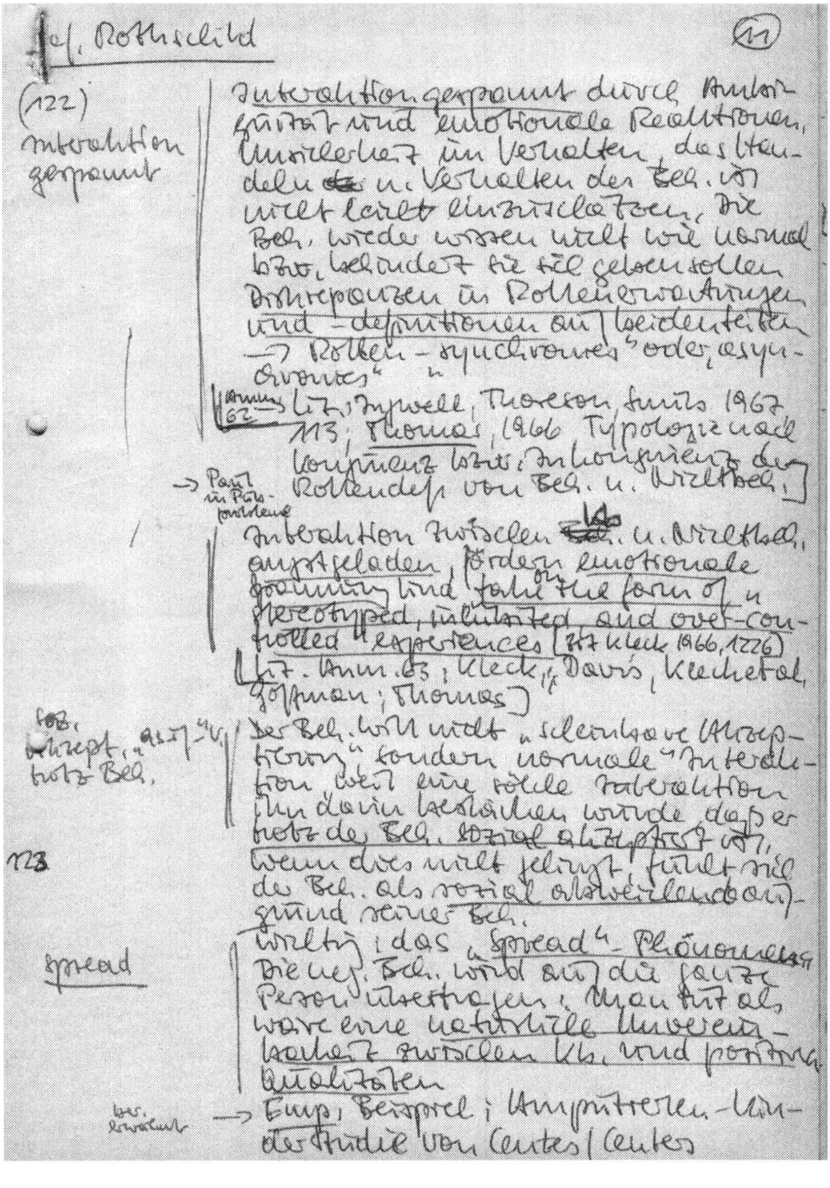

Abb. 3.14 Exzerpt zu *Safilios- Rothschild: The Sociology and Social Psychology of Disability and Rehabilitation* (1970) aus Günther Cloerkes' Unterlagen, (ca. 1976?)

Die Problematik widersprüchlicher Normen in der sozialen Reaktion auf Behinderte

4

Günther Cloerkes

4.1 Zum Problem

Die Einstellungen und Verhaltensweisen gegenüber behinderten Menschen haben schon seit langem ein beachtliches Interesse sowohl bei Laien als auch bei Wissenschaftlern unterschiedlicher Disziplinen gefunden. Die Anzahl einschlägiger Forschungsarbeiten ist mittlerweile kaum noch zu überblicken (vgl. u. a. Yuker et al.1966; von Bracken 1976; Jansen 1981; zusammenfassend: Cloerkes 1979), ohne dass wir sagen könnten, die zur Diskussion stehenden Zusammenhänge seien nunmehr hinreichend schlüssig und umfassend erklärt. In den letzten Jahren ist eine gewisse Forschungsmüdigkeit zu beobachten. Der zusätzliche Nutzen eines weiteren Engagements erscheint vielen fraglich; man gibt vor, über genug handlungsleitendes Wissen zu verfügen. Wie bescheiden die praktische Umsetzung wissenschaftlicher Erkenntnis dann ausfällt, hat uns in exemplarischer Weise das „Internationale Jahr der Behinderten 1981" gezeigt (vgl. Holtz 1982; Cloerkes 1982c).

Mein Beitrag beabsichtigt in dieser Situation zweierlei. Zum einen soll er an einen Erklärungsversuch erinnern, den ich bereits an anderer Stelle ansatzweise

Vortrag, gehalten am 15. 11. 1982 an der Pädagogischen Hochschule Heidelberg, Fachbereich Sonderpädagogik (leicht verändert). Erstveröffentlichung in: Vierteljahresschrift für Heilpädagogik und ihre Nachbargebiete (VHN) 53 (1984) 1: 25–40; Unveränderter Wiederabdruck mit freundlicher Genehmigung der Redaktion und der Herausgeber der VHN. An wenigen Stellen (Schreibung von „ss" bzw. „ß") erfolgte eine behutsame Angleichung an Regeln der neuen Rechtschreibung.

G. Cloerkes (✉)
Heidelberg, Deutschland
E-Mail: cloerkes@ph-heidelberg.de

J. M. Kastl, K. Felkendorff (Hrsg.), *Behinderung, Soziologie und gesellschaftliche Erfahrung*, DOI 10.1007/978-3-658-05018-4_4,

vorgestellt habe (Cloerkes 1979, S. 78 f.): Die verbreitete Ablehnung und Isolation Behinderter könnte danach u. a. eine Funktion der diesbezüglichen Widersprüchlichkeit von Handlungsanweisungen bzw. Normen sein. Darüber hinaus soll er eine Diskussion über den angesprochenen Problemkreis anregen, die im Interesse der Sache auf eine vorschnelle Verteufelung psychoanalytischer Kategorien ebenso verzichtet wie auf das gängige Schubkastendenken, demzufolge theoretische Überlegungen entweder als (zu) „mikrosoziologisch" oder „makrosoziologisch" befunden werden. Meine Ausführungen sind ausdrücklich als „vorläufig" anzusehen. Sie erheben nicht den Anspruch, besonders originell zu sein, und sie stellen kein abgeschlossenes Konzept dar, sondern eher einen ersten Schritt in einer Richtung, die ich für diskussionswürdig halte.

Ausgangspunkt ist die Feststellung, dass die Funktion der Normen, klare Handlungsanweisungen zu geben und das Zusammenleben der Menschen verbindlich zu regeln, in Bezug auf Behinderte nur höchst unzureichend zum Tragen kommt, oder als These:

> Die Normen sind widersprüchlich, und das führt zu Formen der sozialen Reaktion, die vordergründig akzeptabel sind und Entlastung von Unsicherheit versprechen, letztlich aber Ablehnung und soziale Isolation behinderter Menschen bewirken.

An dieser Stelle werden einige begriffliche Vorklärungen notwendig, die ich den weiteren Erörterungen als Exkurs voranstellen möchte.

4.2 Begriffe

Behinderung Die meisten Definitionen orientieren sich ausschließlich an der funktionalen Beeinträchtigung. Solche medizinisch-juristischen Feststellungen von Mängeln sind unbefriedigend, weil sie die sozialen Auswirkungen übergehen. Für unsere Zwecke sinnvoll ist die Dreiteilung in Schädigung (impairment), Behinderung (disability) und Benachteiligung (handicap). Worauf es ankommt, ist das Handicap als mögliche soziale Folge von Schädigung/Behinderung.

Behinderung ist relativ und keine absolute, objektiv messbare Größe. Behinderung ist insbesondere abhängig von der sozialen Definition, und die ist wiederum abhängig von den jeweiligen sozialen Normen und Werten. Was in der einen Gesellschaft als Behinderung bzw. Abweichung von der Norm gilt, mag in einer anderen als völlig normal akzeptiert werden. Man denke z. B. an die „Lernbehinderten" und die Verbreitung von Analphabetismus auf der Erde. Oder an den sog. „Schmiss" im Gesicht; bei deutschen Studenten ein Zeichen der Ehre (jedenfalls früher), für einen amerikanischen Studenten wäre es eine höchst unerwünschte Gesichtsentstellung! Behinderung ist eine negativ bewertete Abweichung von gesellschaftlichen Standards oder Werten; in unserem Kulturkreis beispielsweise Leistungsfähigkeit, Gesundheit, Tüchtigkeit, Schönheit, Mobilität, Intelligenz usw.

Vor diesem Hintergrund scheint die folgende Arbeitsdefinition von Behinderung nützlich zu sein:

> Behinderung ist eine dauerhafte und sichtbare Abweichung im körperlichen, geistigen oder seelischen Bereich, der allgemein ein ausgeprägt negativer Wert zugeschrieben wird. (Cloerkes 1982a, S. 348)

Eine Person ist also behindert, wenn erstens eine solche unerwünschte Abweichung von sozialen Erwartungen vorliegt und sie zweitens deshalb negativ bewertet wird. Es kommt auf die soziale Reaktion an, sie „schafft" eigentlich erst Behinderungen und Behinderte! Sichtbarkeit muss im weitesten Sinne als das „Wissen" um die Abweichung verstanden werden. Behinderte und Nichtbehinderte können nicht dichotomisch voneinander unterschieden werden wie männlich und weiblich etwa, sondern es handelt sich um ein Kontinuum; die Trennung ist daher rein analytisch. Ebenso soll hier auf die Erörterung behinderungsspezifischer Besonderheiten verzichtet werden.

Soziale Reaktion Im Titel dieses Beitrages kommt ein weiterer wichtiger Begriff vor: „Soziale Reaktion". Gemeint ist damit die Gesamtheit der Einstellungen und Verhaltensweisen, also das, was man sich so denkt und das, was man tatsächlich tut; beides kann ja weit auseinander liegen. Zur sozialen Reaktion würde beispielsweise zählen: das Mitleid der alten Oma, die Vorstellung, geistig Behinderte seien gefährlich, die Sonntagsreden von Sozialpolitikern und Funktionären, die Diagnose durch den Experten usw.

Einstellung Eine „Einstellung" ist ein „relativ stabiles und überdauerndes System von positiven oder negativen Bewertungen, Gefühlen und Handlungstendenzen in Bezug auf ein soziales Objekt" (Krech et al. 1962, S. 177).

Vorurteile „Vorurteile" sind extrem starre, negative Einstellungen. Die durchgängige Existenz von Vorurteilen in Bezug auf Behinderte kann nicht als bewiesen gelten. Von daher ist dem „neutralen" Begriff der Einstellung der Vorzug zu geben.

Stigma Ein „Stigma" ist die negative Definition bzw. Zuschreibung eines sozialen unerwünschten Merkmals oder einer Eigenschaft. Ein Individuum ist „in unerwünschter Weise anders, als wir es akzeptiert hatten" (Goffman 1967, S. 13).

Hohmeier bezeichnet Stigma zu Recht als „Sonderfall eines sozialen Vorurteils" (1975, S. 7). „Stigmatisierung" ist das tatsächliche Verhalten, das jemandem aufgrund eines Stigmas entgegengebracht wird.

Werte „Werte" sind im Prinzip ebenfalls Einstellungen, jedoch nicht zu einem konkreten sozialen Objekt (z. B. Behinderter), sondern zu symbolischen oder abstrakten Konzepten (z. B. Gesundheit, Funktionstüchtigkeit). Einstellungen sind insofern abhängig von Weiten, sie haben eine „wert-expressive Funktion" (Katz 1960, S. 173).

Normen „Normen" sind in soziales Handeln umsetzbare Interpretationen der Werte; sie geben klare Handlungsanweisungen und regeln das Zusammenleben der Menschen verbindlich. Vereinfacht ausgedrückt: Soziale Normen sagen uns, was in einer gegebenen Situation geboten oder verboten ist.

4.3 Zur Funktionalität der Stigmatisierung und Ablehnung Behinderter

Nach diesem Exkurs über wichtige Begriffe wende ich mich im folgenden dem Aspekt der sozialen Kontrolle durch Stigmatisierung und Ablehnung von abweichenden Personen bzw. Devianten zu. Wenn der Behinderte durch sein „Sosein" in mehr oder weniger ausgeprägter Form von sozialen Erwartungen, Werten und Normen abweicht, dann wird man davon auszugehen haben, dass er – wie andere Deviante auch – distanzierende und separierende Reaktionen auf sich zieht. Warum ist das so?

Abweichendes Verhalten einzelner Mitglieder der Gesellschaft stört Gleichgewichtszustände. Beim Individuum handelt es sich dabei um die in einer Balance zu haltende Identität (eine lebensnotwendige Bedingung!), auf der gesamtgesellschaftlichen Ebene um Systemstabilität.

Die individuelle Ebene Zunächst zur individuellen oder Mikro-Ebene. Im Zuge von Stigmatisierungsprozessen wird abweichenden Personen eine neue Rolle mit veränderter Identität auferlegt, z. B. als Krimineller, als Drogenabhängiger, als Geisteskranker oder Blinder. Dies hat nicht nur ausgesprochen negative Konsequenzen für den Betreffenden, sondern kann offensichtlich auch die Identität der Nichtstigmatisierten (Nichtbehinderten) in hohem Masse gefährden. Nach Goffman steht nämlich praktisch jeder in ständiger Gefahr, stigmatisiert bzw. als abweichend definiert zu werden, weil niemand sicher sein kann, immer alle geltenden Normen einzuhalten: „Die Rolle ‚normal' und die Rolle ‚stigmatisiert'", so sagt Goffman, „(sind) Teile des gleichen Komplexes" (1967, S. 161). Das ständige, ängstliche Bemühtsein um Aufrechterhaltung der eigenen Identität bestimmt den Charakter der sozialen Reaktion auf offenkundig Stigmatisierte.

Die Begegnung mit dem Abweichler stellt eine Bedrohung der eigenen Identität dar. Man wird an eigene latente Abweichungstendenzen erinnert, an die Chance, selbst behindert zu werden. Man empfindet Angst und kann gleichzeitig durch betonte Abgrenzung, also durch Herausstellen der eigenen „Normalität" und Ablehnung des abweichenden anderen, sein Gleichgewicht zu stabilisieren versuchen. Stigmatisierung als Identitätsstrategie ist deshalb eine funktionale Bedingung für den einzelnen, um existentielle Identität und Interaktionsfähigkeit aufrechtzuerhalten. Die soziale Reaktion, beispielsweise gegenüber Behinderten, wäre danach nicht von schierer Willkür beherrscht, sondern im Endeffekt das Ergebnis von Mechanismen, auf die jedes Individuum zurückgreifen muss, um seine soziale Existenz zu sichern. Zusätzliche Funktionen liegen in der Aggressionsverschiebung auf schwache „Sündenböcke", in der Wahrnehmungsverzerrung und Vorstrukturierung komplexer sozialer Situationen als Orientierungshilfe: All dies dient der Entlastung von Unsicherheit und Angst.

Die gesamtgesellschaftliche Ebene Auch auf der gesamtgesellschaftlichen oder Makro-Ebene gefährden abweichende Personen Gleichgewichtszustände. Soziale Kontrollmechanismen, und zu denen gehört die Definierung, Stigmatisierung und Separierung von Devianten, haben insofern eine Stabilisierungsfunktion für das Gesellschaftssystem. Sozial unerwünschte aggressive Impulse werden auf schwache, mit wenig Macht ausgestattete „Sündenböcke" umgeleitet, kanalisiert und neutralisiert – analog zur Funktion auf der individuellen Ebene. Gruppen, deren ökonomische oder politische Konkurrenz man fürchtet, wird der Zugang zu knappen Gütern wie Status, Berufschancen usw. verwehrt; eine Frage von zumeist ökonomisch fundierten Herrschaftsinteressen. Schließlich ist es für das Funktionieren eines Gesellschaftssystems wichtig, eine breite Konformität mit den Normen zu sichern. Normtreue wird also belohnt, Abweichung bestraft und im Kontrast dazu als ein höchst unattraktiver Zustand vorgeführt (vgl. Hohmeier 1975, S. 12). Die Existenz von Krankenrolle und Behindertenrolle belegt eindrucksvoll das Wirken systemstabilisierender Kontrollmechanismen (vgl. Cloerkes 1979, S. 56 ff.).

Die Entstehung von ablehnenden Reaktionen auf Behinderte Es liegt auf der Hand, dass Individuum wie Gesellschaft ein vitales Interesse an Stabilität und Gleichgewichtszuständen haben müssen. Bereits in frühester Kindheit wird deshalb eine Gewissheit darüber etabliert, was die entscheidenden Werte in einer

Gesellschaft sind, und dass ein Verstoß gegen diese Werte negativ sanktioniert, also bestraft wird. So entstehen ablehnende Einstellungen gegenüber abweichenden Personen, und das ist funktional insofern, als es der besagten Bedrohung von Gleichgewichtszuständen entgegenzuwirken vermag.

Was nun die Behinderten betrifft, so kann von einer realen Bedrohung wohl kaum die Rede sein. Dennoch wird in Sozialisationsprozessen genau dieser Eindruck erzeugt. Wie geht das vor sich? (vgl. dazu ausführlich Cloerkes 1980).

- Zum einen über die *Sozialisationsinhalte,* die kulturelle und soziale Wirklichkeit vermitteln und damit auch Einstellungen und Werthaltungen gegenüber behinderten Menschen. Körperliche, geistige oder seelische Abweichung wird da mit „böse" oder „schlecht" verknüpft: in Märchen und Kindergeschichten, über die Inhalte von Literatur, Massenmedien, Alltagskommunikation. Gerade Kinder übernehmen solche Gleichsetzungen sehr schnell, weil sie zu ganzheitlichem Denken neigen. Also: „Die hässliche Person ist schlecht, ... die schöne Person ist gut; gleichzeitig ist sie auch noch reich, stark, gesund, hat ein schnelles Auto, kann singen, tanzen usw." (Spiegel 1950, S. 21; zit. nach Heider 1977, S. 216).
- Zweitens sind die *Sozialisationspraktiken* von Bedeutung. Hier finden die hohe kulturelle Bewertung von Gesundheit und „Normalität" und die entsprechende Abwertung von allem, was mit Krankheit zu tun hat, ihre Umsetzung in soziales Handeln. In der elterlichen Erziehungspraxis wird häufig Krankheit oder Behinderung als Druckmittel zur Erzielung konformen Verhaltens eingesetzt und dabei eine Verbindung zu „Strafe" und „Schuld" hergestellt. Bekannte Beispiele sind: „Du wirst dich noch erkälten, wenn du weiter barfuß herumläufst!"; „Wenn du soviel Bonbons isst, fallen dir die Zähne raus" oder „kriegst du Würmer" usw.
- Schließlich: Die in der Kindheitssozialisation installierten *Vorstellungen vom Behinderten werden später kontinuierlich verstärkt.* Man denke nur an die Bösewicht-Funktion von behinderten und missgestalteten Personen in der Literatur, auf der Bühne oder in Kino und Fernsehen, wenn auch sicher nicht immer in so extremer Form wie bei den Figuren des „Frankenstein" oder „Dr. Mabuse". Sozio-kulturell vorgeprägte Stereotypen werden also dem verunsicherten einzelnen als willkommene, da entlastende Aufhänger für stigmatisierende und diskriminierende Verhaltensweisen angeboten.

4.4 Widersprüchliche Normen und normativer Konflikt

Die Interessenkongruenz zwischen dem Individuum einerseits und der Gesellschaft andererseits ist offensichtlich: Abweichende Personen stören Gleichgewichtszustände, sie stören die Identitätsbalance beim einzelnen und sie stören die

Systemstabilität in der Gesellschaft. Die normativen Anweisungen für die soziale Reaktion wären damit klar und eindeutig.

Nun gilt dies alles für *Behinderte* nicht ohne weiteres: Bei ihnen ergibt sich eine *Besonderheit* dadurch, dass hier keine *aktiv* abweichende Handlung vorliegt, sie aber doch durch ihr „Sosein" bestimmte „ungeschriebene Normen" bzw. „Werte" verletzen, und zwar ganz bedeutsame, wie wir gesehen haben. Aus Gründen moralisch-rechtlicher Art darf ihnen das aber nicht offiziell angelastet werden. Die Gesellschaft kann sich auch keine offenen Abgrenzungsbestrebungen erlauben, sondern sieht sich – ganz im Gegenteil – zu Integrationsbemühungen verpflichtet. Die individuellen Reaktionen in Form von ungünstigen Einstellungen bzw. Verhaltensweisen gegenüber Behinderten haben jedoch die gleiche Funktion. Sie entlasten die Gesellschaft von Verantwortung und erlauben ihr gar eine Haltung moralischer Entrüstung gegenüber informellen Stigmatisierungsvorgängen.

Die Normen in Bezug auf Behinderte sind also widersprüchlich (meine weiter oben formulierte These): ein ganz entscheidender Punkt in der Erklärung negativer Reaktionen, denn die Haltung des einzelnen Nichtbehinderten wie Behinderten wird durch den normativen Konflikt bestimmt, der daraus resultiert, dass ihm auf der einen Seite per Sozialisation negative Einstellungen vermittelt, ja anerzogen wurden, während gleichzeitig auf der anderen Seite dieselbe Gesellschaft ein offenes „Ausleben" solcher überwiegend affektiver Tendenzen missbilligt und durch strenge moralisch-soziale Normen zu unterbinden versucht. Eine derartige Konstellation erzeugt unweigerlich Ambivalenzgefühle, Verhaltensunsicherheit und Schuldangst, verstärkt über Reaktionsbildung die ohnehin gestörten Beziehungen zum Behinderten und verewigt sie in einem verhängnisvollen Kreislauf. Die Konsequenzen und Besonderheiten dieser fragwürdigen Stabilisierungsbestrebungen der Gesellschaft zu Lasten der persönlichen Entfaltungsmöglichkeit, des einzelnen (sei er nun behindert oder nicht!) sollen im folgenden diskutiert werden.

4.5 Der Einfluss widersprüchlicher Normen auf die soziale Reaktion

Was die Reaktion auf behinderte Personen betrifft, so lassen sich drei Arten voneinander unterscheiden: „originäre", „offiziell erwünschte" und „überformte". Die schematische Darstellung (vgl. Abb. 4.1) soll meine Überlegungen verdeutlichen. Hier sind alle Reaktionsformen und Konsequenzen widersprüchlicher Normen in ihren wechselseitigen Beziehungen und Abhängigkeiten zusammengefasst. Ich beginne beim linken Drittel, das durch die gestrichelte Linie als „nicht erlaubten" Bereich gekennzeichnet ist.

Originäre Reaktionen Aus der Entwicklungspsychologie wissen wir, dass die grundlegenden Werte einer Kultur sehr früh verinnerlicht werden. Kinder bis zum Alter von etwa drei Jahren sind noch unbefangen in Bezug auf fremdartige Wahrnehmungen. Danach wird die Tatsache, dass ein sichtbar Behinderter von der Norm abweicht, bereits sehr genau wahrgenommen (vgl. Weinberg 1978). Es entsteht eine kognitive (wahrnehmungsmäßige) Dissonanz, gestützt durch die vorhin erwähnten Sozialisationsinhalte und -praktiken. Entsprechend deutlich und ablehnend ist die Reaktion. Wir wollen hier von „originären Reaktionen" (Esser 1967) sprechen, weil sie noch ursprünglich und spontan sind. Auslöser für originäre Reaktionen ist die Tatsache der Behinderung; im übrigen werden sie gesellschaftlich vermittelt und anerzogen, und zwar nach dem Grundsatz „Abweichung von Werten und Normen ist unerwünscht und muss bestraft werden".[1] Eine Differenzierung zwischen schuldhafter und nicht verschuldeter Abweichung erfolgt in diesem Stadium noch nicht.

Während das Element der Neugierde mit den Erscheinungsformen „Anstarren" und „Ansprechen" nicht zu unmittelbarer Ablehnung des Behinderten führt, sondern als „exploratives Verhalten" (Strasser et al. 1968; Seywald 1976) zumindest die Chance einer Normalisierung beinhaltet, ist Aggressivität auf der Grundlage unspezifischer Angst charakteristisch für das „Ausleben" originärer Reaktionen. Letzten Endes handelt es sich um Abwehrmechanismen gegenüber psycho-physisch erlebter Angst, die häufig in Erregung und Ekel ihren sichtbaren Ausdruck findet, Angst vor Verlust der eigenen körperlichen Integrität, Angst vor „Ansteckung" – alles Phänomene, die eine Störung von Gleichgewichtszuständen anzeigen, und denen mit stigmatisierenden Reaktionen zur Stabilisierung des gefährdeten Gleichgewichts begegnet wird.

Originäre Reaktionen kommen in der sozialen Realität nur selten *offen* zum Tragen, nämlich bei sehr kleinen Kindern und, was die tatsächliche Vernichtung betrifft, unter extremen politischen Verhältnissen, die das Verhalten legitimieren,

---

[1] Jansen (1981, S. 127) setzt „originäre Reaktionen" im wesentlichen gleich mit der Gefühlskomponente von Einstellungen, während „überformte Reaktionen" bereits eine Verarbeitung originärer Reaktionen über Rationalisierungsmechanismen darstellen und die kognitive Komponente kennzeichnen sollen. „Die so ‚überformten Reaktionen' ermöglichen ... erst ein einigermaßen sachliches Zusammenleben mit den Behinderten" (ebenda). Dieser Einschätzung kann ich nicht folgen. Originäre Reaktionen wie Angst, Ekel, Erregung, Neugierde usw. sind keineswegs nur individuell-affektive, sondern immer auch kulturell und gesellschaftlich bedingte Phänomene. Sie lassen sich auch nicht auf die Einstellungsebene beschränken, tatsächliche Verhaltensweisen spielen eine große Rolle. „Sachlichkeit" als Merkmal der überformten Reaktion anzuführen, geht völlig an der sozialen Realität Behinderter vorbei.

z. B. „Euthanasie" im nationalsozialistischen Deutschland. Auf der Ebene der Einstellungen gegenüber Behinderten spielen sie allerdings eine ganz entscheidende Rolle und führen wegen des offiziellen Verbots zu Schuldgefühlen und Schuldangst.

Offiziell erwünschte Reaktionen Den originären Einstellungen und Reaktionen, die in der frühkindlichen Sozialisation erworben werden, stehen entgegen gesetzte gesellschaftliche Normen bzw. Vorschriften gegenüber: Behinderte muss man akzeptieren und als gleichberechtigt anerkennen. Die tatsächlichen Reaktionsformen werden davon zwar stark beeinflusst, das offiziell erwünschte Verhalten selbst ist aber nur eine unbedeutende Variante in der sozialen Wirklichkeit.

Überformte Reaktionen Anders sieht es bei den „überformten Reaktionen" aus (auf der schematischen Darstellung rechts). Hier finden wir eine Reihe von gesellschaftlich durchaus geförderten Erscheinungsformen, sie sind insofern ein Ausweg aus dem normativen Konflikt zwischen originärer und offiziell erwünschter Reaktion. Die originären Reaktionen werden, ganz im Sinne der „sozialen Erwünschtheit", nach und nach überformt; das geschieht ungefähr bis zum 11. Lebensjahr. Mit Anpassung an die „offiziellen" Standards der Gesellschaft hinsichtlich der „richtigen" Einstellungen gegenüber Behinderten beginnt für den Nichtbehinderten der permanente Ambivalenzkonflikt zwischen „originärer" und „sozial erlaubter" oder „überformter" Haltung zum Behinderten: das eine ersetzt nicht das andere, sondern beide bestehen nebeneinander; dieser Tatbestand ist wichtig!

Das Wirken starker sozialer Normen lässt es z. B. einem Zwölfjährigen richtig erscheinen, sich öffentlich positiv über Behinderte zu äußern, während ein Siebenjähriger noch spontan das sagt, was ihm in früher Kindheit an stereotypen Sozialisationsinhalten vermittelt wurde. Allport (1971, S. 315) führt dazu für Vorurteile im allgemeinen aus: „Im Alter von etwa acht Jahren *sprechen* die Kinder oft in einer sehr vorurteilshaften Weise. Jetzt haben sie die Kategorien und die totale Ablehnung erlernt. Aber diese Ablehnung ist hauptsächlich sprachlicher Art <...>. Wenn jetzt die Wirkung der Belehrung in der Schule einsetzt, lernt das Kind eine neue Sprachregelung: es muss demokratisch sprechen. Es muss sich zur Gleichheit aller <...> bekennen. Daher finden wir im Alter von zwölf Jahren verbale Freundlichkeit, aber Ablehnung im *Verhalten.* In diesem Alter endlich beginnt das Vorurteil das Verhalten zu beeinflussen, während im sprachlichen Bereich sich die demokratischen Vorschriften auszuwirken beginnen ... Bis in die Adoleszenz hinein müssen die Kinder lernen, bis sie die besondere Doppelzüngigkeit des Vorurteils in einer Demokratie beherrschen."

Allport spricht von Doppelzüngigkeit. Eben dies kennzeichnet die unter „Scheinakzeptierung" genannten „positiven" Reaktionen auf behinderte Menschen. Mitleid ist ein gesellschaftlich hoch bewerteter Ausweg aus Schuldgefühlen und Ängsten. Mitleid ist in eine sozial akzeptable Form überführter Hass und Aggression. Es schafft Distanz zum Objekt des Handelns. Behinderte wollen aber zu Recht nicht zum bloßen Objekt degradiert werden und lehnen darum Mitleid mit Nachdruck ab. Unpersönliche Hilfe, z. B. in Form von Spenden für den „guten Zweck" von spektakulären Fernseh-Shows, lässt sich ähnlich interpretieren: Es geht um das „Loskaufen" von drückenden Verpflichtungen und tatsächlicher Konfrontation mit behinderten Menschen. Auch aufgedrängte Hilfe bietet Entlastung und demonstriert gleichzeitig Statusüberlegenheit, verbunden mit einer Abwertung des Behinderten. Der Witz kanalisiert offene Aggression in sozial tolerierter Weise. Alle „überformten Reaktionen" stehen in Beziehung zu Schuldangst und bedeuten letztlich Ablehnung und Isolation Behinderter.

Ambivalenz Die überformten Reaktionsweisen sind Ausdruck der widersprüchlichen Normen und der Ambivalenz zwischen affektiven Abwehrreaktionen und sozial vorgeschriebener Akzeptierung des Behinderten. Wird dieser Ausweg nicht direkt gewählt, dann beherrscht der Widerspruch als Ambivalenzkonflikt den psychischen Bereich und führt über Schuldangst ebenfalls zu überformtem Verhalten oder mit Hilfe von Abwehrmechanismen zu Ablehnung (vgl. die mittlere Ebene in Abb. 4.1). Die Ambivalenz in der sozialen Reaktion zeigt sich vor allem dann, wenn etwa sichtbar behinderten Menschen versichert wird, sie würden ebenso behandelt wie „normale" Leute, man aber gleichzeitig unausgesprochen von ihnen erwartet, dass sie dieses Angebot nicht überstrapazieren, sondern gesellschaftlich im Hintergrund bleiben (vgl. Krappmann 1969, S. 71).

Scheinakzeptierung und Irrelevanzregel Die dem Behinderten zugestandene Normalität ist das, was Goffman eine „Schein-Normalität" genannt hat, die auf einer blossen „Schein-Akzeptierung" beruht (1967, S. 151 ff.). Um eine solche vordergründige Akzeptierung im Sinne der offiziellen sozialen Norm zu sichern, gibt es die sogenannte „Irrelevanzregel" (Goffman 1961, S. 20 f.; Davis 1961, S. 123). Es handelt sich dabei um eine Verhaltensvorschrift für den „richtigen", „höflichen" Umgang mit offensichtlich abweichenden Personen:

Man ist gehalten, so zu tun, als existiere ihr Handicap gar nicht, als sei es „irrelevant". Man muss also in der Interaktion so handeln, als sei man an der *ganzen* Person orientiert, nicht an einem bestimmten, besonders auffälligen Merkmal von ihr – egal wie wichtig oder bemerkenswert dieses auch sein mag. Nun ist es

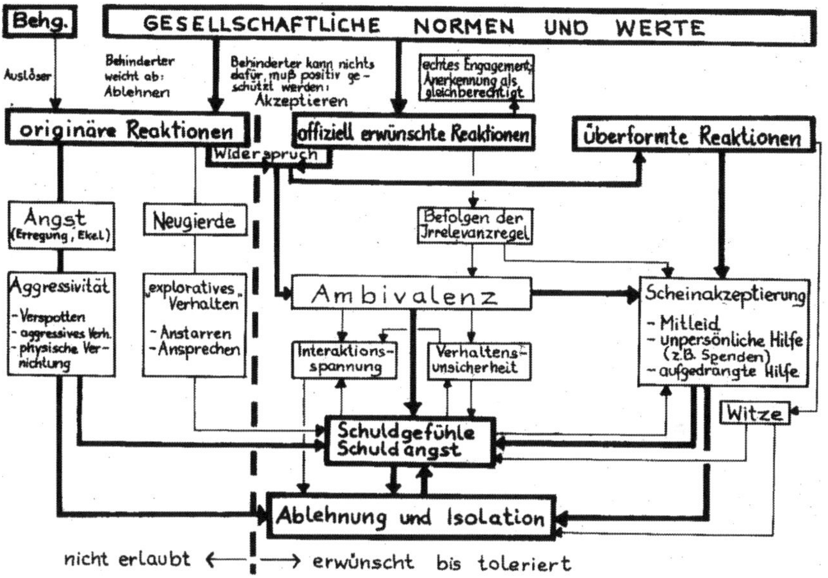

Abb. 4.1 Formen der sozialen Reaktion auf Behinderte, ihre Folgen und Verflechtungen miteinander

häufig so, dass sich die Tatsache der Behinderung geradezu aufdrängt und die totale Aufmerksamkeit des Nichtbehinderten auf sich zieht, was die Einhaltung der Irrelevanzregel zu einem kaum lösbaren Problem macht. Es kommt zu Verhaltensunsicherheit, Unbehagen, Spannung und Stress; der Ablauf der Interaktion wird geprägt durch Starrheit, Angst, Peinlichkeit, gekünstelte krampfhafte Heiterkeit: alles Anzeichen für eine „pathologische" soziale Situation. Letzten Endes ist nur konsequent, wenn Nichtbehinderte solche höchst unangenehmen Erfahrungen von vornherein, antizipatorisch also, zu vermeiden suchen, was durch den Ausweg der Scheinakzeptierung erleichtert wird. Die weitgehende Isolation Behinderter ist jedenfalls wiederum eine Folge davon.

Verhaltensunsicherheit Verhaltensunsicherheit mit Vermeidungstendenzen ist sicher nicht ausschließlich auf das Wirken der Irrelevanzregel zurückzuführen, sie lässt sich auch über die mangelnde Interaktionserfahrung mit Behinderten erklären. Die „Definition der Situation" als Grundlage sozialen Handelns im Sinne Max Webers (1964, S. 3 ff.) wird außerordentlich erschwert. Der Behinderte ist uns insofern ein „Fremder", bei dem das Erstellen einer sozialen Identität als Voraussetzung sinnvoller Interaktion schnell zur kaum überwindbaren Barriere wird (vgl. Scott 1969, S. 26). In Ermangelung einer klaren Vorstellung oder sozialen Identität vom behinderten Interaktionspartner wird die Behinderung selbst zum einzigen und beherrschenden Anhaltspunkt: Falls die Interaktion überhaupt aufrechterhalten werden kann, erfolgt eine zwanghafte Orientierung an vagen Stereotypen über „die Blinden", die „Spastiker", die „geistig Behinderten" usw. Das heißt, es erfolgt ein Rückgriff auf originäre Muster, auf Vorurteile, die Distanz und Ablehnung beinhalten.

Egal, woran sich der Nichtbehinderte orientiert, an den ursprünglich installierten negativen Einstellungen oder an den später gelernten „überformten" und gesellschaftlich tolerierten Haltungen: der Behinderte erfährt Interaktionsvermeidung und soziale Isolation, er stört (Gleichgewichtszustände, Stabilität, Harmonie) und wird deshalb auf Distanz gehalten.

Schuldgefühle und Schuldangst Ähnlich fatal sind aber auch die Folgen für den Nichtbehinderten. Was er auch tut, die Widersprüchlichkeit der Normen erlaubt ihm keine Reaktion, die ihn auf Dauer von Schuldgefühlen und Schuldangst befreit (vgl. die entsprechenden Beziehungen in der Mitte von Abb. 4.1). Verinnerlichte Schuldgefühle führen zu Angst, und zwar zur sog. „Schuldangst". Im Gegensatz zur „Realangst" als Angst vor unmittelbarer, bewusster Bestrafung durch die soziale Umwelt, ist Schuldangst nicht klar umrissen, sondern irrational, unbestimmt und gefühlsbetont. Schuldangst ist Angst vor Verletzung der gesetzten Wertnormen einer Kultur (Mitscherlich 1963, S. 116). Insoweit dient ihre Erzeugung dem gesellschaftlichen Ziel der Sicherstellung angepassten und normkonformen Verhaltens.

Bezogen auf die Behindertenproblematik heißt das: Natürliche triebhafte Ablehnung des Behinderten (die originäre Reaktion) ist gesellschaftlich untersagt. Es kommt zu Schuldangst vor unerlaubten, gegen den Behinderten gerichteten Gefühlen, die so stark wirkt, dass aus Gründen des Selbstschutzes *Abwehrmechanismen* mobilisiert werden, z. B. „Verdrängung" (des Problems), „Projektion" (der eigenen, widersprochenen Regungen auf den Behinderten), versehen mit einer „Rationalisierung" (Scheinbegründung). Dies alles dient der Entlastung. Internalisierte Schuldangst kann im übrigen die Entwicklung bestimmter Persönlichkeitsmerkmale fördern, die ungünstige Einstellungen gegenüber Behinderten noch verstärken (vgl. Cloerkes 1981).

Abb. 4.2 Die Beziehung zwischen Schuld und sozialer Reaktion auf Behinderte

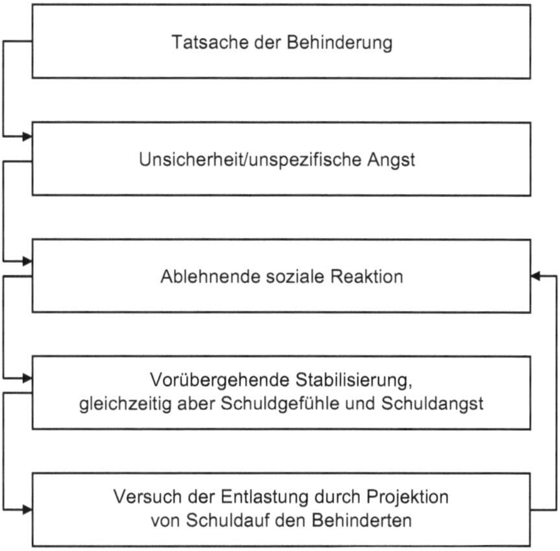

Schuldzuschreibungen Schuldgefühle und Schuldangst sind keineswegs nur von Bedeutung für die Analyse individueller Reaktionen, sondern gewinnen eine gesamtgesellschaftliche Dimension, wenn es um die Zurechnung von Schuld und Verantwortung für Behinderung geht. Sozio-kulturell und historisch hat die Schuldfrage immer eine gewichtige Rolle in der Erklärung des unerwünschten Zustands „Behinderung" gespielt. Die Zuschreibung von Schuldgefühlen auf die behinderte Person geschieht unter Rückgriff auf soziale Vorurteile. Neben der Entlastung dient dieser Mechanismus zugleich auch der Legitimation künftiger negativer Tendenzen: Wer selbst schuld ist, braucht schließlich keine besondere Rücksichtnahme zu erwarten. Die Beziehung zwischen Schuldangst und ungünstiger sozialer Reaktion ist eine wechselseitige. Die Stabilisierung über Ablehnung ist nur vorübergehend; sie erzeugt gleichzeitig neue Schuldgefühle und Schuldangst und führt so zu einem verhängnisvollen Kreislauf, der in Abb. 4.2 dargestellt ist (Cloerkes 1979, S. 313, 1980, S. 266).

Das Auferlegen einer besonderen *Behindertenrolle* hängt ebenfalls ganz entscheidend davon ab, ob es gelingt, dem Betreffenden Schuld und Verantwortung für seinen Zustand zuzuschreiben (vgl. Abb. 4.3). Schließlich trägt Schuldbewusstsein viel zur inaktiven Fügung in das Schicksal, zu Nachgiebigkeit und Anpassung an die von außen herangetragenen Rollenerwartungen bei, und das ist funktio-

	Zuschreibung von Schuld und Verantwortung für abweichendes Verhalten			
	verantwortlich	nicht verantwortlich		
Legitimität	illegitim	illegitim (stigmatisiert)	bedingt legitim	uneingeschränkt legitim
Ausmaß der Ablehnung	stark	stark	gering	gering
Form abweichenden Verh.	Kriminalität	Behinderung	Krankheit	tödliche Erkrankung

Abb. 4.3 Formen abweichenden Verhaltens nach sozial beigemessener Verantwortung, Legitimität und Ausmaß der Ablehnung

nal für das Gesellschaftssystem, weil es eine effiziente Betreuung, Verwaltung und Kontrolle von behinderten Menschen sicherstellt.

Hier wird nun die Widersprüchlichkeit der Normen ganz deutlich. Während man dem Kriminellen die volle Verantwortung und Schuld für sein abweichendes Verhalten anlastet, dürfen Kranke oder Behinderte *offiziell* nicht zur Rechenschaft gezogen werden, denn ihre Abweichung ist „legitim", sie können nichts dafür. Dem Kranken wird man Bedingungen auferlegen, damit er bald gesund wird. Zum Tode führende Erkrankungen sind sogar „ohne Einschränkung legitim". Anders beim Behinderten, hier ist die Situation widersprüchlich – offizielle Entlastung von Verantwortung und Schuld einerseits, faktische Diskriminierung und Stigmatisierung mit Zuweisung einer besonderen, abweichenden Rolle andererseits. Dies kennzeichnet die soziale Situation von Behinderten und rückt sie, wie Freidson (1970, S. 236) richtig feststellt, eher in die Nähe der Kategorie „Kriminalität" als in die der Kategorie „Krankheit". Offene Ablehnung ist nicht erlaubt, aber Scheinakzeptierung hat ähnliche Funktionen und etliche Vorteile dazu: ein gesellschaftlich geförderter Ausweg aus dem gesellschaftlich geförderten normativen Konflikt!

4.6 Zusammenfassung und Schlussfolgerungen

Ich fasse die wichtigsten Punkte kurz zusammen:

1. Die Tatsache einer offensichtlichen Behinderung als Auslöser in Verbindung mit Sozialisationsinhalten, die den Behinderten als Abweichler von hochbewer-

teten gesellschaftlichen Standards qualifizieren, führt frühzeitig zur Etablierung originärer Reaktionen. Sie äußern sich zum einen in Neugierde, zum anderen in Angst mit Aggressivität, und bewirken relativ direkt Ablehnung und Isolation behinderter Menschen. Dieses Ergebnis originärer Reaktionen ist funktional für den einzelnen wie für die Gesellschaft, weil es der Gefährdung von Gleichgewichtszuständen entgegenzuwirken vermag.

2. Die undifferenzierte Gleichbehandlung Behinderter und anderer Devianter ist aus moralisch-rechtlichen Gründen nicht möglich. Als offiziell erwünschte Reaktion wird daher in Bezug auf Behinderte Solidarität, Engagement und Anerkennung deklariert. Daneben soll die Irrelevanzregel sicherstellen, dass die Interaktion mit Behinderten so verläuft, als gäbe es die Behinderung gar nicht.
3. Originäre Reaktion und offiziell erwünschte Reaktion sind kaum miteinander zu vereinbaren. Die Normen sind widersprüchlich. Der Konflikt zwischen der einmal angelegten affektiven Ablehnung und dem gesellschaftlichen Verbot gerade dieser Reaktion auf Behinderte muss verarbeitet werden. Im Prinzip gibt es da zwei Möglichkeiten:
   - Es gelingt, den Widerspruch zumindest vorübergehend aufzulösen, indem auf über formte Reaktionen zurückgegriffen wird, die von der Gesellschaft als nicht nur tolerierter, sondern durchaus geförderter Ausweg zur Verfügung gestellt werden. Dabei handelt es sich um die verschiedenen Varianten von Scheinakzeptierung, gestützt durch die Vorschriften der Irrelevanzregel, sowie um den Witz als Ventil zur Kanalisierung offener Aggressionen in sozial akzeptabler Weise.
   - Der Widerspruch beherrscht als Ambivalenzkonflikt die psychische Dimension. In Verbindung mit Verhaltensunsicherheit und Interaktionsspannung kommt es zu manifesten Schuldgefühlen und zu Schuldangst, insbesondere wegen der unerlaubten originären Einstellungen gegenüber Behinderten.

Beide Möglichkeiten bestehen nebeneinander bzw. bedingen sich gegenseitig. Sie konstituieren einen „circulus vitiosus“, der sicherstellt, dass der Behinderte in der Regel abgelehnt und isoliert wird.

Wenn meine Analyse reale Zusammenhänge einigermaßen treffend beschrieben hat, dann würde das zweifellos auf eine relativ pessimistische Perspektive hinsichtlich der Behindertenproblematik hinauslaufen. In der Tat: unrealistische und übertriebene Erwartungen scheinen nicht angebracht. Die soziale Integration Behinderter und die damit verknüpften Veränderungen im gesellschaftlichen Bewusstsein sind eine überaus sorgfältig zu planende Aufgabe ohne Erfolgsgarantie. Aber es gibt Chancen für positive Entwicklungen, wenn wir uns die kaum bestreitbare Tatsache vor Augen halten, dass gesellschaftliche Realität nicht statisch ist, sondern dynamisch, prozesshaft, ständigem Wandel unterworfen (vgl. die Grundannahmen des Symbolischen Interaktionismus; z. B. Rose 1962, S. IX). Über *Möglichkeiten der Veränderung* muss also nachgedacht werden.

Ich möchte mich abschließend auf eine knappe Bewertung der drei wichtigsten Alternativen beschränken.

1. *Gezielte Einflussnahme auf Einstellungen und Verhaltensweisen gegenüber Behinderten,* beispielsweise durch Kontakt mit Behinderten, durch Information und Aufklärung, durch Förderung persönlichkeitsspezifischer Fähigkeiten wie Empathie, Selbsteinsicht usw. Die Effektivität solcher Maßnahmen wird im allgemeinen weit überschätzt. Sie basieren nämlich auf der Bereitschaft, sich überhaupt beeinflussen zu lassen, und die kann nicht ohne weiteres vorausgesetzt werden. Grundsätzlich besteht auch die Gefahr von „Bumerang-Effekten", so dass die unerwünschte Haltung verstärkt statt verringert wird (vgl. Cloerkes 1982b, 1982c). Ein eindrucksvolles Beispiel dafür sind die massenmedialen Informationsprogramme anlässlich des „Internationalen Jahres der Behinderten 1981", die ungeachtet des gewaltigen Aufwands selbst kurzfristig keinen Einstellungswandel bewirkt haben (vgl. IMW-Forschungsinstitut 1982, 12 L). Am aussichtsreichsten sind noch Kontakte im Kindergartenalter, allerdings nur, wenn im unmittelbaren sozialen Umfeld (Kindergärtnerin, Eltern, Geschwister) eine positive und verstärkende Grundhaltung besteht.
2. *Verbesserung der Interaktionsqualität zwischen Behinderten und Nichtbehinderten.* Experimentelle Untersuchungen belegen eine eindeutige Reduzierung von Unsicherheit, Stress und Unbehagen in Bezug auf sichtbar behinderte Personen durch „erlaubtes Anstarren" der abweichenden Merkmale (vgl. Langer et al. 1976). Ein solches Zulassen originärer Reaktionsformen („exploratives Verhalten") könnte die negativen Konsequenzen der Irrelevanzregel z. T. neutralisieren. Voraussetzung wäre allerdings ein hohes Maß an Interaktionskompetenz auf Seiten des Behinderten. Er sollte in die Lage versetzt werden, die Steuerung der Interaktion zu übernehmen, den Nichtbehinderten damit von seiner Verhaltensunsicherheit befreien, um so günstige Voraussetzungen für Begegnungen zu schaffen. Sonderpädagogische Hilfestellung ist dabei unerlässlich.
3. *Verschiebungen in der gesellschaftlichen Wertestruktur.* Wir haben gesehen, dass die Abweichung des Behinderten von so wichtigen Werten wie Leistung, Gesundheit, Intelligenz und Funktionstüchtigkeit die ablehnende soziale Reaktion erst begründet. *Einstellungsänderung ohne Berücksichtigung der vorgegebenen Wertestruktur ist daher chancenlos!* Ich halte mittelfristige Veränderungen in der Wertestruktur unserer Gesellschaft durchaus für möglich. Sie könnten bewir-

ken, dass Behinderung einmal als eine ganz „natürliche" Variante des sozialen Lebens begriffen wird. Beispiele für durchgreifende qualitative Umschichtungen gesellschaftlicher Werte innerhalb von wenigen Jahren sind leicht zu finden. Man denke nur an die Liberalisierung sexueller Vorschriften zu Beginn der 70er Jahre. Oder an die Problematisierung eines hemmungslosen Wirtschaftswachstums, verbunden mit einer Sensibilisierung für ökologische Missstände, an die Friedensbewegung: Prozesse, die mittlerweile die politische Wirklichkeit entscheidend prägen. Rezession und Massenarbeitslosigkeit begünstigen gegenwärtig konservative Tendenzen über den Bereich der Sozialpolitik hinaus und führen zu einer bedenklichen Verschlechterung der Lebenssituation Behinderter. Längerfristig ist jedoch eine Relativierung des Leistungsprinzips und der damit verbundenen Werte zu erwarten; von einer ständig vergleichenden Werthaltung („comparative", wie Beatrice Wright (1960, S. 128 ff.) sie nennt) zu einer Werthaltung, die die einzigartigen inneren Qualitäten des Bewertungsobjekts betont, die sog. „asset values". Kein Zweifel, dass behinderte Menschen von einer solchen Entwicklung profitieren würden. Insgesamt beinhalten Veränderungen in der Wertestruktur eine ernstzunehmende Chance, den normativen Widerspruch zu überwinden und zu Formen der sozialen Reaktion auf Behinderte zu gelangen, die angemessener sind als das, was wir heute beobachten müssen.

Literatur

Allport, G. W. (1971). *Die Natur des Vorurteils.* Köln: Kiepenheuer & Witsch (zuerst: Cambridge (Mass.) 1954).

Cloerkes, G. (1979). *Einstellung und Verhalten gegenüber Körperbehinderten. Eine Bestandsaufnahme der Ergebnisse internationaler Forschung.* Berlin: Marhold.

Cloerkes, G. (1980). Sozio-kulturelle Bedingungen für die Entstehung von Einstellungen gegenüber Behinderten. *Vierteljahresschrift für Heilpädagogik und ihre Nachbargebiete (VHN), 49,* 259–273.

Cloerkes, G. (1981). Are prejudices against disabled persons determined by personality characteristics? Reviewing a theoretical approach on the basis of empirical research findings. *International Journal of Rehabilitation Research, 4,* 35–46.

Cloerkes, G. (1982a). Einige Thesen zur Struktur von Einstellungen Nichtbehinderter gegenüber Behinderten und deren Modifikation. In R. G. Heinze & P. Runde (Hrsg.), *Lebensbedingungen Behinderter im Sozialstaat* (S. 348–361). Opladen: Westdeutscher Verlag.

Cloerkes, G. (1982b). Die Kontakthypothese in der Diskussion um eine Verbesserung der gesellschaftlichen Teilhabechancen Behinderter. *Zeitschrift für Heilpädagogik, 33,* 561–568.

Cloerkes, G. (1982c). Wissen ist Macht – Wissen ist Tugend? Anmerkungen zur Wirksamkeit von Informationsprogrammen auf die Einstellungen gegenüber Behinderten. In K.-L. Holtz (Hrsg.), *War's das? Eine Bilanz zum Jahr der Behinderten* (S. 207–221). Heidelberg: Schindele.

Davis, F. (1961). Deviance disavowal: The management of strained interaction by the visibly handicapped. *Social Problems, 9,* 120–132.

Esser, F. O. (1967). Sozialpsychologische Untersuchungen bezüglich der Eingliederung körperbehinderter Kinder. Teilprojekt: Kinderbefragung. Institutsbericht der Forschungsgemeinschaft „Das körperbehinderte Kind" e. V. Köln.

Freidson, E. (1970). *Professions of medicine. A study of the sociology of applied knowledge.* New York: Dodd, Mead & Company.

Goffman, E. (1961). *Encounters. Two studies in the sociology of interaction.* Indianapolis: Bobbs Merrill Company.

Goffman, E. (1967). *Stigma. Über Techniken der Bewältigung beschädigter Identität.* Frankfurt a. M.: Suhrkamp.

Heider, F. (1977). *Psychologie der interpersonalen Beziehungen.* Stuttgart: Klett (zuerst: New York 1958).

Hohmeier, J. (1975). Stigmatisierung als sozialer Definitionsprozess. In M. Brusten & J. Hohmeier (Hrsg.), *Stigmatisierung l. Zur Produktion gesellschaftlicher Randgruppen* (S. 5–24). Neuwied: Luchterhand.

Holtz, K.-L. (Hrsg.). (1982). *War's das? Eine Bilanz zum Jahr der Behinderten.* Heidelberg: Schindele.

IMW-Forschungsinstitut. (1982). Begleitende Untersuchung zu Wirkungen und Erfolg des „Internationalen Jahres der Behinderten 1981". Ausgewählte Ergebnisse einer Gesamtanalyse. In K.-L. Holtz (Hrsg.), *War's das? Eine Bilanz zum Jahr der Behinderten* (S. 192–207). Heidelberg: Schindele.

Jansen, G. W. (1981). *Die Einstellung der Gesellschaft zu Körperbehinderten. Eine psychologische Analyse zwischenmenschlicher Beziehungen aufgrund empirischer Untersuchungen.* Rheinstetten: Schindele.

Katz, D. (1960). The functional approach to the study of attitudes. *Public Opinion Quarterly, 24,* 163–204.

Krappmann, L. (1969). *Soziologische Dimension der Identität. Strukturelle Bedingungen für die Teilnahme an Interaktionsprozessen.* Stuttgart: Klett.

Krech, D., Crutchfield, R. S., & Ballachey, E. L. (1962). *Individual in society.* New York: McGraw-Hill.

Langer, E. J., Fiske, S., Taylor, S., & Chanowitz, B. (1976). Stigma, staring, and discomfort: A novel-stimulus hypothesis. *Journal of Experimental Social Psychology, 12,* 451–463.

Mitscherlich, A. (1963). *Auf dem Weg zur vaterlosen Gesellschaft. Ideen zur Sozialpsychologie.* München: Piper.

Rose, A. M. (1962). Preface. In A. M. Rose (Hrsg.), *Human behavior and social processes. An interactionist approach* (S. VII–XII). London: Houghton Mifflin Company.

Scott, R. A. (1969). *The making of blind men. A study of adult socialization.* New York: Russell Sage Foundation.

Seywald, A. (1976). *Physische Abweichung und soziale Stigmatisierung. Zur sozialen Isolation und gestörten Rollenbeziehung physisch Behinderter und Entstellter.* Rheinstetten: Schindele.

Spiegel, L. A. (1950). The child's concept of beauty: A study in concept formation. *Journal of Genetic Psychology, 77,* 11–23.

Strasser, H., Sievert, G., & Munk, K. (1968). *Das körperbehinderte Kind. Entwicklung Erziehung - Umwelt*. Berlin: Marhold.
von Bracken, H. (1976). *Vorurteile gegen behinderte Kinder, ihre Familien und Schulen*. Berlin: Marhold.
Weber, M. (1964). *Wirtschaft und Gesellschaft. Grundriss der verstehenden Soziologie. Studienausgabe*. Köln: Kiepenheuer & Witsch.
Weinberg, N. (1978). Preschool children's perceptions of orthopedic disability. *Rehabilitation Counseling Bulletin, 21*, 183–189.
Wright, B. A. (1960). *Physical disability - A psychological approach*. New York: Harper & Row.
Yuker, H. E., Block, J. R., & Younng, J. H. (1966). *The measurement of attitudes toward disabled persons*. Albertson: Human Resources Center.

Behinderung, soziale Reaktion und gesellschaftliche Erfahrung – zur Aktualität interaktionistischer und pragmatistischer Analyseperspektiven

5

Jörg Michael Kastl

„Es kommt ... auf die ‚soziale Reaktion' an, sie ‚schafft' Behinderungen und Behinderte." schreibt Günther Cloerkes (2007, S. 103) und definiert damit seinen zentralen Gesichtspunkt der soziologischen Deutung von Phänomenen der Behinderung und der Situation behinderter Menschen. Er ruft zugleich fachliche Bestände auf, die in der Diskussion der 1970er Jahre als „Reaktionsansatz", „Labeling-Theorie" geläufig waren und ohne weiteres dem theoretischen und methodologischen Kontext des „Symbolischen Interaktionismus" zugeordnet wurden. Diese Bezeichnung wurde von Herbert Blumer, einem Schüler George Herbert Meads, geprägt. Schon damals wurde allerdings nicht immer hinreichend markiert, dass das eigentliche Hintergrundparadigma dieser Ansätze die Bedeutungstheorie des Pragmatismus in der Prägung John Deweys und George Herbert Meads war (Strübing 2007).

Der Behinderungsforscher Gary L. Albrecht weist auf die wichtige Bedeutung des Pragmatismus auch für die Ausbildung der Disability Studies hin, nicht zuletzt, um damit manche etwas an der Oberfläche bleibenden Kritik zu relativieren (Albrecht 2002, S. 31). Man kann das Albrechtsche Anliegen durchaus für die deutsche Diskussion aufgreifen. Der „gute, alte (symbolische) Interaktionismus" wird auch hier nach dem Muster eines verdienstvoll in die Jahre gekommenen älteren Herren freundlich behandelt, aber dann recht schnell als irgendwie altmodisch abgefertigt. Gut zu zeigen ist das gerade an manchen Bezugnahmen auf Günther Cloerkes' „Soziologie der Behinderten". Forster bezeichnet sie als eine wie auch immer verdienstvolle Form der „Sozialkunde" behinderter Menschen, spricht ihr

J. M. Kastl (✉)
Reutlingen, Deutschland
E-Mail: kastl@ph-ludwigsburg.de

J. M. Kastl, K. Felkendorff (Hrsg.), *Behinderung, Soziologie und gesellschaftliche Erfahrung*, DOI 10.1007/978-3-658-05018-4_5,

aber eine „theoretische" Dimension ab (Forster 2004, S. 28). Ralf Wetzel stellt fest, an Cloerkes' symbolischem Interaktionismus sei „beachtlicherweise heute immer noch kaum ein Vorbeikommen", ergänzt aber „obwohl es kaum substanzielle Weiterentwicklungen gegeben hat." (Wetzel 2007, S. 67). An anderer Stelle beklagt er: „Dennoch scheint der Interaktionismus nach wie vor die maßgebliche Grundlage zu sein." (Wetzel 2004, S. 33). Der Autor selbst plädiert für einen systemtheoretischen „Paradigmenwechsel". Auch Anne Waldschmidt apostrophiert (Waldschmidt 2011, S. 91) das Cloerkes'sche Lehrbuch als „stark vom Interaktionismus geprägt", so als sei dies ein Makel. Ihr Hauptvorwurf lautet: zu viel Naturalismus. Sie schreibt: „Zwar gilt es mittlerweile als Konsens, dass in Behinderungsprozessen gesellschaftliche Dimensionen zum Tragen kommen, doch wird der Gesellschaft zumeist nur die zweite, gleichsam nachgelagerte Ebene zugestanden. Erst die Schädigung oder Beeinträchtigung, dann die sozialen Bedingungen und als Ergebnis die Behinderung – von diesem Denken lässt sich auch die gegenwärtige Soziologie der Behinderung noch immer leiten." (Waldschmidt 2011, S. 91). Auch bei Goffman sieht Waldschmidt einen „naturalistischen Kern" (ebd., S. 89, 93). Der Haupteinwand lautet, man müsse nicht nur „disability" (Behinderung), sondern auch „impairment" als ein „Produkt sozialer und kultureller Ausschließungs- und Unterdrückungsmechanismen und eben nicht als Ausdruck medizinischer Pathologie" ansehen (ebd., S. 91; vgl. Waldschmidt 2006, S. 88), auch die „körperliche Schädigungsebene" sei „gesellschaftlich hergestellt" (Waldschmidt 2011, S. 98), sei „als soziale Konstruktion zu konzeptualisieren" (ebd., S. 92).

Ich möchte im Folgenden diese Kritik zum Ausgangspunkt einiger Überlegungen zu den theoretischen und empirischen Potentialen einer als „interaktionistisch" apostrophierten Perspektive für die Soziologie der Behinderung machen.

5.1 Interaktion, soziale Reaktion und Bedeutung

Zunächst möchte ich die eingangs aufgestellte These genauer begründen, dass hinter dem in den 1970er Jahren gängigen Konzept der „sozialen Reaktion" und des „Reaktionsansatzes" ein bedeutungstheoretisches Schlüsselkonzept der interaktionistisch-pragmatistischen Tradition von John Dewey und George Herbert Mead steht.

Der Reaktionsbegriff ist in deren Werk omnipräsent.

Hintergrund

„Soziale Reaktion" und „Interaktion" bei John Dewey und George Herbert Mead

Bedeutungen sind objektiv, weil sie Formen natürlicher Interaktion sind; und zwar einer Interaktion, die, mag sie auch primär zwischen organischen Wesen bestehen, Dinge und Energien einschließt, die lebendigen Geschöpfen äußerlich sind. (Dewey 1995, S. 188)

Es ist wichtig den Sinn für Bedeutungen mit dem Bewußtsein der Reaktion oder der Reaktionsbereitschaft gleichzusetzen, weil eine solche Gleichsetzung Licht auf die Bedingungen wirft, unter denen der Sinn für Bedeutungen entstehen kann. (Mead 1987/1, S. 213)

Erst durch eine Reaktion tritt ein Bewusstsein von Bedeutungen auf. Diese Reaktion umfasst das Bewusstsein einer anderen Identität als Voraussetzung der Bedeutung der eigenen Haltung. (Mead 1987/1, S. 230)

Das impliziert eine Definition von Bedeutung als einer Reaktion, die von einem Objekt hervorgerufen werden kann und die das Individuum sich selbst durch eine Gebärde anzeigt. (Mead 1987/1, S. 294)

The pattern of the whole social act can lie in the individual organism because it is carried out through implemental things to which any organism can react, and because indications of these reactions to others and the organism itself can be made by significant symbols. The reconstruction of the pattern can take place in the organism, and does take place in the so-called conscious process of mind. The psychological process is an instance of the creative advance of nature. (Mead 1926, S. 85)

Man kann sich, was Dewey und Mead dabei im Auge haben, zunächst über eine einfache alltagsphänomenologische Betrachtung verdeutlichen. Wenn man herausfinden will, ob etwas für eine Person eine Bedeutung hat und welche das ist, kann man sie darüber befragen. Man kann aber auch versuchen zu beobachten, wie sie und für sie relevante soziale Bezugspersonen („significant others") in verschiedenen Situationen damit „umgehen" (= darauf reagieren). Wer in einem fremden Land bestimmte Worte, Zeichen, Handlungen nicht versteht, tut gut darin, möglichst viele Reaktionen darauf in verschiedenen Situationen zu beobachten und von da aus zu versuchen, deren mögliche Bedeutungen zu konkretisieren und zu generalisieren.

Das ist trivial, wir verfahren im Alltag in der Regel genau so. Weniger trivial ist, dass wir uns im Grenzfall auf diese Weise auch über Bedeutungen von Worten oder Sätzen im Klaren werden können, über die wir nur implizit verfügen. Wir können versuchen, uns unsere eigenen Reaktionen vorzustellen, sie auszubuchstabieren und auf Begriffe zu bringen. Und noch weniger trivial wird das, wenn man – wie Mead und Dewey – diese Beobachtung in eine sozialisationstheoretische

Perspektive überführt. Kinder lernen Bedeutungen von Dingen, Zeichen, Gesten allererst dadurch, dass sie die Reaktionen von Bezugspersonen wahrnehmen, im Gedächtnis behalten und sukzessive generalisieren. Die objektive Hermeneutik nützt diese beiden Einsichten methodologisch und methodisch, wenn sie Bedeutungen vor allem durch die systematische gedankenexperimentelle Konstruktion von Anschlusserwartungen erschließt. Sie fragt, wie es „weiter gehen" könnte (also auf eine Äußerung „reagiert" wird). Auch die Systemtheorie von Niklas Luhmann greift das in ihrem Sinnbegriff ebenso auf wie in der Vorstellung, dass Verstehen einer Kommunikation „von hinten her", „gegenläufig zum Prozess" erfolge. Sie gibt den „Anschlusskommunikationen" einen zentralen systematischen Stellenwert (Luhmann 1987, S. 93 ff., 198 f.).

Für die Soziologie als empirische Wissenschaft ist daran wichtig, dass die Genese, das Etablieren und Auflösen von Bedeutungen auf diese Weise nicht in einem intelligiblen Jenseits angesiedelt wird, in den Tiefen und Untiefen der psychischen Befindlichkeiten. Vielmehr wird Bedeutung und ihre Konstitution im gesellschaftlichen Prozess selbst verankert, sie spielt sich buchstäblich vor unseren Augen ab, ist rückgebunden an die Erfahrung eines „social act", wie Mead sagt: „In other words, the relationship between a given stimulus ... and the later phases of the social act ... constitutes the field within which meaning originates and exists. Meaning is thus a development of something objectively there as a relation between certain phases of the social act; it is not a psychical addition to that act and it is not an ‚idea' as traditionally conceived." (Mead 1934, S. 76)[1] Bedeutungen und Bedeutungsgenese können so prinzipiell „beobachtet", erfahren werden, weil sie gebunden sind an kommunikative und interaktive Praxen, an Zusammenhänge von Zeichen, Gebärden, Dingen, Handlungen, Symbolen und Symbolsystemen, Sprache, als immer auch „natürlichen" (d. h. in Raum und Zeit stattfindenden, miteinander wahrnehmbar assoziierten) Gegebenheiten.

Entscheidend für die These, dass die Beziehung von „Reaktion" und „Stimulus" nicht nur Bedeutung „anzeigt", sondern auch konstituiert, ist die pragmatistische Annahme einer ontogenetischen und systematischen Vorgängigkeit gesellschaft-

[1] Die deutsche Übersetzung von „Mind, Self and Society" beinhaltet hier wie an verschiedenen Stellen immer wieder fragwürdige Übertragungen, die zu Missverständnissen der Meadschen Theorie geführt haben. Etwa schwankt der Übersetzer hier zwischen „Bedeutung" und „Sinn" bei der Übersetzung von „Meaning": „Die Beziehung zwischen einem gegebenen Reiz... und den späteren Phasen der gesellschaftlichen Handlung... ist der Bereich, in dem Sinn oder Bedeutung (!) entsteht und existiert. Sinn ist daher die Entwicklung einer objektiv gegebenen Beziehungen zwischen bestimmten Phasen der gesellschaftlichen Handlung..." (Mead 1973, S. 115). Das suggeriert, Mead mache einen Unterschied zwischen „Sinn" und „Bedeutung" und lädt völlig unnötig zu (deutschem?) Tief-Sinn bei der Interpretation ein. Wie gesagt: es handelt sich hier um den Hinweis auf eine im Grunde sehr einfache, alltäglich auftretende Erfahrung.

licher Praxis vor der reflexiven Bezugnahme auf Bedeutung. Den Nukleus dieser pragmatistischen Bedeutungstheorie bildete die Kritik John Deweys am behaviouristischen Modell von Reiz und Reaktion (vgl. Joas 1980: insbes. 67; Strübing 2007, S. 130 ff.). Ein Reiz wird zu einem Reiz nur durch die Reaktion, aber im Kontext eines bereits bestehenden (und in sich zirkulär verfassten) *Zusammenhangs* von Ereignissen. Damit etwas überhaupt ein Stimulus sein kann, muss eine darauf bezogene Reaktionsbereitschaft bzw. -möglichkeit strukturell bereits vorausgesetzt werden. Bereits der Griff nach etwas enthält eine Antizipation des zu ergreifenden Gegenstandes, seiner „Reaktion", und ist dadurch geführt; die Geste zu einem Anderen hin ist „geführt" durch Erwartungen über mögliche Antwort(en). Sie setzen jeweils wie immer rudimentäre Koordinationen, also Lernen, voraus. „Reiz" und „Reaktion" des Behaviourismus sind in Wahrheit Abstraktionen, künstlich isolierte Teile eines Verhaltens- oder Handlungszusammenhangs, die als diskrete Entitäten erst sichtbar werden, wenn es zu einer Desintegration des Zusammenhangs kommt, eine Krise eintritt und Neujustierungen des Zusammenhangs erforderlich werden. Diese Desintegration kann dann zum Anlass einer praktischen (ggf. bewusst-reflektierten) Neu(re)konstruktion von Reiz und Reaktion werden. Mead und Dewey haben in wechselseitiger Anregung in den 1910er und 1920er Jahren diese Überlegungen aufgegriffen und u. a. mit einer Fülle von (sozialpsychologischen, bedeutungs-, kommunikations-, gesellschafts-, zeit- und wissenschaftstheoretischen) Folgeüberlegungen verknüpft (Mead 1938, 1973, 1987; Dewey 1995).

Die Theorie bezieht sich auf vergleichsweise einfache Interaktionen, den Austausch von einfachen Gesten (Mead), ebenso wie auf instrumentelle Handlungsformen, und ihr Erklärungsanspruch reicht bis hin zu komplexen Kooperationen unter Anwendung entsprechend differenzierter Symbolsysteme (Sprache). Leitend ist – egal auf welchem Erfahrungsniveau – immer die Annahme, dass sich Bedeutungen innerhalb je soziohistorisch konkretisierter gesellschaftlicher Praxen konstituieren und Ergebnis von Interaktionen sind. Das gilt auch für die Konstitution der Bedeutung gesellschaftlicher Abweichung (Devianz) und damit auch Behinderung. Howard A. Becker hat das in seinem Rückblick auf die Rezeptionsgeschichte des Reaktionsansatzes unter Berufung auf Mead und Blumer so formuliert:

> „If we can view any kind of human activity as collective, we can view deviance so. What results? One result is the general view I want to call ‚interactionist'. In its simplest form, the theory insists that we look at all the people involved in any episode of alleged deviance." „By viewing deviance as a form of collective activity, to be investigated in all its facets like any other form of collective activity, we see that the object of our study is not an isolated act whose origin we are to discover. Rather the act alleged to occur, when it has occured, takes place in a complex network of acts involving others, and takes on some of that complexity because of the way various people and groups define it." (Becker 1973, S. 183, 189)

Günther Cloerkes hat nun seine Beiträge überwiegend als „Theorien mittlerer Reichweite“ (Merton) entworfen und sich meines Wissens nur am Rande mit methodologischen und theoretischen Grundlagen auseinander gesetzt. Dennoch lässt sich zeigen, dass sich sein Ansatz, „Behinderung“ von der sozialen Reaktion her zu verstehen, in der Sache durchaus im Horizont dieser von Dewey und Mead postulierten Bedeutungstheorie bewegt.

5.2 Cloerkes' Soziologie der Behinderten und die pragmatistisch-interaktionistische Bedeutungstheorie

Ein entscheidendes Indiz hierfür wäre der sehr offen entworfene Reaktionsbegriff. Schon im Untertitel seiner Dissertationsschrift subsumiert Günther Cloerkes unter „soziale Reaktionen“ „*Einstellungen*“ und „*Verhalten*“ gegenüber (körper) behinderten Menschen. Wie Dewey und Mead geht Cloerkes von einer Generalprämisse des gesellschaftlichen Charakters menschlichen Verhaltens und Interagierens aus (Cloerkes 1980, S. 88). Er grenzt sich – ähnlich wie Mead (1973) – dezidiert von einem verengt behaviouristischen Konzept im Sinne eines Stimulus-Response-Modells ab (Cloerkes 1980, S. 87). Ausdrücklich einbezogen werden sollen *sowohl* „informelle“, spontane Reaktionen auf behinderte Menschen wie institutionalisierte Reaktionen (etwa im Sinne des „labeling approach“). Die Begriffe „Einstellung“ und „Verhalten“ fasst Cloerkes bewusst sehr weit. „Einstellung“ gebraucht er im Sinne des englischen „attitude“ (eigentlich: Haltung). Damit ist eine generalisierte Reaktionsbereitschaft, eine „bestimmte, konsistente Art des Reagierens gegenüber sozialen Objekten“ (Cloerkes 1980, S. 90) gemeint. Haltung ist die „Reaktionsbereitschaft“ und Verhalten die „Aktivierungsform“ von Haltung (Cloerkes 1980, S. 90). Den Begriff „Verhalten“ versteht Cloerkes dabei nicht als *Gegen*begriff zu dem des (sozialen) Handelns, sondern als Oberbegriff, der offen lassen kann, ob es sich um zielgerichtetes, entwurfsorientiertes, mit subjektiv verfügbarem Sinn versehenes Verhalten (= Handeln) oder um ein „unbewusstes“, „emotional-affektives“ Verhalten handelt. Cloerkes wählt den weiteren Begriff „Verhalten“ und nicht den engeren des „Handelns“, um dem Umstand gerecht zu werden, dass Reaktionen auf (körper)behinderte Menschen sehr oft „unbewusst“ und auf „emotional-affektiver“ Grundlage erfolgen, Reaktionen auf einen „außeralltäglichen Reiz sein“ können. Cloerkes lässt aber keinen Zweifel daran, dass auch solche Reaktionen in sich sozial verfasst und damit einer soziologischen Analyse zugänglich sind.

„Innere“ Reaktionsbereitschaften (Haltungen) gegenüber behinderten Menschen, die sich auch als (Verhaltens-) Reaktionsbereitschaften interpretieren lassen, kommen ebenso in den Blick wie manifeste, beobachtbare Reaktionen, also faktisches Sich-Verhalten (einschließlich: Handeln); „spontane" affektive Reaktionen ebenso wie institutionalisierte Formen des Umgangs mit Behinderung; quasi-unbewusste Haltungen/Verhaltensweisen ebenso wie explizite und elaborierte Deutungsmuster von Behinderung. Der Vorteil dieser offenen Fassung des Konzeptes von „sozialer Reaktion" liegt auch darin, dass damit empirische Befunde auf einer breiten interdisziplinären Basis (Soziologie, Sozialpsychologie, Kulturanthropologie) einbezogen werden können.

Die Verknüpfung von „Haltung" und „Verhalten" entspricht dem pragmatistischen Ansatz, einem gesellschaftlich verstandenen „Pragma" („Social act") und eben nicht dem „Denken", „Entwerfen", „Wissen" den entscheidenden konstitutionstheoretischen Akzent zu geben. „Attitude" ist genau der Begriff, den Mead sowohl in „Mind, Self, Society" als auch in seinem Spätwerk verwendet. Er wird in den deutschen Übersetzungen mit „Haltung" übersetzt. Gemeint ist damit in der Tat jene innere Reaktion bzw. Reaktionsbereitschaft, die aber für Mead wie für Cloerkes in sich schon sozial verfasst ist (insofern nur ein Indikator für gesellschaftliche Praxis ist). Dies gilt unabhängig von der Frage ihres Reflexionsgrades. „Haltungen" sind für Dewey und Mead – nämlich im „Routinefall" – als spontane und affektiv getönte Reaktionsbereitschaften denkbar wie auch – vo allem im „Krisenfall" – als reflektierte, symbolisch repräsentierte kognitive Muster. „Bedeutungen", sagt Mead unter Anknüpfung an den pragmatistischen Sprachgebrauch „sind bewusst gewordene Haltungen" (Mead 1987, 1, S. 229, 231). So oder so sind sie für Mead bezogen auf ein „soziales Objekt" (Mead 1987, 1, S. 222). Die pragmatistische Bedeutungstheorie setzt bereits bei scheinbar „elementaren" Erfahrungstatsachen wie Empfindungen, Gefühlen und sensorischen Qualitäten an. Auch Gefühle, sagt John Dewey, werden nämlich „nicht einfach nur gefühlt: sie haben und sie ergeben Sinn (Bedeutung); sie berichten und prophezeien." (Dewey 1995, S. 249). Auch für sie gilt: „sie waren immer Qualitäten von Interaktionen" (ebd.).

Wie ernst Günther Cloerkes die pragmatistische Einsicht eines sozialen Charakters auch von affektuellen Haltungen nimmt, zeigt sich auch in seiner Fassung des Verhältnisses von „originären" und „gesellschaftlich erwünschten" (sozialen) Reaktionen auf behinderte Menschen. Unter „originären" Reaktionen versteht Cloerkes eine Schicht spontaner und affektiver Reaktionen auf Körperbehinderung. Sie können exploratives Verhalten wie Neugierde, Anstarren, Anfassen, aber eben auch Haltungen und Verhaltensweisen von Aggressivität, Ekel, Angst, Stress, Abscheu „bis hin zu körperlicher Übelkeit" (Cloerkes 1980, S. 412) umfassen, extreme affektive Bewegung und Erregung oder auch das genaue Gegenteil: „motorische Starrheit" beinhalten, wie Cloerkes im Rückgriff auf seine Fallbeispiele von „Contergan-Familien" berichtet (1980, S. 414).

Es geht Cloerkes, obwohl er sich auch unbefangen mit entsprechenden evolutionstheoretischen bzw. biologischen Thesen auseinander setzt, aber nicht darum zu sagen, die beschriebenen Reaktionen seien „originär“ im Sinn eines angeborenen Verhaltensprogramms. Ganz im Sinne von Deweys Theorie des Gefühls hält Cloerkes fest „Originäre Reaktionen wie Angst, Erregung, Ekel etc. sind aber keineswegs *nur* individuell-affektive, sondern immer auch kulturell und gesellschaftlich bedingte Phänomene.“ (vgl. Abschn. 4.5). Man müsste hinzufügen: und sie sind deswegen bedeutsam. Er verweist mit Allport (Allport 1979) auf den Umstand, dass Kinder bereits sehr früh in der Sozialisation implizite, unmittelbare Haltungen, Reaktionen und Verhaltensweisen erlernen. Diese können sie dem Verhalten von Erwachsenen bereits auf der Ebene der Wahrnehmung entnehmen (z. B. Spontanreaktionen der Erwachsenen ggü. „schönen“ und „häßlichen“ Menschen, ggü. „Behinderten“ und „Nicht-Behinderten“). Aber sie erlernen sie auch symbolisch vermittelt über Märchen, Kindergeschichten und sonstige Medien der Kulturalisation, über die Generalisierung explizit und implizit wirksamer und vermittelter Bewertungen von körperlichem Aussehen (Cloerkes 1980, S. 304–309).

Damit macht Cloerkes der soziologischen Analyse auch Aspekte zugänglich, die erst jetzt wieder im Rahmen eines wachsenden Interesses an körpersoziologischen Fragestellungen zum Thema werden. Diese Analyse macht insbesondere deutlich, dass soziale Reaktionen alles andere als homogen und widerspruchsfrei sind. Gerade die Erfahrung von Behinderung zeigt, dass soziale Bedeutungen eine in sich labile, fragmentarische und ambivalente Amalgamierung unterschiedlicher sozialer Erfahrungshorizonte beinhalten können, immer auch mit den Schlacken möglicherweise nicht kompatibler Herkunftskontexte behaftet sind. Cloerkes arbeitet hier ein von Allport her stammendes Argument aus (Allport 1979), aus dem deutlich wird, dass an der Konstitution der Erfahrung von Behinderung und behinderten Menschen sowohl unterschiedliche sozialisatorische Instanzen (Familie, Schule, Öffentlichkeit u. a.), verschiedene kommunikative Ebenen (direkte Interaktion mit dem sozialen Objekt vs. „Kommunizieren über“) wie auch Lernerfahrungen aus unterschiedlichen sozialisatorischen Phasen beteiligt sind. Im Ergebnis ergibt sich ein Cluster ambivalenter, in sich widersprüchlicher, sich teilweise wechselweise hemmender Reaktionsbereitschaften (vgl. Cloerkes oben Kap. 4; 1980: Kap. 15 ff.; vgl. auch Safilios-Rothschild 1970, S. 10 ff., 128 ff.).

Hinter dem Stichwort „Interaktionismus“ steht somit ein anspruchsvoller Ansatz, dessen Implikationen für das Verständnis von Körper und Gesellschaft und für die soziale Konstitution von Bedeutung offenbar aus dem Blick geraten sind. Anders ist die pauschale Unterstellung Waldschmidts, eine interaktionistische Position sei nicht in der Lage, die soziologische Dimension auch des „impairment“, seinen Charakter als „soziale Konstruktion“ zu sehen, nicht nachvollziehbar.

Diesen Vorwurf kann man Cloerkes schon alleine deswegen nicht machen, weil er den Schädigungsbegriff gar nicht verwendet und ihn auch gar nicht benötigt (vgl. Abschn. 4.2 sowie Cloerkes 2007, S. 9).[2] Die Unterscheidung spielt für seine Zwecke gerade da keine Rolle, wo es ihm um die Reaktion auf optisch sichtbare „Stimuli" = Abweichungen geht (z. B. Entstellung, Spastik, nicht vorhandene Körperglieder). Ganz im Sinne von Waldschmidt versucht ja hier Cloerkes genau dies: die soziale Vermittlung selbst als „natürlich" wahrgenommener, unmittelbarer emotionaler Reaktionen auf sichtbare Schädigungen als sozialen und soziokulturellen Lernprozess aufzuhellen und damit ihrer scheinbaren Voraussetzungslosigkeit zu entkleiden. Wo er sich mit Annahmen über bio-psychologische Mechanismen der Wahrnehmung auseinander setzt, tut er das – etwa im Rekurs auf Buchkremers „ideomotorische Mechanismen" – durchweg so, dass er sie als Konzepte sozialen Lernens formuliert (Cloerkes 2007, S. 110). Hier zählen – ganz im Sinne von Waldschmidts normalisierungstheoretischer Perspektive – auch gerade soziale Lernerfahrungen über „normales" und „normgerechtes" Aussehen. Sie bilden den Hintergrund für die Wahrnehmung von Abweichendem. Ausdrücklich zitiert Cloerkes in diesem Zusammenhang Goffmans Formulierung: „Die Rolle ‚normal' und die Rolle ‚stigmatisiert' sind Teile des gleichen Komplexes" (vgl. Abschn. 4.3).

Ähnlich sinnlos ist daher auch der Vorwurf gegenüber Goffman, er vernachlässige die „in Stigmatisierungsprozessen zum Tragen kommenden Wissensordnungen, die immer schon vorhandenen Denk-, Wahrnehmungs- und Bewertungsstrukturen." und würde systematisch die wissenssoziologische Frage ausblenden: „Wie konstituiert sich die Perspektive ‚wir Normalen' und woher wissen wir, was wir zu erwarten haben?" (Waldschmidt 2011, S. 93). Offenbar scheint Waldschmidt eine Formulierung Goffmans gleich zu Anfang seines Buches „Stigma" zu übersehen: „Der Terminus Stigma wird also in Bezug auf eine Eigenschaft gebraucht werden, die zutiefst diskreditierend ist, aber es sollte gesehen werden, dass es einer Begriffssprache von Relationen, nicht von Eigenschaften bedarf. Ein und dieselbe Eigenschaft vermag den einen Typus zu stigmatisieren, während sie die Normalität eines andren bestätigt, und ist daher als ein Ding an sich weder kreditierend

[2] Ich selbst bin hier anderer Auffassung. Ich glaube, dass der Begriff der „Schädigung" bzw. des „Schädigungsprozesses" unentbehrlich ist – völlig unabhängig von jeder ontologischen Parteinahme (Konstruktivismus vs. Realismus) – für eine definitorische Abgrenzung des wissenschaftlichen wie des Alltagskonzepts „Behinderung" von Krankheit nach der einen und von „bloßer" sozialer Benachteiligung nach der anderen Seite. Das hindert mich allerdings nicht daran genau wie Waldschmidt anzunehmen, dass auch die Kategorisierung von etwas als Schädigung, und damit verbundene Schädigungstaxonomien und -Theorien selbstverständlich sozialen Definitions- und Konstruktionsprozessen unterliegen (Kastl 2010, S. 112 ff.).

noch diskreditierend." (Goffman 1975, S. 11). Das belegt, dass Goffman Stigmata eben *nicht* „absolut" sieht, sondern an soziale Erfahrungskontexte zurück bindet. In der Folge nennt er immer wieder Beispiele dafür, wie ein und dasselbe Merkmal im einen Kontext zu Stigmatisierungen führt und in einem anderen Kontext eine gegenteilige Bedeutung bekommen kann. Dass Goffman sich in seinem Buch „Stigma" nicht mit der sozialen Konstitution von „Normalität" und „Abweichung" befasst, hat keine systematischen, sondern ausschließlich *thematische* Gründe. Wie dem Untertitel zu entnehmen ist, geht es ihm darin um die Frage der *Bewältigungstechniken,* also dem individuellen Umgang mit faktisch stattfindenden Stigmatisierungen. In anderen Werken Goffman finden sich sehr wohl subtile Analysen über die soziale Genese von Abweichungswahrnehmungen, beispielsweise in Bezug auf die soziale Konstruktion von angeblichen Symptomen psychischer Behinderung bzw. Erkrankung (Goffman 1982, S. 434 ff., 1986, S. 151 ff., 1971, 1973; vgl. dazu auch Scheff 1984; Lemert 1967).

Es macht also wenig Sinn, ausgerechnet einer Theorietradition „Naturalismus" vorzuwerfen, die ja gerade von dem Programm ausgeht „that people do not respond to the world directly but instead place social meanings on it, organize it, and respond to it on the basis of these meanings. Thus, we live in a symbolic as well as a physical world where social life involves a constant process of assigning meanings to our own acts and those of others and interpreting them within this framework." (Albrecht 2002, S. 27).

Der soziale Charakter der Erfahrung, ihre Einbettung in soziale Praxis und ihre semantische Objektivierung in Symbole und Symbolsysteme ist der *Ausgangspunkt* der pragmatistischen Bedeutungs- und Erfahrungstheorie. Cloerkes' Werk enthält viele Beispiele, in denen bis in emotionale und affektive Reaktionen hineinreichende Wahrnehmungen von „Schädigungen" als Ergebnis sozialer Erfahrungen verstehbar gemacht werden, gleichsam in Fleisch und Blut übergegangener „sozialer Grammatiken", die sich bis in affektive Reaktionen der Angst, des Ekels hinein verfolgen lassen (Cloerkes 1980, S. 299 ff.). Er betont die Bedeutung sehr früher sozialisatorischer Prozesse für den Erwerb grundlegender „sozialästhetischer" Schemata und damit auch von Schädigungstaxonomien. Das ist für sich genommen schon ein ausbaufähiger Beitrag zu einer Soziologie der Schädigung.

Insofern leuchtet also der Naturalismus-Vorwurf wenig ein. Aber was besagt dieser eigentlich? „Naturalismus" meint hier ja die Annahme, etwas (hier: Behinderung) habe unabhängig von gesellschaftlicher Praxis und den durch sie ausgeformten kulturellen Ordnungen („Wissen", Wahrnehmungs- und Verhaltensschemata u. a.) eine Bedeutung. Das ist, wie eben dargelegt, sicher nicht die Aussage des Interaktionismus. Möglicherweise hat Waldschmidts Vorwurf aber noch eine andere Ebene. Wenn sie nämlich Nicht-Beachtung (Verschleierung) des gesellschaftlichen Konstruktionscharakters der Schädigung mit „Ontologisierung" und „Essentialisierung" gleichsetzt (Waldschmidt 2011, S. 98), müsste sie im Umkehrschluss sagen, eine Position, die der gesellschaftlichen Konstruiertheit und Bedeutung der Schädigung Rechnung trage, müsse auf „Ontologie" und „Essenzaussagen" verzichten. Aber was könnte das eigentlich heißen?

5.3 Wie viel „Ontologie" benötigt eine Soziologie der Behinderung?

Ontologie (Lehre vom Sein) leitet sich aus dem griechischen Partizip Präsens „on" des Verbes „einai" (= sein) ab. Ontologische (bzw. ontische) Feststellungen lassen sich von der philosophischen Tradition seit Aristoteles bis zur modernen sprachanalytischen Philosophie, den Gebrauchsweisen des Verbes „sein" folgend, in zwei Gruppen aufteilen: Sein als Aussage über „Existenz" („x ist" im Sinne von „x existiert" = „es gibt einen Gegenstand x. . .") oder Sein als „Essenzaussage" bzw. weniger anspruchsvoll: als Prädikation (Verwendung von sein als „Kopula": „x ist rund").[3] Soll nun Waldschmidts Verdikt über Ontologie besagen, in einer konsequenten soziologischen Perspektive würden sich Existenzaussagen („Es gibt x.") oder Prädikationen („Gegenstand x ist y") von selbst verbieten bzw. es ließe sich über deren Gültigkeit nichts aussagen? Das würde zu einem Rätsel werden lassen, welche Bedeutung denn dann das Verb „sein", auf dessen Verwendung auch Waldschmidt nicht verzichten kann, noch haben könnte.

Der Umstand, dass ein Kind ohne Arme zur Welt kommt, kann bei identischer gegenständlicher Referenz sehr unterschiedliche Bedeutungen annehmen: die einer (sozialen) Bedrohung als Resultat von Hexerei; eine moralische Bedeutung als Folge eines unterstellten Tabubruchs der Eltern; eine kausal-naturwissenschaftliche: die Einwirkung des Wirkstoffes Thalidomid auf die embryonale Entwicklung; oder auch eine Bedeutung der Indifferenz als ein Sachverhalt, der keiner Erklärung bedarf, weil es sich um eine erwartbare Variante menschlicher Verschiedenheit handelt. An dem Umstand als solchem, seiner Faktizität, ändert sich jedoch nichts, egal, welche Bedeutung und Relevanz er hat – er bleibt in allen Versionen Referenz, „Gegenstand" der Bedeutungszuschreibung.

Welche dieser Deutungen einem plausibler erscheint, hängt empirisch davon ab, in welchem soziokulturellen Kontext man sozialisiert wurde. Das ist selbst

[3] vgl. dazu Tugendhat 1976: insbes. 3. Vorl.; sowie Tugendhat und Wolf 1986: Abschn. 12; Heidegger 1989, S. 109 ff.

eine zu verifizierende ontisch-ontologische Aussage, die zutrifft oder nicht zutrifft. Mal angenommen, sie trifft zu. Dann folgt daraus noch nicht das Geringste über den Realitätsbezug oder Wahrheitsgehalt der unterstellt „sozial konstruierten" Aussagen. Ich kann sagen, das ist für meine Zwecke gleichgültig, weil ich als Wissenssoziologe nur interessiert an wahren Aussagen darüber bin, welche Zusammenhänge es zwischen dem gibt, was Leute für wirklich *halten* und der für sie gültigen gesellschaftlichen und kulturellen Ordnung. Ich kann aber auch versuchen unabhängige Prüfkriterien über den Realitätsgehalt zumindest mancher „sozial konstruierter" Bedeutungen zu erarbeiten. Kann ich aber als Wissenschaftler oder auch als Handelnder davon ausgehen, dass es *prinzipiell* und unter *keinen* Umständen möglich sei, die Gültigkeit von Existenzaussagen oder Prädikationen zu überprüfen? Ich glaube, das ist nicht möglich, ohne mit dem, was ich tue oder sage, in einen nicht auflösbaren Widerspruch zu geraten.

Als Wissenssoziologe, der sich mit der Konstruktion von Konstruktion befasst, muss ich zunächst davon ausgehen, dass soziale Konstruktionen selbst ihre eigene überprüfbare Faktizität haben. Ich kann heraus finden: Wie denken kaufmännische Angestellte über psychisch Kranke? Wie begründen Rassenhygieniker die „Minderwertigkeit" behinderter Menschen? Gibt es Menschen in Nordrhein-Westfalen, die an Hexerei glauben? Ich kann zudem auch Tatsachen herausfinden oder widerlegen, die nicht schon Bestandteil gesellschaftlicher Konstruktionen sind. Zum Beispiel die Anzahl von Männern, die mit einer bestimmten Schädigung aus dem Krieg zurück kommen, dass die Nationalsozialisten im bürgerlichen Lager 1933 mit einem Anteil von xy % gewählt wurden; dass der Anteil von Kindern mit bestimmten perinatalen Problemen in den Entwicklungsländern x mal höher liegt als in Industrieländern, dass Widukind Lenz 1961 dazu aufrief, den Verkauf von Contergan einzustellen.[4] Selbstverständlich gibt es viele Aspekte sozialer Bedeutungen, die in ihrer Geltung indifferent gegenüber einer Plausibilisierung durch Fakten bleiben, beispielsweise, folgt man Max Weber, Werturteile. Und nicht immer ist es überhaupt möglich Geltungsaussagen zu bewähren, zumal bei historischen Sachverhalten. Gesagt sein soll hier nur, es *gibt* Fakten und einigermaßen tragfähige Praxen ihrer Überprüfung, und zwar Fakten, die soziale wie auch *außersoziale* Sachverhalte betreffen. Darunter verstehe ich Gegebenheiten, die zwar in ihrer Bedeutung und Relevanz im Rahmen sozialer Bedeutungszuschreibungen interpretiert und wahrgenommen

[4] Das gilt auch dann, wenn ich alle hier verwendeten soziokulturellen Begriffe in Gedanken gleichsam konstruktivistisch „einklammere" und immer hinzufüge, „was man in einem bestimmten soziokulturellen Bezugssystem ‚Nationalsozialisten', ‚bürgerliches Lager', ‚perinatale Probleme', ‚Entwicklungsländer' *nennt*." Ich benötige so oder so eine Referenz, muss anders gesagt angeben „worüber" ich rede.

werden, ganz einfach, weil *wir* es sind, denen sie widerfahren, die aber nicht von „Gesellschaft“ *gemacht* werden oder – wie ein Fußballspiel oder ein Finanzamt – nur in der Welt sind, weil eine Gesellschaft sich auf ein Set konstituierender Regeln geeinigt hat. Beispiele dafür sind: nasses Wetter, die Landung extraterrestrischer Wesen auf einer Straßenkreuzung, das Ansteigen des Wassers während der Flut, das Reißen eines Schnürsenkels, das Verwelken der Blumen im Garten oder was ich „Schlaganfall“ nenne und mir die Möglichkeit nimmt, meine Arme und Beine zu bewegen.

Auch Waldschmidts Argumentation kann nicht auf die Annahme von „Fakten“ verzichten, sozialer wie außersozialer. Sie unterstellt zum Beispiel, dass sozial verwendete Schädigungskategorien Effekte von Herrschaftsverhältnissen sind. Sie nimmt an, dass negative Auswirkungen von Behinderung eine *Folge* von Zuschreibungen seien (vgl. Waldschmidt 2011, S. 98 f.). Das alles sind Aussagen über Tatsachen, über etwas, was so ist oder eben nicht. Man kann sich die „ontologische“ Problematik besonders gut an ihrem Argument verdeutlichen, „impairment“ müsse als „Produkt“ sozialer und kultureller Ausschließungs- und Unterdrückungsmechanismen betrachtet werden (Waldschmidt 2011, S. 91). Man könnte zunächst auf die Idee kommen, es gehe darum zu sagen, dass Menschen geschädigt werden, weil gesellschaftliche Verhältnisse deprivierende, von Gewalt und Ungleichheit geprägte Lebensumstände schaffen, die zu unzureichender Versorgung, zu Krankheit, Bildungsbenachteiligung, Verletzung oder/und emotionaler, kognitiver und physischer Deprivation führen können. Dass dem so ist, ist belegbar. Das aber ist gar nicht gemeint. Vielmehr geht es Waldschmidt um die Folgen gesellschaftlicher Bedeutungszuweisungen. Im Anschluss u. a. an poststrukturalistische Ansätze (Foucault, Tremain, Hutson) konzipiert Waldschmidt die medizinischen Schädigungskategorien, als Konstruktionen, die in ihrer Sicht die Funktionen haben, eine „naturalisierte Interventionsebene ‚impairment‘ *herzustellen*“ und sie gleichzeitig der Kritik zu entziehen. Bei dieser nur scheinbar „wohltätigen und fürsorgerischen“ „symbolischen Gewalt“ handele es sich in der Folge um Gewalt „auf materiell-konkreter Ebene“, „um Gewaltverhältnisse im engeren Sinne, um das Wirken physischer Gewalt und von Zwangsapparaten“:

> Ein Arsenal von Körper- und Rehabilitationstechniken sorgt für die möglichst reibungslose Eingliederung der als behindert klassifizierten Menschen in Kommunikations-, Konsumtions- und Produktionsabläufe, für ihre Ein- und Anpassung an eine ‚nichtbehinderte‘ Ordnung. Für die Betroffenen hat die Zuschreibung ganz reale benachteiligende Auswirkungen. Als soziale Position ist Behinderung sozialstrukturell mit Diskriminierung, Prekarisierung und Verarmungsrisiko, institutionell mit Exklusion und Partizipationseinschränkung, interaktionell mit Stigmatisierung und Isolation verbunden. (Waldschmidt 2011, S. 99).

Nun lässt sich an dieser Argumentation eine gewisse Zirkularität nicht übersehen. Einerseits werden die integrativen (und inklusiven) Bestrebungen der Rehabilitationsindustrie als Ausdruck von Gewalt beklagt, andererseits werden genau die Ausschlüsse, die diese beheben will, als *Folge* dieser Gewalt gebrandmarkt.

Aber unabhängig davon wäre Waldschmidt zuzugestehen: gesellschaftliche Schädigungs- und Behinderungsdiskurse können in der Tat Ausgangspunkt der Produktion realer physischer Gewalt durch staatliche Zwangsapparate werden. Die in diesem Band eingangs skizzierte Geschichte der Rassenhygiene in der deutschen Gesellschaft ist dafür ein historisches Beispiel. Wir kennen solche Folgen (medizinischer) Normalisierungsdiskurse auch aus dem gesellschaftlichen Umgang mit contergangeschädigten Menschen, etwa beim Problem der Zwangsprothetisierung oder der sogenannten „Redressions"-Behandlung, wie die Studie von Walburga Freitag (2005) sehr gut belegt. Allerdings wissen wir aus derselben Studie, dass das keine Zwangsläufigkeit ist, die schon aus der Anwendung einer Schädigungskategorie als solcher folgen würde. Es gab nämlich auch Ärzte und Eltern, die z. B. dazu ermutigt haben, dass betroffene Kinder Alltagsaktivitäten mit ihren *Füßen* ausführen. Die Schädigungskategorie wird auch dann nicht als *solche* aufgelöst, denn niemand hätte in Frage gestellt, dass es wünschenswert wäre, Hände zu haben. Sie gewinnt aber einen anderen Stellenwert, wird in den Modus abgeschlossener Vergangenheit gesetzt und verliert an Relevanz.

Wichtiger noch ist die Rückfrage, wie man mit einer so einseitigen Rekonstruktion, wie Waldschmidt sie vorschlägt, Gewalt, die einem Bezeichnetwerden *voraus* geht, überhaupt rekonstruieren will. Denn es ist schlechterdings nicht bestreitbar, dass das eine mindestens so bedeutsame Form der gesellschaftlichen „Produktion" von „Impairment" ist wie das Ausüben von „Gewalt" durch „Bezeichnen" und „Kategorisieren". Aus dem durch Militarismus und Imperialismus ausgelösten ersten Weltkrieg kehren 1,7 Mio. Menschen mit schwersten körperlichen und psychischen Schädigungen zurück. Durch Armut und Deprivation können nicht nur in Entwicklungsländern Kinder und Jugendliche körperliche, kognitive und psychische Schädigungen davon tragen. Soziale Benachteiligung, Armut und Gewalt können der Anwendung von Schädigungskategorien voraus gehen.

Es ist in diesem Zusammenhang hilfreich, sich einen alten phänomenologischen Grundsatz ins Gedächtnis zu rufen. Wie jede Bewusstseins- und kommunikative Leistung ist auch jede Konstruktion immer Konstruktion „von etwas". Konstitutiv für Schädigungs- und Behinderungskonstrukte ist unabhängig von ihrer jeweiligen Form die Bezugnahme auf eine nicht selbst gesellschaftlich produzierte Gegebenheit, nämlich die „Prekarität" (John Dewey), die „Verletzungsoffenheit" (Heinrich Popitz) des menschlichen Körpers als selbst nicht menschengemachte und nicht verfügbare anthropologische Struktur. Die Rede von „Gewalt" macht ohne diese

Unterstellung gar keinen Sinn. Soziale Gewalt (es gibt keine andere) besteht ja genau darin, dass sich gesellschaftliche Ordnungen und Herrschaftsverhältnisse dieser „natürlichen Eigenschaft" bedienen. Wo das Medium gemeinsamer sozialer Konstruktion durch Kommunikation versagt, kann ich den, der sich nicht überzeugen lässt, dann immer noch durch Einwirkungen auf seinen Körper verletzen, ihm schaden, ihn handlungs- und kommunikationsunfähig machen, töten und dadurch auch sozial ausschalten. Dass das möglich ist, ist selbst definitiv keine Erfindung oder Konstruktion der Gesellschaft. Wer immer das Konstrukt „Gewalt" verwendet, trägt dem schon Rechnung. Und gerade, wer in kritischer Absicht von „Gewalt" spricht, unterstellt, dass es Schädigungen wirklich gibt und muss dafür Kategorien bilden, die der jeweiligen Konkretion in der gesellschaftlichen Praxis angemessen sind und zugleich deren physische Seite bezeichnen.

Es ist niemals ausgeschlossen, dass erst unter Rückgriff auf sozial konstruierte Schädigungskategorien und -taxonomien auch Gewalt *ausgeübt* wird, wie das Beispiel der NS-Rassenhygiene zeigt. Dennoch üben wir nicht schon deshalb Gewalt aus, weil wir *überhaupt* von Schädigungen sprechen. Dass Schädigungskategorien soziale Konstruktionen sind, löst per se weder deren Gegenstandsbezug auf, noch legt das den Schluss nahe, es gebe keine außersozialen Sachverhalte oder Gegenstände. Aus dem Umstand, dass die alten Ägypter die Sonne als Gottheit wahrgenommen haben, wir dagegen als riesigen heißen Gasball, folgt weder für die Ägypter noch für uns, die Sonne selbst sei Produkt der Gesellschaft oder gar: existiere nicht. Aber selbst für den für einen „radikalen Konstruktivismus" interessantesten Fall, dass „Behinderungen" völlig freischwebend konstruiert werden, also ihre Referenz nur ein Gedankengebilde ist, eine Hypothese ohne Anhalt, gilt: die Kritik solcher Kategorisierungen kann nur von einem Standpunkt geführt werden, der die Unterscheidung von „Tatsachen" und „angeblichen Tatsachen" machen kann.

Es steht einem dann frei von einem „naturalistischen Konstruktivismus" oder einem „konstruktivistischen Naturalismus" oder wie der britische Soziologe Tom Shakespeare eher von „kritischen Realismus" zu sprechen. John Dewey und auch George Herbert Mead haben sich eindeutig zu einem Naturalismus in *diesem* Sinne bekannt. Für sie war die Annahme, dass soziale Bedeutungen und Wirklichkeit selbst Strukturen der Natur (im Sinne von Wirklichkeit) sind, konstitutiv und völlig vereinbar mit der Auffassung, dass Wirklichkeit immer relational, perspektivisch, sozial relativ ist, anders ausgedrückt: niemals von ihrer Erfahrung getrennt werden kann. Perspektiven „*sind* in ihrer wechselseitigen Bezogenheit aufeinander die Natur, die die Wissenschaft kennt" (Mead 1987/2, S. 213; Hervorhebung jmk).

Wenn John Dewey sein Verständnis von „Erfahrung" expliziert, fällt interessanterweise das Stichwort „Behinderung" (hindrance), und zwar als erfahrungstheoretische Grundkategorie. Ein lebendes Wesen, das mit seiner sozialen und außersozialen Umwelt interagiert, ist, so seine Argumentation, niemals „isoliert und bindungslos, sondern durch und durch mit den Bewegungen der Dinge verknüpft“. Wo gehandelt wird, wo es um Praxis geht, da werden immer Erfahrungen von (sozialen und außersozialen) Widerständen gemacht. „Erfahrung“, schreibt Dewey „ist eine Sache von Erleichterung und Behinderung, von Dauer und Unterbrechung, von Alleingelassenwerden, Unterstützt- und Gestörtwerden, von Glück und Niederlage in allen zahllosen qualitativen Arten, welche diese Worte blass andeuten.“ (Dewey 1917/2004, S. 154). Diese Erfahrung ist weder eine Funktion des Individuums noch seiner sozialen oder außersozialen Umwelt für sich, sondern sie ergibt sich erst aus dem Zusammenspiel (Interaktion) beider. Im Fall einer gelingenden Handlung erschließen sich die Eigenschaften von Dingen nur meinem Zugriff, aber sie führen ihn auch zugleich, ich greife nach einem Glas anders als nach einem Apfel. Haltungen anderer Menschen sind nur in der Relation auf meine korrespondierenden Reaktionen, zugleich wecken und strukturieren die Dinge und die Anderen meine auf sie gerichteten Verhaltensweisen und Handlungen. Aber auch im Falle einer misslingenden Handlung, einer Widerstandserfahrung, eines „Behindertwerdens“ gilt diese Interaktivität: sie ist nichts anderes als eine Nicht-Passung von Handlung und ihrem Objekt bzw. Ziel. Der Hinderischarakter von etwas wird nur vor dem Hintergrund der fehlgeschlagenen Handlung offenbar. Man ist „von etwas“ (Hindernis) „bei etwas“ (Handlung bzw. Handlungsziel) behindert. „Hilfe und Behinderung, Anregung und Hemmung, Erfolg und Niederlage bedeuten spezifisch verschiedene Arten der Korrelation“, von Menschen und ihrer (sozialen wie außersozialen) Umwelt. Bemerkenswerterweise verwendet Dewey in diesem Zusammenhang im Englischen das Wort „hindrance“, das einen gemeinsamen Wortstamm mit dem deutschen „hindern“ und „Behinderung“ aufweist. Auch das ist ein Beleg dafür, dass der deutsche Terminus viel besser die grundsätzliche Relationalität von Behinderungsphänomenen zum Ausdruck bringt als das englische Wort „disability“, das ja eigentlich „Unfähigkeit“ bedeutet und einseitig auf die Person zurechnet (vgl. Kastl 2010, S. 44).[5]

Soziale und soziokulturelle Möglichkeiten des Behindert- und Gefördertwerdens steigern sich im Maße der sozialen Differenzierung der Kontexte sozialer Interaktion und ihrer kulturellen Objektivierung in sozialen Wissensvorräten (Berger-Luckmann). Der Körper wird im Prozess der sozialen Differenzierung und „Zivilisation“ mit differenziert, seine möglichen Bedeutungshorizonte (Sinn-

[5] Mir ist von daher nicht ganz verständlich, wieso mitunter die Bezeichnung „Disability-Studies“ von vielen als „angemessener“, „diskriminierungsfreier“ und „konstruktivistischer“ angesehen wird, als eine entsprechende deutsche Übersetzung unter Verwendung des Wortes „Behinderung“.

möglichkeiten) werden dadurch vielfältiger und multipel kontextuiert. Dabei werden seine materiellen Eigenschaften nicht aufgelöst oder irrelevant, sondern im Gegenteil als isolierbare chemische, physikalische, biologische, „medizinische" Eigenschaften allererst sozial konstruierbar.[6] Weil in zunehmend komplexeren Gesellschaften die Interaktionsmöglichkeiten mit sozialen und außersozialen Sachverhalten zunehmen, gewinnt Deweys Aussage die Menschen seien „durch und durch mit den Bewegungen der Dinge verknüpft", noch an Gewicht. Die konstitutive Verletzbarkeit des Menschen durch Menschen, die Möglichkeiten der Ausübung von Gewalt, die Möglichkeiten des Behindertseins und Behindertwerdens differenzieren sich mit. Es gilt in immer komplexerer Weise, was Tom Shakespeare, ursprünglich selbst ein radikaler Vertreter des sogenannten „sozialen Modells der Behinderung", in einem (selbst-) kritischen Argument festhält. Für eine solchermaßen fundierte Anthropologie ist es gleichgültig, ob die „Behinderung" aus der sozialen Umwelt herrührt oder aus einer wie immer vermittelten physischen Einwirkung auf den eigenen Körper: „People are disabled both by social barriers and by their bodies." (Shakespeare und Watson 2002, S. 15).

Gibt es – nebenbei bemerkt – ein besseres Programm für „Rehabilitation", als Deweys Formulierung: „Hindrances must be turned into means." (Dewey 1917/2004, S. 10/150)? Auch und gerade Waldschmidts Argument folgend im Sinne einer (politischen) Veränderung „nichtbehinderter Ordnungen"? Braucht man dazu nicht einen wie immer kritischen Sinn für Realität? Pragmatismus? In diesem Sinne: eine praktische und kontextuelle Ontologie?

5.4 Behinderung im Spannungsfeld der Sozialität des Körpers und der Körperlichkeit des Sozialen

In diesem Zusammenhang müsste auch der Vorschlag von Anne Waldschmidt zu einer stärkeren Berücksichtigung der Theorie Pierre Bourdieus viel mehr praxistheoretisch (und damit interaktionistisch) gewendet werden, als Waldschmidts

[6] Ein schönes Beispiel, wie Dewey an der Kontinuität des Materiell-Physischen auch im Übergang zu emergenten Wirklichkeitsebenen festhält, bietet folgende Formulierung: „Laute hören nicht auf Laute zu sein, wenn sie zu artikulierter Sprache werden; aber sie nehmen neue Unterscheidungen und Anordnungen an, genau wie Material, das für Werkzeuge und Maschinen gebraucht wird, ohne aufzuhören, das Material zu sein, das es früher war. Infolgedessen unterliegen äußerliche oder Umweltprozesse, die vordringlich in Lebensprozessen und später im Diskurs mit enthalten sind, Veränderungen, wenn sie Bedeutungen erwerben und zu Objekten des Geistes werden, und trotzdem sind sie genau so physisch, wie sie es immer waren." (Dewey 1995, S. 273).

verengt wissenssoziologischer Zugang das zulässt. Auch Bourdieu erkennt die soziologische Bedeutung der primordialen Verletzbarkeit von Menschen an, also die Tatsache der Möglichkeit der Schädigung, wenn er schreibt, dass die „Disposition" „Exposition" sei, „weil er in der Welt ins Spiel, in Gefahr gebracht wird, dem Risiko der Empfindung, der Verletzung, des Leids, manchmal des Tods ausgesetzt ist" (Bourdieu 1997, S. 180).

Waldschmidt setzt an Bourdieus Konzept der „Symbolischen Gewalt" an (2011, S. 98 f.) und sieht den potentiellen Ertrag vor allem in der „Dekonstruktion" von Herrschaftsverhältnissen. Sie sieht demgemäß Habitūs als „Dispositionen entweder zum Herrschen oder zur Unterwerfung" (Waldschmidt 2011, S. 101), als Bestandteil und Bezugspunkt einer „Biopolitik" der Normalisierung, als „System von Denk-, Wahrnehmungs-, Bewertungs- und Handlungsstrukturen, die Normalitätskategorien voraussetzen und neu produzieren" (ebd.). Der Habitusbegriff wird dadurch allerdings wissens-, herrschafts- und normalisierungstheoretisch reduziert. Waldschmidt überspringt den praxistheoretischen Bezugsrahmen des Konzepts, der sich vor allem in Bourdieus Spätschriften (1993, 1997) eröffnet und der eine erhebliche konzeptuelle Nähe zum Pragmatismus Meadscher und Deweyscher Prägung aufweist. Hier ist der Habitus nicht nur Klassen- oder Genderhabitus, Ausdruck von Herrschaft, sondern Inbegriff der verleiblichten sozial erzeugten *Gewohnheiten* eines Menschen in einem gegebenen soziohistorischen Kontext überhaupt. Das Habituskonzept wird dabei insofern „naturalisiert", als Bourdieu ihn zunehmend nicht mehr nur als idealtypisch fassbare „generative Struktur" konzipiert, sondern als „individuellen" (und zugleich: sozial generierten und kontextuierten) Habitus, Inbegriff von „in Fleisch und Blut übergegangenen Dispositionen" eines Individuums, das ein physisches und neurologisches Substrat hat und zugleich ein soziales Korrelat (Bourdieu 1993, S. 112, 1997, S. 175; Kastl 2004, 2007, 2014). In den „Méditations pascaliennes" fällt sogar das von Waldschmidt perhorreszierte Wort „Ontologie". Bourdieu fasst hier den Habitus als Ausdruck eines „‚ontologischen Einverständnisses' zwischen Akteur und Welt", als Grundlage für einen „sens pratique", einem Gespür für die in einem bestimmten sozialen Feld gültigen Strukturen, Regeln und „affordances" (Kastl 2007, S. 381).

Der Habitus antwortet somit nicht nur auf Herrschafts- und Ungleichheitsaspekte, wie Waldschmidt verkürzend unterstellt. Sondern er ist in umfassendem Sinne bezogen auf die konkrete soziale Praxis, die ihm korrespondiert, „leibhaft gewordene Geschichte". „Der Leib ist Teil der Sozialwelt – die Sozialwelt Teil des Leibes." (Bourdieu 1985, S. 69). Er antwortet auf die Summe der Anforderungen einer sozialen Situation, in die nicht nur Herrschafts- und Genderaspekte eingehen, sondern jedwede perzepto-motorischen, kommunikativen und instrumentellen Fertigkeiten. Der Habitus ist ein einer bestimmten sozialen Praxis entsprechendes „Körpergedächtnis". Er ist Inbegriff einer „Sozialität des Körpers", die uns befähigt in jeder sozialen Situation erstaunliche, komplexe, überwiegend nicht bewusste Synthetisierungs- und Justierungsleistungen zu vollziehen, die überhaupt erst die Inklusion, die Einbeziehung in soziale Situationen ermöglichen. Das reicht von feinst-sensomotorischen Koordinationen bei der Erkennung und Artikulation von Phonemen bis zur jeweils sozial angemessenen Form von Körperspannung (Goffman) und Körperhaltung (Hexis i. S. Bourdieus), von der Affekt-, Aufmerksamkeits- und Bewegungskalibrierung bis zu den Voraussetzungen kognitiven Leistungen und ihrer kommunikativen Artikulation, von der Beherrschung elementarer Körpertechniken (Mauss) wie dem sozial angemessenen Sitzen, über den Gebrauch von Stäbchen oder Besteck bis hin zur Wischbewegung auf dem Touchscreen eines Smartphones. Dieser Sozialität des Körpers korrespondiert eine „Körperlichkeit des Sozialen". Damit ist eine im Grunde triviale Generalthese der Materialität sozialer Praktiken bezeichnet. Das Aufrichten eines Dachstuhls, der Einkauf im Supermarkt, eine katholische Messe, der Austausch cooler Sprüche in einer Jugendlichenclique, eine SMS abschicken, die Analyse von Aktienkursen oder Interpretation von Röntgenbildern, das Mittagessen mit Familie – das alles sind an körperliche und technische Strukturen und Fähigkeiten gebundene soziale Vorgänge und nichts außerhalb. Soziale Realität ist gebunden an biologische Individuen, deren Interaktionen und die dabei involvierten kulturellen, sprachlichen, technischen Artefakte (Kastl 2014). Soziale Praxis ist immer auf körperbasierte Kompetenzen angewiesen, die auf deren „affordances" (Schmidt 2012, S. 66) antworten.

Auf diesen beiden Ebenen ergeben sich enge Bezüge zu einer Soziologie der Behinderung. Habitus und soziales Feld, die beiden korrespondierende Komplexion der instrumentellen und expressiven „affordances" sozialer Objekte bilden in der Tat die praktische Matrix, vor der sichtbar wird, was – in Deweys Worten – „hindrance" und „Ermöglichung" überhaupt sein können, welche Relevanz und Bedeutung welche „Fähigkeiten" (abilities) und „Unfähigkeiten" (dis-abilities) überhaupt haben, welche möglicherweise indifferent sind für ein konkretes soziales Feld. Die konkrete Bedeutung, die bestimmte körperliche Schädigungen für einen Menschen und sein soziales Milieu annehmen können – Behinderung, Indifferenz oder sogar Ermöglichung – hängen in erster Linie von dieser Matrix ab. Gerade mit Bourdieus Habitustheorie bekommt damit ein interaktionistischer Ansatz (s)ein konzeptuelles Instrument par excellence zugespielt. Und erst dadurch kommt ein kritischer Konstruktivismus zu Kriterien „freischwebende", nur durch einen Machtspruch zustande gekommene Schädigungs- und Behinderungskonstruktionen zu identifizieren.

Nehmen wir das Beispiel von Sehbeeinträchtigungen (Kurzsichtigkeit, Weitsichtigkeit in verschiedenen Graden, Blindheit) und lassen wir sie in beliebigen sozialen

Kontexten gedankenexperimentell variieren: eine Gruppe von Jugendlichen, deren Statushierarchie sich aus dem Geschick bei Computervideospielen ableitet oder eine, die Musik macht; eine Bauernfamilie, die Mais und Weizen anbaut; eine Gesellschaft von Jägern und Sammlern; ein Hörfunkstudio oder ein Tiefbauunternehmen. Die Sehbeeinträchtigung wird jeweils nicht in erster Linie deshalb sozial sichtbar oder bleibt unsichtbar, weil die Beteiligten eine Schädigungstaxonomie im Kopf haben, ein Wissen anwenden, sondern zunächst weil Sehen-Können in unterschiedlicher Weise eine konstituierende Voraussetzung oder auch nur eine indifferente Randbedingung ihrer sozialen Praxis ist. Davon hängt nicht *nur*, aber eben wesentlich *auch* ab, ob eine soziale Reaktion überhaupt erfolgt, ob es zur Konstruktion einer „Sonderrolle" kommen kann, zu einem Rollenverlust, oder ob die Konstruktion einer „Quasi-Normalität" als realisierbar erscheint (Neubert und Cloerkes 2001, S. 53 f.). Und davon hängt eben auch ab, welche Plausibilität bestimmte Wissensordnungen über Sehen und Nicht-Sehen-Können in einem gegebenen Kontext gewinnen können.

Unabhängig von einer im Hintergrund wirkenden gesellschaftlich konstruierten Schädigungstaxonomie als „Ausdruck symbolischer Gewalt", würde es zu einer jeweils ganz unterschiedlich gelagerten kontextspezifischen praktischen Bedeutung der Relevanz oder Irrelevanz der Sehbeeinträchtigung kommen. Von diesem an sich selbstverständlichen Aspekt sollte gerade dann nicht abstrahiert werden, wenn man an kritischen wissenssoziologischen Rekonstruktionen interessiert ist. Sehr wohl ist auch der Fall vorstellbar, dass „Schädigungen" und „Behinderungen" „Erfindungen" sind, deren Plausibilität sich ausschließlich einer in einem bestimmten sozialen Feld wirksamen Definitionsmacht ableitet. Aber eine Beurteilung der faktischen Wirkungen solcher Semantiken, ihrer Resonanz und Überzeugungskraft in einem gegebenen sozialen Kontext, aber auch der Chancen ihrer „Dekonstruktion" ist nur möglich, wenn man diese praxissoziologische, interaktionistische Ebene in die Analyse mit aufnimmt. Allerdings müssen dann auch die sozialen Trägergruppen und Akteure der entsprechenden „Behinderungsdispositive" empirisch benannt werden (Milieus, Professionen, Berufsgruppen). Der Hinweis auf ominöse „Diskurse" ersetzt noch keine materiale wissenssoziologische Analyse.

Hier liegt jedenfalls der entscheidende Ansatzpunkt für eine Soziologie der Schädigung: weil nur von hier aus überhaupt begreiflich wird, was bezogen auf bestimmte soziale Praxen überhaupt als „Schädigung" und Behindert-sein wahrnehmbar wird und mit Bedeutung und Relevanz versehen werden kann. Aber auch: was aus der Perspektive eines als in spezifischer Weise „geschädigt" geltenden Individuums als *soziales* Behindert-werden sichtbar und erfahrbar werden kann. Und schließlich: was in dieser konkreten praxeologischen Matrix als mögliche „Rehabilitation" der Relation von Individuum und seinem sozialen Milieu nach Maßgabe der dort verfügbaren materiellen, sozialen und individuellen Ressourcen fassbar und realisiert werden kann. Dabei kann es sich um eine soziale Transformation der Möglichkeiten des Individuums handeln, um eine Veränderung der sozialen „Affordances“ und „Widerstände“ (Veränderung von Barrieren, Kompetenzen der Anderen, ihren Zuschreibungen, kommunikativen Medien, gegenständlichen Umgebungen, Anforderungen), aber eben auch um eine kritische Dekonstruktion von Wissensbeständen und der ihnen zugrunde liegenden professionellen oder auf sonstige sozialen Ungleichheitsverhältnisse beziehbaren Mechanismen.

5.5 Soziale Produktionen, Reaktionen und Konstruktionen

Meines Erachtens ist die eben skizzierte praxistheoretische Ebene deckungsgleich mit dem „interaktionistischen“ Gegenstandsfeld, in dem Günther Cloerkes die Wirkungen „sozialer Reaktionen“ beschreibt und ansiedelt. Waldschmidts wissenssoziologisches Modell muss immer schon die Wirkung einer „Wissensordnung“ unterstellen, um die soziale Konstruktion von Schädigung und Behinderung zu beschreiben. Es ist *in jedem Fall* wichtig, die Wechselwirkungen von sozialer Praxis und gesellschaftlich institutionalisiertem Wissen (auf allen Ebenen) zu untersuchen. Dazu muss man diese Ebenen allerdings erst einmal auseinanderhalten.

Anne Waldschmidts Argumentation arbeitet aber mit einem dreifachen Reduktionismus. Sie überspringt die eben herausgearbeitete Eigendimension gesellschaftlicher Praxis, indem sie von vorne herein „Behinderung“ und „Schädigung“ zu einer Frage von „Wissen“ und „Wissensordnungen“ macht (1). Sie reduziert aber auch die wissensoziologische Dimension selbst, wenn sie mit Foucault davon ausgeht, Wissensordnungen seien *ausschließlich* durch Herrschaftsverhältnisse, Machtstrukturen und Normalitätskonstruktionen bestimmt (2). Waldschmidt reduziert in der Folge das komplexe Verhältnis von gesellschaftlich institutionalisiertem Wissen und gesellschaftlicher Praxis auf die Vorstellung, „durch“ die Tradierung dieser Art von Wissen werde soziale Praxis bestimmt (3). Das ist sicher auch eine Folge der unreflektierten Übernahme des „Gouvernementalitäts“-Konzepts Foucaults, das einer Illusion der politischen Steuerung und Steuerbarkeit der Gesellschaft unterliegt, deren Differenzierungsdimensionen schlichtweg unterschlägt und insgesamt ein unterkomplexes Gesellschaftsbild mit zum Teil geradezu verschwörungstheoretischen Zügen erzeugt. Auch Waldschmidt hat die Tendenz, gesellschaftliche Praxis auf Herrschaftsfragen zu reduzieren, und diese wiederum auf einen Kampf um Wissen und Wissensstrukturen, gar nicht so weit entfernt von jenem kybernetischkulturalistischen Missverständnis der Parsons'schen Gesellschaftstheorie, in dem „Kultur" als „Steuerungssystem" der Gesellschaft aufgefasst wird.

Das Verhältnis von Wissen(sordnungen) und gesellschaftlicher Praxis ist aber komplexer. Wissenssysteme sind wie die ihnen korrespondierenden gesellschaftlichen Praxen mannigfaltig differenziert, weisen eine Eigenlogik auf und sind gerade in der modernen Gesellschaft heterogen, in sich vielfach inkompatibel und gegeneinander intransparent. „Wissen(sordnungen)" sind nicht die einzige Strukturdimension sozialer Praxis, sondern nur eine unter anderen. Schon gar nicht darf von einer prästabilisierten Harmonie von Praxis und Wissen ausgegangen werden. Wissen steuert nicht Handeln und Verhalten in der Praxis, auch wenn es immer eine (aber eben nur eine) Hintergrundvariable ist. In der sozialen Praxis wird allenfalls Wissen operativ, d. h. es wird unter Unsicherheitsbedingungen mit ihm umgegangen. Aber in ihr haben es Menschen mindestens so sehr mit Grenzen des Wissens, mit Ungewissheit, Nicht-Wissen, mit „Prekärem" (Dewey), Unerwartetem, mit Krisenerfahrungen zu tun. Praxis unterläuft auch immer bestehendes Wissen, konstelliert es neu, stellt es in Frage, macht es indifferent und generiert potentiell neues Wissen bzw. schafft die Erfahrungsgrundlage dafür. Wissen über eine Praxis steht zu dieser niemals nur in einem Verhältnis der Produktion und Steuerung. Sondern dieses Verhältnis kann, wie Interaktionismus und Wissenssoziologie gleichermaßen darlegen, sehr unterschiedliche Formen annehmen: der Verkennung, der Ablösung, der Verselbstständigung, der Legitimierung und Delegitimierung, der Trivialisierung, der Indifferenz, einer „Konstitution" und Transformation in beide Richtungen.

Das bedeutet für die soziologische Analyse schlichtweg: es gibt keine Möglichkeit, a priori von der Untersuchung sozialer Ordnungen des Wissens (Kultur, Semantik, spezifisch legitimierte und institutionalisierte Wissensvorräte) auf soziale Praxis bzw. soziale Praxen zu schließen, sondern die wissenssoziologische Forschung und die sozialer Praxen müssen unterschieden werden, getrennt erfolgen und nachträglich *empirisch* aufeinander bezogen werden. Weder kann aus der Analyse von „Texten", Wissensstrukturen, Deutungssystemen, „sozialen Wissensvorräten" (Berger-Luckmann) „soziale Praxis" deduziert werden, noch umgekehrt. Auch der gesellschaftliche Prozess der Produktion von Wissen hat seine eigene Logik und Dynamik, wie Alfred Schütz, Peter Berger und Thomas Luckmann darlegen.

Das könnte man gerade an dem Beispiel von Gesellschaften zeigen, die Zwillinge als „anormal" ansehen (Abschn. 3.2) und im gesellschaftlichen Wissensvorrat ethische, „biologische", „anthropologische", mythologische Begründungen dafür bereit halten, warum solche Wesen ausgesetzt oder sogar getötet werden sollen. Nach dem Muster von Waldschmidts Argumentation würde man hier nur ein Wissenssystem am Werk sehen, das eine bestimmte Form der Ausschließung und Gewaltausübung *produziert.* Ebenso bedeutsam könnten aber auch Erklärungen sein, die die *Praxis* an die erste Stelle rücken, etwa die Victor Turners, der darauf hinweist, dass in solchen Gesellschaften der Geschwisterreihenfolge eine konstitutive Funktion für die soziale Platzierung insgesamt zukommt, oder auch die Erkenntnis, dass Praktiken der Aussetzung von Zwillingen auch ökonomische Ursachen haben können und „Wissensordnungen" in gewisser Weise eine vorgängige Praxis nachlegitimieren (Fernandes et al. 2010, S. 33 ff.). Um das zu klären, ist eine getrennte Untersuchung der faktischen sozialen Reaktionen, ihrer Einbettung in die gesamte soziale Praxis erforderlich. Es genügt nicht der kulturalistische Rekurs auf Wissensordnungen und *Deutungs*muster, um eine konkrete Praxis der Stigmatisierung aufzuklären. Das Verhältnis von sozial institutionalisiertem Wissen und gesellschaftlicher Praxis ist nicht a priori klärbar, sondern erfordert immer die empirische Klärung im Einzelfall.

Für die Soziologie der Behinderung folgt daraus, dass eine ausschließlich wissenssoziologische, „kulturalistische" Orientierung, die obendrein noch mit einem macht- und herrschaftssoziologischen Reduktionismus kombiniert wird, ganz sicher zu kurz greift. Ohne die soziale Praxis des Umgangs mit Behinderung, die beobachtbaren „sozialen Reaktionen", wie Cloerkes das nennt, in den Blick zu bekommen, bleibt diese Perspektive „blind" und in ihrer Kritik beliebig. Sie benötigt aus sich selbst heraus das Komplement eines interaktionistischen, pragmatistischen bzw. praxeologischen Zugangs.

Ich habe deshalb vorgeschlagen den Gesichtspunkt der „sozialen Konstruktion von Behinderung", die wissens- und kultursoziologische Dimension von Behinderungsphänomenen und ihre praxistheoretisch-interaktionistische Dimension systematisch und methodisch zu unterscheiden, gerade um ihre komplexen Wechselwirkungen einer Analyse zugänglich zu machen (Kastl 2010). Darüber hinaus wären diese beiden Ebenen durch eine dritte zu ergänzen, nämlich die Ebene der materialen und kausalen Wirkungen gesellschaftlicher Verhältnisse und Praxen auf körperliche Strukturen - eine Ebene, die ja auch Waldschmidts Postulat der realen Auswirkungen symbolischer Gewalt unterstellt, den allerdings ihre radikal-konstruktivistische, ontologische Aussagen perhorreszierende Epistemologie umstandslos wieder einkassiert.

Damit gilt es für die Soziologie der Behinderung mindestens drei gegenstandsbezogene Ebenen in ihren Wechselwirkungen zu berücksichtigen:

- die „soziale Produktion von Behinderung", in der gesellschaftliche Zusammenhänge als materielle Ursachen von Schädigungen fungieren können;

- die „soziale(n) Reaktion(en) auf Behinderung", in der gesellschaftliche Verhältnisse Umgangspraxen mit Behinderungen ausformen und Bedeutungen konstituieren;
- und die „soziale Konstruktion von Behinderung", in der gesellschaftliche Diskurse und Kommunikationen Deutungen und Bedeutungen in gesellschaftliches Wissen und Wissensordnungen objektivieren, institutionalisieren und wiederum auf soziale Reaktionen zurück wirken.

Dieser Vorschlag würde einen immer wieder inszenierten Paradigmenstreit weitgehend als Konflikt über die Relevanz verschiedener komplementärer Ebenen des Gegenstandes erscheinen lassen. Darüber sollte man aber eigentlich nicht ernsthaft streiten. Es macht so gesehen keinen Sinn, ein kultur- oder wissenssoziologisches Modell gegen ein interaktionistisches Modell auszuspielen.

5.6 Die Aktualität der interaktionistischen Perspektive

In der aufgespannten Trias von sozialer Produktion, sozialer Reaktion und sozialer Konstruktion verliert aber auch eine interaktionistische Perspektive nichts von ihrer Brisanz, und sie ist alles andere als ein verstaubter und nicht mehr zeitgemäßer Ansatz. Das Problem der deutschen Soziologie der Behinderten und Behinderung liegt nicht in erster Linie in ihrer paradigmatischen Scheinerneuerung, sondern eher in einer Unterinstitutionalisierung und Diskontinuität materialer Forschung. Die Soziologie der Behinderten hat zwar die entscheidenden gesellschaftlichen Paradigmenwechsel – zum Beispiel die Umstellung der sozialpolitischen und rechtlichen Diskurse über Behinderung von „Invalidität" auf „Teilhabe" – wesentlich katalysiert. Das wird aber im „sozialen Gedächtnis" der entsprechenden sozialen Praxen eher verdrängt als gewürdigt. Kaum jemand will eine wirklich eigenständige und kritische soziologische Forschung fördern, die Soziologie der Behinderung ist in Deutschland eindeutig zu eng in die Lehrer- und Sozialpädagogenausbildung eingeklinkt.

An Forschungsimpulsen, die es lohnen würde (wieder) aufzunehmen, mangelt es nicht, wie eine genaue Lektüre der von Günther Cloerkes in seiner Dissertation akribisch aufgearbeiteten Studien zeigen kann. Die Idee der Verknüpfung der Genese sozialer Erwartungen und Normen und der Ambivalenz sozialer Reaktionen auf Behinderung ist für sich eine Wiederaufnahme wegen der veränderten gesellschaftlichen Bedingungen wert. Die Perspektive als solche legt die Frage nahe, ob sich das von Cloerkes diagnostizierte Spannungsverhältnis zwischen „originären" und

„erwünschten" Reaktionen unter den gegenwärtigen gesellschaftlichen Bedingungen nicht sogar zuspitzen wird. Einerseits gibt es Indikatoren dafür, dass Normen und Standardisierungen, wie man „sein" und was man können sollte, im Alltag aufdringlicher, umfangreicher und rigider werden. Das könnte man festmachen zum Beispiel an der omnipräsenten, ja „totalen" medialen und visuellen Präsenz von Modellen des „schönen Körpers" im Alltag. Im Bildungssystem kommt es zu unter dem Titel „Kompetenzorientierung" zu einer ungekannten Standardisierung und Technologisierung unterstellter menschlicher Fähigkeiten und Leistungsanforderungen in nahezu allen Bereichen.[7] Die Ratingskala wird noch in Gestalt ihrer reduzierten 0/1-Face-Book-Fassung (like/dislike) zunehmend zu einem alltagsbestimmenden Kommunikationsmedium. Gleichzeitig gewinnt eine damit strukturell völlig unverträgliche gesellschaftliche Semantik der „Inklusion" und „Heterogenität" an Bedeutung, die nicht Vergleich, sondern Anerkennung von Vielfalt, nicht Standardisierung und Zielerreichung, sondern „Leben-lassen", Toleranz und unbedingte voraussetzungslose Teilhabe propagiert. Man könnte die Frage stellen, ob diese Entwicklung diametral entgegengesetzter und zunehmend aufdringlicherer normativer Systeme nicht gerade zu einer beispiellosen Verschärfung der von Cloerkes herausgestellten „Problematik widersprüchlicher Normen in der sozialen Reaktion auf Behinderte" (und anderer Minderheiten) führen müsste.

Zu diesen Widersprüchlichkeiten des gesellschaftlichen Umgangs mit Behinderung gehört auch die von Kai Felkendorff sogenannte ständige „Ausweitung der Behinderungszone" (Felkendorff 2003), sei es im Sinne immer weiter gefasster definitorischer Rahmen oder auch im Sinne der Vervielfachung von Behinderungsetikettierungen bei gleichzeitig zum politischen Ziel erklärten Vollzug von Inklusion (vgl. Abschn. 3.4). Hier muss wie gesagt die wissenssoziologische Ebene durch eine konkrete und materiale Untersuchung professioneller und institutioneller Praktiken untermauert werden.

Neue interdisziplinäre Bezüge des Soziale-Reaktionen-Ansatzes ergeben sich auf einem ganz anderen Feld zu den Neurowissenschaften, anknüpfend an die Auseinandersetzung über die soziologische Bedeutung der sogenannten „Spiegelneuronen" im Kontext einer Soziologie der Praktiken (Schmidt 2012, S. 211 ff.). Man könnte in der in den 1990er Jahren entdeckten neurologischen Grundlage der menschlichen Fähigkeit die Wahrnehmung der Bewegung *anderer* auf die *eigene* Motorik zu beziehen, sogar eine ungeahnte naturwissenschaftliche Bestätigung

[7] vgl. die Aktivitäten im Zusammenhang mit der Schaffung eines „Europäischen Qualifikationsrahmens" (EQR) und die damit in Zusammenhang stehenden Leistungspunktsysteme für die berufliche Bildung (European Credit System of Vocational Education and Training, ECVET) und die Hochschulbildung (European Credit Transfer System, ECTS).

und Fundierung der hohen Bedeutung der sozialen Reaktion für soziales Lernen auch und gerade über „Behinderung" sehen. Damit würde man einen Weg weiter fortsetzen, den Cloerkes mit seiner Rezeption der Argumente Buchkremers bereits beschritten hat.

Generell wäre zu sagen, dass weder das sozialpsychologische, noch das damit verbundene kulturanthropologische bzw. kulturvergleichende Programm der (Neubert-) Cloerkes'schen Perspektive eingelöst ist. Es wäre gerade auch für den deutschen Raum wünschbar, überhaupt erst einmal tragfähige materiale und kontextsensitive Forschungsarbeiten mit einer interaktionistischen Perspektive umzusetzen. Modelle hierfür gibt es gerade in der amerikanischen Tradition der Disability Studies. Gary Albrecht nennt eine ganze Reihe interessanter Beispiele. So etwa, wenn er auf die mannigfachen Verwerfungen der Behindertenbewegung hinweist und zeigt, wie hochgradig kontext-, gruppen- und standortgebunden deren Interessensartikulation in der politischen Praxis selbst ist (Albrecht 2002, S. 29 ff., 32 ff.). Besonders interessant ist seine Studie über die Bedeutung von Behinderungen für die Rollen- und Identitätsdefinition von Angehörigen unterprivilegierter afroamerikanischer Milieus in der West-Side Chicagos. Albrecht beschreibt, wie sich dort soziale „Master-Statūs" dominant über andere Merkmale definieren („to be African American, poor, survivors or gang members") als über die sichtbare körperliche Schädigung bzw. Behinderung – ganz im Gegensatz zu der „Disability"-Kultur weißer, privilegierter und gebildeter Amerikaner, zu der sie überhaupt keinen Zugang haben (ebd., S. 40). Das wiederum wirft ein kritisches Licht auf deren Inklusionsrhetorik, auch dies ein Beitrag zum Spannungsfeld zwischen sozialer (hier politischer) Praxis und der Ebene ihrer soziokulturellen Repräsentation: „The disability movement leaders publicly preach unity and inclusion but where are the poor, the people of color, the individuals with non-visible disabilities and the intellectually disabled?" (ebd., S. 40).

Ähnlich interessante Ansatzpunkte für die Analyse sozialer Praxen des Umgangs mit Behinderung, der Bedeutung unterschiedlicher sozialer Kontexte offenbart eine Studie von Albrecht et al. (2008) zur sozialen Erfahrung von Behinderung von iranischen, marrokanischen, türkischen, jüdischen und kongolesischen Einwanderinnen und Einwandern in Belgien. Auch hier zeigen sich komplexe Überlagerungen der Wirksamkeit verschiedener Statusmerkmale, sozialer und körperbezogener Barrieren und Diskriminierungsformen, von institutionellen Praxen und sozialer Zuschreibungen sowohl der Herkunftsmilieus der MigrantInnen und Migranten wie der sozialen und institutionellen Kontexte des Aufnahmelandes (Albrecht et al. 2008). Vor diesem Hintergrund werden zugleich komplexe Wechselwirkungen und Transformationen der unterschiedlichen involvierten Wissensordnungen über Behinderung (soziale Konstruktion) sichtbar wie auch die Auswirkungen eklatanter sozialer Ungleichheit auf den Gesundheitszustand und die Schädigungsdynamik (soziale Produktion). Auch das ist nur *ein* Beispiel dafür, dass der Interaktionismus alles andere als ein veraltetes Paradigma, sondern ein weiterhin einzulösendes Forschungsprogramm ist.

Mehr denn je bedarf es so gesehen einer kritischen, unbequemen und nicht parteilichen Forschungshaltung, wie sie Howard Becker beschrieben hat:

> The interactionist approach begins that double task of clarification and complication: by making sociologists aware that a wider range of people and events needs to be included in our study of deviant phenomena (. . .). We study all the participants in these moral dramas, accusers as well as accused, offering a conventional exemption from our professional inquiries to no one, no matter how respectable or highly placed. We look carefully at the actual activities in question, attempting to understand the contingencies of action for everyone concerned. We accept no invocation of mysterious forces at work in the drama of deviance. (Becker 1973, S. 206 ff.)

Diese Perspektive hinterfragt als solche – ganz im Sinne Anne Waldschmidts – gegebene Herrschaftsverhältnisse, ohne sie aber auf den Kampf um Wissensordnungen zu reduzieren. Es geht zwar auch um (De-)Konstruktivismus, aber eben auch darum, einen realistischen und davon unabhängigen Einblick in soziale Praxis zu bekommen:

> Interactionist analyses, by making moral entrepreneurs (as well as those they seek to control) objects of study, violate society's hierarchy of credibility. They question the monopoly on the truth and the ‚whole story' claimed by those in positions of power and authority. They suggest that we need to discover the truth about allegedly deviant phenomena for ourselves, instead of relying on the officially certified accounts which ought to be enough for any good citizen. They adopt a relativistic stance toward the accusations and definitions of deviance made by respectable people and constituted authority, treating them as the raw material of social science analysis rather than as statements of unquestioned moral truths. (Becker 1973, S. 207 f.)

Eine solche kritische Subversion eines etablierten gesellschaftlichen Umgangs mit Behinderung und der ihm korrespondierenden Wissensformen, nämlich dem der nationalsozialistischen Rassenhygiene, ist *ein* bleibendes Verdienst auch der deutschen interaktionistisch geprägten Soziologie der Behinderten und der Behinderung und damit auch des Werks von Günther Cloerkes. Dass Behinderung eine Funktion gesellschaftlicher Teilhabe und Erfahrung ist und nicht Zeichen biologischer „Entartung“ und „Minderwertigkeit“, dass in Wahrheit diese rassenhygienische Deutung selbst Produkt einer sozialen Positionierung ist – dies der gesellschaftlichen Erfahrung selbst zugänglich gemacht und im gesellschaftlichen Wissensvorrat verankert zu haben, ist *auch* das Ergebnis soziologischer Aufklärung.

Literatur

Albrecht, G. (2002). American pragmatism, sociology and the development of disability studies. In C. Barnes, M. Oliver, & L. Barton (Hrsg.), *Disability studies today* (S. 18–37). Cambridge: Polity Press. (Nachdruck in: Heilpädagogik Online 03/2003: 22–50).

Albrecht, G. L., Devlieger, P., & von Hove, G. (2008). The experience of disability in plural societies. *ALTER Revue européenne de recherche sur le handicap, 2,* 1–13.

Allport, G. W. (1979). *The nature of prejudice* (3. Aufl.). New York: Basic.

Becker, H. S. (1973). *Outsiders. Studies in the sociology of deviance.* New York: Free Press.

Bourdieu, P. (1985). *Sozialer Raum und ‚Klassen'. Leçon sur la Leçon.* Frankfurt a. M.: Suhrkamp.

Bourdieu, P. (1993). *Sozialer Sinn: Kritik der theoretischen Vernunft.* Frankfurt a. M.: Suhrkamp.

Bourdieu, P. (1997). *Méditations Pascaliennes.* Paris: Seuil.

Cloerkes, G. (1980). *Einstellung und Verhalten gegenüber Körperbehinderten* (2. Aufl.). Berlin: Marhold.

Cloerkes, G. (2007). *Soziologie der Behinderten. Eine Einführung.* Heidelberg: Winter.

Dewey, J. (1917/2004). The need for a recovery of philosophy. In ders. (Hrsg.), *Creative intelligence: Essays in the pragmatic attitude* (S. 3–69). New York: Holt. (dt. in ders.: Erfahrung, Erkenntnis und Wert. Frankfurt (Suhrkamp): 145–195).

Dewey, J. (1995). *Erfahrung und Natur.* Frankfurt a. M.: Suhrkamp.

Dewey, J. (2004). *Die menschliche Natur. Ihr Wesen und Verhalten.* Zürich: Pestalozzianum.

Felkendorff, K. (2003). Ausweitung der Behinderungszone: Neuere Behinderungsbegriffe und ihre Folgen. In G. Cloerkes (Hrsg.), *Wie man behindert wird. Texte zur Konstruktion einer sozialen Rolle und zur Lebenssituation betroffener Menschen* (S. 25–52). Heidelberg: Winter.

Fernandes, G., Rakoto, I., & Rabetokotany, N. R. (2010). *Les jumeaux de Mananjary entre abandon et protection.* Antananarivo: UNICEF.

Forster, R. (2004). *Soziologie im Kontext von Behinderung. Theoriebildung, Theorieansätze und singuläre Phänomene.* Bad Heilbrunn: Klinkhardt.

Freitag, W. (2005). *Contergan. Eine genealogische Studie des Zusammenhangs wissenschaftlicher Diskurse und biographischer Erfahrungen.* Münster: Waxmann.

Goffman, E. (1971). *Verhalten in sozialen Situationen. Strukturen und Regeln der Interaktion im öffentlichen Raum.* Gütersloh: Bertelsmann.

Goffman, E. (1973). *Asyle. Über die soziale Situation psychiatrischer Patienten und anderer Insassen.* Frankfurt a. M.: Suhrkamp.

Goffman, E. (1975). *Stigma. Über Techniken der Bewältigung beschädigter Identität.* Frankfurt: Suhrkamp.

Goffman, E. (1982). *Das Individuum im öffentlichen Austausch. Mikrostudien zur öffentlichen Ordnung.* Frankfurt a. M.: Suhrkamp.

Goffman, E. (1986). *Interaktionsrituale.* Frankfurt a. M.: Suhrkamp. (Darin insbesondere: Psychische Symptome und öffentliche Ordnung: 151 ff.; Frankfurt a. M. (Suhrkamp)).

Heidegger, M. (1989). *Die Grundprobleme der Phänomenologie.* Frankfurt a. M.: Klostermann.

Joas, H. (1980). Praktische Intersubjektivität. Die Entwicklung des Werkes von G.H. Mead. Frankfurt a. M.: Suhrkamp.

Kastl, J. M. (2004). Habitus als non-deklaratives Gedächtnis – zur Relevanz der neuropsychologischen Amnesieforschung für die Soziologie. Sozialer Sinn. *Zeitschrift für hermeneutische Sozialforschung, 2/2004*, 195–226.

Kastl, J. M. (2007). Habitus. In R. Schützeichel (Hrsg.), *Handbuch Wissenssoziologie und Wissensofrschung* (S. 375–387). Konstanz: uvk.

Kastl, J. M. (2010). *Einführung in die Soziologie der Behinderung*. Wiesbaden: VS.

Kastl, J. M. (2014). *Inkarnierte Sozialität – Körper, Bewusstsein, non-deklaratives Gedächtnis*. (im Erscheinen).

Lemert, E. M. (1967). Paranoia and the dynamics of exclusion. In T. J. Scheff (Hrsg.), *Mental illness and social processes*. New York: Harper & Row.

Luhmann, N. (1987). *Soziale Systeme. Grundriß einer allgemeinen Theorie*. Frankfurt a. M.: Suhrkamp.

Mead, G. H. (1926). The objective reality of perspectives. In E. S. Brightman (Hrsg.), Proceedings of the Sixth International Congress of Philosophy (S. 75–85). New York. http://www.brocku.ca/MeadProject/Mead/pubs2/papers/Mead_1926b.html.

Mead, G. H. (1934). C. W. Morris (Hrsg.), *Mind self and society from the standpoint of a social behaviorist*. Chicago: University of Chicago.

Mead, G. H. (1938). *Philosophy of the act*. Chicago: University of Chicago Press.

Mead, G. H. (1973). *Geist, Identität und Gesellschaft*. Frankfurt a. M.: Suhrkamp.

Mead, G. H. (1987). *Gesammelte Aufsätze*. (Bd. 1 und 2). Frankfurt a. M.: Suhrkamp.

Neubert, D., & Cloerkes, G. (2001). *Behinderung und Behinderte in verschiedenen Kulturen. Eine vergleichende Analyse ethnologischer Studien* (3. Aufl.). Heidelberg: Winter.

Safilios-Rothschild, C. (1970). *The sociology and social psychology of disability and rehabilitation*. New York: Random House.

Scheff, T. J. (1984). *Being mentally Ill*. Berlin: de Gruyter.

Schmidt, R. (2012). *Soziologie der Praktiken. Konzeptionelle Studien und empirische Analysen*. Frankfurt a. M.: Suhrkamp.

Shakespeare, T., & Watson, N. (2002). The social model of disability: an outdated ideology? *Research in Social Science and Disability, 2*, 9–28.

Strübing, J. (2007). Pragmatistisch-interaktionistische Wissenssoziologie. In R. Schützeichel (Hrsg.), *Handbuch Wissenssoziologie und Wissensofrschung* (S. 127–138). Konstanz: uvk.

Tugendhat, E. (1976). *Vorlesungen zur Einführung in die sprachanalytische Philosophie*. Frankfurt a. M.: Suhrkamp.

Tugendhat, E., & Wolf, U. (1986). *Logisch-semantische Propädeutik*. Stuttgart: Reclam.

Waldschmidt, A. (2006). Brauchen die Disability Studies ein „kulturelles Modell" von Behinderung? In G. Hermes & E. Rohrmann (Hrsg.), *Nichts über uns – ohne uns! Disability Studies als neuer Ansatz emanziüatorischer und interdisziplinärer Forschung über Behinderung*. Neu-Ulm: AG SPAK.

Waldschmidt, A. (2011). Symbolische Gewalt, Normalisierungsdispositiv und/oder Stigma? Soziologie der Behinderung im Anschluss an Goffman, Foucault und Bourdieu. *Österreichische Zeitschrift für Soziologie, 36*, 89–106.

Wetzel, R. (2004). *Eine Widerspenstige und keine Zähmung. Systemtheoretische Beiträge zu einer Theorie der Behinderung*. Heidelberg: Auer.

Wetzel, R. (2007). Behinderung, Organisation, Theorie. Eine überfällige Konfrontation in systemtheoretischer Spielart. *Heilpädagogik Online, 03/07*, 65–94.

Printed in Poland
by Amazon Fulfillment
Poland Sp. z o.o., Wrocław

77307067R00101